Primary Nursing – Primäre Pflege

Primary Nursing – Primary Nursing

Susan Wessel, Mary Manthey

Susan Wessel
Marie Manthey

Primary Nursing – Primäre Pflege

Ein personenbezogenes Pflegesystem gestalten und umsetzen

4., vollständig überarbeitete und erweiterte Auflage

Aus dem Amerikanischen von Gerhard Kelling

Deutschsprachige Ausgabe herausgegeben von
Prof. Dr. P.H. Maria Mischo-Kelling

Ausgezeichnet mit dem American Journal of Nursing (AJN) Award im Jahr 2016

hogrefe

Susan Wessel. MBA, MS, RN, NEA-BC, Pflegewissenschaftlerin und -managerin, Beraterin bei Creative Health Care Management.

Marie Manthey. PhD, (hon), MNA, FAAN, FRCN. Pflegewissenschaftlerin und -managerin, Begründerin und Entwicklerin des Primary Nursing Konzepts. Beraterin für die Implementierung von Primary Nursing bei Creative Health Care Management.

Maria Mischo-Kelling (Hrsg.) Prof. Dr. P.H. Dipl. Soziologin, Dipl. Sozialwirtin, Krankenschwester
Hochschule Ravensburg-Weingarten
University of Applied Sciences Ravensburg-Weingarten
Fakultät Soziale Arbeit, Gesundheit und Pflege
Doggenriedstrasse
88250 Weingarten
mischokelling@rwu.de

Bibliografische Information der Deutschen Nationalbibliothek
Die Deutsche Nationalbibliothek verzeichnet diese Publikation in der Deutschen Nationalbibliografie; detaillierte bibliografische Daten sind im Internet über http://www.dnb.de abrufbar.

Anregungen und Zuschriften bitte an:
Hogrefe AG
Lektorat Pflege
z.Hd. Jürgen Georg
Länggass-Strasse 76
3012 Bern
Schweiz
Tel. +41 31 300 45 00
info@hogrefe.ch
www.hogrefe.ch

Lektorat: Jürgen Georg, Sandro Bomio, Johanna Hartner
Bearbeitung: Martina Kasper
Herstellung: René Tschirren
Übersetzung: Gerhard Kelling
Umschlagabbildung: Getty Images/Dean Mitchell
Umschlaggestaltung: Claude Borer, Riehen
Satz: punktgenau GmbH, Bühl
Druck und buchbinderische Verarbeitung: Finidr s.r.o., Český Těšín
Printed in Czech Republic

Das vorliegende Buch ist eine Übersetzung aus dem Amerikanischen. Der Originaltitel lautet «Primary Nursing – Person Centered Delivery System Design» von Susan Wessel und Marie Manthey.

4., vollst. überarb. u. erw. Auflage 2024

(E-Book-ISBN_PDF 978-3-456-96238-2)
(E-Book-ISBN_EPUB 978-3-456-76238-8)
ISBN 978-3-456-86238-5
https://doi.org/10.1024/86238-000

Widmung

Dieses Buch widme ich Florence Marie Fisher, einer Krankenschwester, die für mich sorgte, als ich im Alter von fünf Jahren mit Scharlach-Fieber ins St. Joseph's Hospital in Chicago kam. Obwohl ich sie später nie wiedergesehen habe, wurde die sehr persönliche und menschliche Art ihrer Pflege für mich ein Vorbild, dem ich durch mein ganzes Leben und auch auf meinem beruflichen Weg gefolgt bin.

Diese Widmung gilt ebenso allen jenen Pflegekräften, die erkannt haben, welche Bedeutung diese besondere Art der Pflege für das Leben ihrer Patienten hat, und die, indem sie diese selbst ausüben, die stolze Tradition und das unermessliche Erbe aller solcher Pflegekräfte wie Ms. Fisher bewahren, was sicher die höchste Anerkennung ist, die es geben kann.

Marie Manthey

Dieses Buch ist ebenso der ersten Organisation gewidmet, in die ich als frisch examinierte Krankenschwester eingetreten bin, dem Rush Presbyterian St. Luke's Medical Center in Chicago. Ich fing dort auf einer Station an, die gerade die Primäre Pflege einführte. Die Pflege im Rush erwies sich als ideale Einführung in eine professionelle Pflegepraxis. Ich habe gelernt, was es heißt, als Primäre Pflegekraft die Verantwortung für die Patientenversorgung zu übernehmen und ich habe ein Gefühl für die Zufriedenheit entwickelt, die darin liegt, diese besondere Bindung zu den Patienten zu haben. Das Vermächtnis von Luther Christman, dem außerordentlichen Pflegedienstleiter, und seiner Nachfolgerin Sue Hegyvary erwies sich als ideale Umgebung für den Beginn meiner beruflichen Karriere. Das Rush war mit seinen klinischen Führungskräften, seiner kollegialen Führung und mit der Primären Pflege seiner Zeit weit voraus. Ich werde immer eine „Rush-Krankenschwester" bleiben.

Susan Wessel

Danksagung

Zuerst und vor allen anderen möchten wir den sieben Primären Pflegekräften danken, die uns erlaubt haben, sie zu ihrer Arbeit zu befragen und ihre Antworten für dieses Buch zu verwenden. Wir denken, dass ihre Worte die Leserinnen und Leser mehr als alles andere inspirieren können, und dass sie von uns, die wir dieses Buch zusammengestellt haben, gar nicht überschätzt werden können. Sie waren dabei so inspiriert, dass die überwältigende Bestätigung der Arbeit, die aus diesen Interviews spricht, uns sprachlos machte. Diese von ihren Stationsleitungen ausgesuchten Primären Pflegekräfte sind Jane Czekajewski, BSN, RN, CNOR; Kathleen Fowler, BSN, RN; Kelly Lehmkuhl, BSN, RN, OCN; Kirsten Roblee, BSN, RN, OCN; und Dena Uscio, BBA, RN, OCN, der Ohio State University Comprehensive Cancer Center—Arthur G. James Cancer Hospital und Richard J. Solove Research Institute (OSUCCC—James), sowie Heidi Nolen, BSN, RN; und Nicole Vance, BSN, RN, des UC Davis Medical Center in Sacramento, California.

Ein herzlicher Dank gilt unserer Herausgeberin Rebecca Smith für die inhaltliche und formale Arbeit an diesem Buch. Sie ließ sich von dem mutigen Gedanken leiten, dass jeder, der es zur Hand nehmen würde, zu einem überzeugten Vertreter der Primären Pflege würde.

Zahlreiche andere Leute haben zu dem doppelten Ziel beigetragen, den Leserinnen und Lesern die grundlegende Bedeutung der Primären Pflege für eine Kultur der beziehungsbasierten oder patientenzentrierten Pflege nahezubringen und damit zugleich die praktische Implementierung der Primären Pflege. Wir danken Chris Bjork für die Projektleitung, Jay Monroe für ihre Hilfe bei der Text- und Umschlagsgestaltung, Marty Lewis-Hunstiger, BSN, RN, MA, und Mary Koloroutis, MSN, RN, für ihre Hilfe bei der Herausgabe sowie Fred Dahl, Cathy Perrizo und Kary Gillenwaters für ihre Hilfe beim Korrekturlesen.

Auch möchten wir Mary Koloroutis und Michael Trout für jedes Wort in ihrem Buch *See Me as a Person, Creating Therapeutiv Relationships with Patients and Their Familys* danken sowie für die großzügige Erlaubnis, uns im siebten Kapitel des vorliegenden Buchs auf ihre Inhalte zu beziehen. Unser Dank gilt ebenfalls den Mitarbeitenden des Creative Health Care Managements Mary Griffin Strom und Janet Weaver für ihre Beiträge zu den in Kapitel 7 und besonders im Epilog dargestellten Geschichten.

Schließlich möchten wir all den talentierten Menschen danken, die sich in den 1970er Jahren so entschieden für die Professionalisierung der Krankenhauspflege eingesetzt haben. Nur einige wenige sollen hier genannt werden. Anfang der 1970er haben June Werner im Evanston Hospital in Evanston und Joyce Clifford im Beth Israel Deacones Medical Center in Boston die Primäre Pflege mit einer solchen Entschiedenheit implementiert, dass das Niveau der von ihnen erreichten professionellen Praxis für immer wie ein Leuchtfeuer für alles das steht, was der Begriff Führung bedeutet. In neuerer Zeit sind es Carol Robinson vom UC Davis Medical Center in Sacramento, Georgia Persky am New York-Presbyterian Hospital/Columbia University Medical Center in New York City und Susan Brown und Jamie Ezekielian am OSUCCC-James in Columbus, die die Primäre Pflege nachhaltig und umfassend und mit überragenden Ergebnissen implementiert haben.

Inhaltsverzeichnis

Teil I: Warum Primäre Pflege?

Ich war von den Rückmeldungen der Patienten bei den Audits überwältigt. Ich erinnere mich, dass ich einen älteren Herrn fragte, ob er wisse, wer seine Primäre Pflegekraft sei und ob er sie sofort kannte. Ich fragte ihn, was für einen Unterschied das gemacht habe und ob er mir irgendetwas über die besondere Art der Pflege sagen könne, mit der sie ihn versorgte. Er war so bewegt, dass er kaum sprechen konnte. Man könne sich nichts Besseres wünschen. Er war tief gerührt von den Dingen, die wir hier tun. Er war so dankbar für alles.

Kelly Lehmkuhl, BSN, RN, OCN,
Primäre Krankenschwester an der OSUCCC-James

1 Primäre Pflege – direkter Weg zur besseren Gesundheitsversorgung

Als wir darangingen, „Primary Nursing: Person-Centered Care Delivery System Design“ (Primäre Pflege: Ein personenbezogenes Pflegesystem gestalten und umsetzen), zu schreiben, waren wir von dem ungeheuren Unterschied beeindruckt, wenn es darum ging, über ein Pflegesystem kaum zehn Jahre nach seiner Erfindung zu schreiben oder über eines, dass seit mehr als vier Jahrzehnten überall auf der Welt nicht nur adäquat, sondern auch in seiner ganzen Schönheit praktiziert wird.

Es ist längst nicht mehr nötig, irgendwelche Tinte darauf zu verschwenden, all die mit der Primären Pflege verbundenen Mythen und Fehlurteile zu widerlegen. Auch wenn seinen Erfolgen als pflegerischem System für manche, die es nicht aus erster Hand kennen, immer noch etwas Mysteriöses anhaftet, hat es sich für die Hunderttausende, die es kennen, als keineswegs mysteriös erwiesen.

[Anm. zum Begriff *„care delivery system“*: Er wird im Englischen wie im Deutschen höchst unterschiedlich verwendet. Unter Bezugnahme auf frühere Übersetzungen der Arbeiten von Marie Manthey haben der Übersetzer und die Herausgeberin sich für den Begriff „Pflegesystem“ entschieden, weil hier zwei Dimensionen von Arbeitsorganisationsformen zusammengefasst werden: zum einen die organisatorische Zuständigkeit – die Organisationsform – und zum anderen die inhaltliche Orientierung der Pflege – das Pflegeprinzip. Eine ausführliche Auseinandersetzung mit den Formen der Organisation pflegerischer Arbeit findet sich in Mischo-Kelling und Schütz-Pazzini (2007), Anm. d. Hrsg.]

Die Primäre Pflege ist unmittelbar aus der Enttäuschung heraus geboren, die eine Handvoll Pflegekräfte in ihren professionellen Rollen erlebt und erfahren hatten. Sie erkannten viel zu klar, um sich länger darüber hinwegtrösten zu können, dass die Funktions- und Gruppen- bzw. Bereichspflege auf die Bedürfnisse der Pflegekräfte und ihrer Vorgesetzten zugeschnitten waren, nicht aber auf die der Patienten und Patientinnen und ihrer Angehörigen. In einer Art kollektivem Erkenntnisblitz begriff eine kleine Gruppe gleichgesinnter Pflegekräfte, dass nicht nur den Patienten und Patientinnen und den Familien vorenthalten wurde, was sie am meisten brauchten – die unverrückbare Gewissheit, dass eine erfahrene und fähige Person die Verantwortung für ihre Versorgung übernommen hätte –, sondern dass auch sie selbst in einer Umgebung arbeiteten, in der die Systeme und Prozesse, die das Handeln auf der Station bestimmten, sich negativ auf ihre Fähigkeiten auswirkten, sich als Professionelle zu beweisen und die Verantwortung für etwas anderes als Regeln und Vorschriften zu übernehmen. Wir werden nie wissen, wie viele Pflegekräfte damals sagten: „Diese Dinge sind nicht in Ordnung", als jene kleine externe Versammlung stattfand, während der die Primäre Pflege geboren wurde. Die Welt der Pflege veränderte sich kaum merklich, aber unwiderruflich, als eine Gruppe von Pflegekräften der Abteilung 32 des *University of Minnesota Hospital* Marie Manthey vorschlugen, eine neue Art der pflegerischen Versorgung zu versuchen. Marie sagte ja und ging das Risiko ein. Sie war klug genug, das neue Pflegesystem von wissenschaftlicher Seite beobachten und seine Auswirkungen von Anfang an einschätzen zu lassen. Die Primäre Pflege war geboren, und es zeigte sich schnell, dass sie weder teurer war noch irgendwelche Veränderungen hinsichtlich des Personalschlüssels oder der individuellen Kompetenzen voraussetzte.

Wir alle haben inzwischen einen langen Weg zurückgelegt. Die Widerstände, die jene ersten Pflegekräfte überwinden mussten, um die Primäre Pflege zu entwickeln und zu praktizieren, überstiegen alles, was denen, die die Primäre Pflege heutzutage umsetzen möchten, jemals begegnen wird. Und doch, wenn man sich mit Pflegekräften unterhält, die die Primäre Pflege heute einführen, ist die Aussicht, alles das zu verändern, was die Pflege auf ihren Stationen ausmacht, kein bisschen weniger aufregend als es für jene war, die alles erfunden haben. Selbst auf Stationen, wo sich die Primäre Pflege wegen der neuen Initiativen oder wegen anderer Faktoren, die drohen, sie scheitern zu lassen, in der Krise befindet, unternehmen die Pflegekräfte, die sie verstanden haben, die allergrößten Anstrengungen zu ihrer Rettung. Wir haben immer wieder gesehen, dass Pflegekräfte, die die Primäre Pflege praktiziert haben, nie mehr wirklich damit zufrieden waren, in einem weniger auf Personen zentrierten Pflegesystem zu arbeiten. Und es ist unbestreitbar, dass alle anderen Pflegesysteme weniger personenzentriert sind als die Primäre Pflege.

Bei der Vorbereitung auf den mit Spannung erwarteten Nachfolger von Marie Mantheys bahnbrechendem Werk „The Practice of Primary Nursing" befragten wir sieben Pflegekräfte, die von ihren Führungskräften als beispielhafte Primäre

Pflegekräfte ausgesucht worden waren. Bei diesen Interviews fiel uns etwas auf, das sich in allen Gesprächen wiederholte. Als die Pflegekräfte über die logistischen Gegebenheiten der Primären Pflege sprachen, erzählten sie uns pflichtschuldigst von den Algorithmen der Patientenzuweisung, von farbig eingeteilten Teams und anderen Zuweisungsmethoden, die sich auf ihren Stationen bewährt hätten. Als wir sie in den Interviews aber dann nach den Auswirkungen der Primären Pflege auf die Patienten und Patientinnen und die Familien fragten, atmeten sie hörbar auf, lächelten und fingen an, uns eine Geschichte nach der anderen darüber zu erzählen, welchen Unterschied jene für die Patienten und Patientinnen macht. Als wir sie fragten, welche Auswirkungen sie auf die Pflegekräfte habe, bekamen wir eine ganz ähnliche Antwort. Ihre Dankbarkeit für das Privileg, ihre Patientinnen und Patienten als Menschen kennenzulernen und die Befindlichkeit jedes einzelnen Patienten bzw. Patientin wirklich zu verstehen, war immer wieder in jedem Interview zu spüren. Sie werden von allen Mitgliedern des Teams – besonders von den ärztlichen – respektiert, weil sie ihre Patienten und Patientinnen genau kennen. Sie erleben die Zufriedenheit, die nur derjenige kennt, der für das Privileg bereit ist, die Verantwortung für die Pflege eines anderen Menschen zu übernehmen. Wir wissen, dass es nicht leicht ist, das zu verstehen, wenn man es nicht aus erster Hand erfahren hat. Das ist die besondere Herausforderung dieses Buchs.

Vielleicht sollten Sie über die Primäre Pflege mehr von denen erfahren, die sie jeden Tag praktizieren:

Primäre Pflege und Stationskultur
Kirsten Roblee, BSN, RN, OCN: In einer sehr stressgeladenen Situation kennst du die Patienten so gut, dass du ihre Geschichte herunterrasseln kannst, ohne lange in den Kurven nachsehen zu müssen. Wir wissen so viel über sie, weil wir mit der Behandlung und Versorgung unserer Patienten so vertraut sind. Wenn man das Team in kritischen Situationen perfekt zusammenarbeiten sieht, schafft das gegenseitigen Respekt auf der Station.

Primäre Pflege und Patientensicherheit
Kathleen Fowler, BSN, RN: Ich habe eine Patientin, die mich nur „Meine Katie“ nennt. Ich habe sie jetzt sechzehn Mal in Folge versorgt und kenne sie daher sehr gut. Wenn sie hereinkäme und wäre irgendwie anders – sagen wir, sie hätte Übelkeit –, wäre das für jemand anderen vielleicht kein Frühwarnzeichen, für mich aber schon, weil es in ihrem Fall etwas Neues wäre. Die Primäre Pflege ermöglicht eine sicherere Versorgung, weil du manches früher kapierst. Das ist für mich das Wichtigste an der Primären Pflege; sie erlaubt dem Patienten eine bessere Versorgung.

Dena Uscio, BBA, RN, OCN: Wir hatten einen Fall von Medikation, wo sie einem Patienten möglicherweise eine zu hohe Dosis gegeben hatten. Die Primäre Pflegekraft wusste jedoch, wie hoch die Dosis zu Hause war und konnte das richtigstellen, sodass wir uns die Kosten für das ganze Testen sparen und die dadurch entstehenden Verzögerungen vermeiden konnten, weil die Primäre Pflegekraft wusste, was die Ursache war.

Nicole Vance, BSN, RN: Wir hatten Kinder, die von wechselnden Pflegekräften versorgt wurden, die nichts weiter von ihnen wussten, und ein Kind verschlechterte sich rapide. Zufällig kam jemand ins Zimmer, der das Kind kannte und der sagte: „Moment mal, so sollte dieses Kind aber wirklich nicht aussehen." Ein Arzt hätte vielleicht gesagt: „Naja, das kann immer noch sein Normalzustand sein..." Vielleicht wäre es ja ein spät entwickeltes Kind, so dass man es nicht so genau wüsste. Einer der großen Vorteile der Primären Pflege ist, dass es jemanden gibt, der sagt: „Nein! Das ist kein Normalzustand; so wie dieses Kind aussieht, das ist gefährlich, und wenn wir nicht sofort etwas machen, liegt es in zwei Stunden auf der Intensivstation."

Ein sicherer Hafen für Patientinnen und Patienten sowie ihre Familien

Heidi Nolan, BSN, RN: Du brauchst oft wirklich eine ganze Schicht, nur um eine Familie davon zu überzeugen, mit dir zu reden und dir zu vertrauen. Und wenn sie jeden Tag mit einer anderen Pflegekraft zu tun haben, wird es im Krankenhaus nie zu einer vertrauensvollen Beziehung und zu einem Gefühl von Sicherheit kommen. Wenn die Beziehung aber erst einmal hergestellt ist und sie meine Rolle und die Bedeutung, die diese für sie hat, verstehen, fühlen die Eltern sich sicher und vertrauen darauf, ihr Kind bei mir lassen zu können, um sich ihren anderweitigen Verpflichtungen widmen und für sich selbst sorgen zu können. Und wenn es nur darum geht, sich einen Kaffee zu holen oder zu frühstücken, ist da die Sicherheit, dass ich ihrem Kind die richtigen Medikamente gebe – und dass ich, jawohl, ihr Kind liebe und dass sie wissen, dass auch wenn sie mal nicht da sind, alles okay ist.

Pflegekraft-Arzt-Beziehung, Professionalität und Anwaltschaft

Nicole Vance, BSN, RN: Nichts hat größeren Einfluss auf das Denken eines Spezialisten als ein respektvolles Nichteinverstanden-Sein, das sich auf sechs Jahre Erfahrung mit dem Patienten und seiner Familie gründet. Die Ärzte wollen sowas hören. Die Kontinuität, die Zeit mit der Familie, das ist etwas, das sie nicht haben. Sie haben gerade mal 15 Minuten für einen Patienten, und sie wissen, dass jemand, der Stunden und Stunden und Stunden mit ihnen verbringt, Dinge weiß, die für sie Gold wert sind. Wir haben erlebt, dass Primäre Pflegekräfte mit einer einzigen Information, die sie auf dem Gang von den Großeltern bekommen hatten, den Verlauf eines ganzen Krankenhausaufenthalts verändert haben.

Kelly Lehmkuhl, BSN, RN, OCN: Die Ärzte bemerken, was für starke Interessensvertreter wir sind und wie sehr wir uns einsetzen. Sie sehen die großartigen Beziehungen, die wir mit den Patienten eingehen, und dass wir bereit sind, die Extra-Meile für sie zu gehen. Ich glaube, dass die Rolle der Primären Pflegekraft unsere Autonomie, unser Selbstbewusstsein und unsere Entscheidungsfindung definitiv gestärkt hat. Die Ärzte sehen, wie wir in unserer Rolle auftreten, und das schafft Vertrauen. Das ist nicht über Nacht passiert, aber nachdem wir erstmal den Zusammenhalt im Team verbessert hatten, und als die Ärzte unsere Kompetenz und unser Engagement gesehen hatten, fassten sie nach und nach ein größeres Zutrauen zu uns.

Kirsten Roblee, BSN, RN, OCN: Bei uns waren die Beziehungen zwischen Pflegekräften und Ärzten immer schon gut. Die Oberärzte erklären den Assistenzärzten: „Ihr müsst auf die Pflegekräfte hören, sie helfen euch, den Nagel auf den Kopf zu treffen. Nachdem die Ärzte unsere Rolle als Primäre Pflegekräfte einmal verstanden hatten, ist der Respekt gegenüben den Pflegekräften noch größer geworden. Sie beteiligen uns an längeren, in die Tiefe gehenden Gesprächen. Es kommt zu mehr Miteinander. Statt nur oberflächlich mit uns über die Patientenversorgung zu reden, erzählen uns die Ärzte nun, welche Erreger sie im Blut der Patienten gefunden haben und erklären uns, wie sich die jeweiligen Stämme auswirken. Wir haben nicht nur mehr Einfluss, weil wir die Geschichte der Patienten kennen, wir haben auch mehr Grundkenntnisse in den Labor- und Testergebnissen etc. Unsere Entwicklung auf der Beziehungsseite ist offensichtlich. Dasselbe entsteht jetzt auch auf der technischen Seite. Wir spielen eine größere Rolle bei der Versorgung der Patienten.

Einfachheit der Primären Pflege

Dena Uscio, BBA, RN, OCN: Anfangs war unser Ansatz, um den Mitarbeiterinnen die Primäre Pflege ‚zu verkaufen', folgender: „Es geht bei der Primären Pflege nicht darum, mehr zu tun, sondern mehr zu sein." Das funktionierte, weil es wahr ist. Wir fügen keine neuen Aufgaben hinzu. Es gibt nicht mehr Arbeitsgänge. Es handelt sich darum, stärker involviert zu sein. Für die Schichtleitung ist es einfacher, Zuweisungen zu machen, da alle Fragen nach den jeweiligen Voraussetzungen entfallen, weil der Bezugsrahmen für die Zuweisung schon da ist. Für dich als Primäre Pflegekraft ist das einfacher, weil du die Patienten kennst. Du weißt um ihre Vorlieben, du kannst ihren Bedarf antizipieren und du kannst den Ärzten helfen; es hilft wirklich, dir den Tag leichter zu machen.

Heidi Nolan, BSN, RN: Es kann passieren, dass ich vier Primäre Patienten auf der Station habe und mich frage, wie ich es schaffen soll, alle vier gleichermaßen aufgrund ihrer Komplexität zu versorgen. Oftmals ist es so, jedenfalls bei mir persönlich, dass ich bei gleicher Komplexität gegenüber den Bedürfnissen solcher Patienten offener bin, die ich schon als Primäre Patienten hatte, einfach, weil ich sie kenne, was oft schon die halbe Miete ist. Manchmal besteht ein Großteil der Arbeit einfach darin, die familiären Zusammenhänge und Erwartungen zu kennen, sodass ich mich bei gleicher Komplexität doch mehr um sie kümmere, einfach, weil die Beziehung zu ihnen schon steht.

Bedeutung Primärer Pflege für Betroffene und Familien

Kirsten Roblee, BSN, RN, OCN: Es ist tröstlich für die Patienten zu wissen, dass es eine Pflegekraft gibt, die ein zuverlässiger Bestandteil ihrer pflegerischen Versorgung ist. Auf unserer Station wechseln die Oberärzte alle zwei Wochen und die Nurse Practitioners alle zwei Tage, was bei vielen Patienten Ängste hervorruft. Die Primäre Pflegekraft ist während ihres Krankenhausaufenthalts die am ehesten beständige Person und alle sagen immer wieder, wie wichtig das für sie ist. Sie wissen, wer auf ihrer Seite ist, sie müssen sich nicht mit den Zuständigkeiten ihrer Pflegekräfte herumschlagen, was das Letzte ist, das sie tun möchten. Unser Name steht auf der Tafel, unser Bild hängt vielleicht sogar im Zimmer, jeder weiß, wer wir sind.

Jane Czekajewski, BSN, RN, CNOR: Ich finde es gut, dass wir nach der OP rübergehen und nach unseren Patienten sehen können. Es schafft eine Art Verbindung zur Primären OP-Pflegekraft, weil es schön ist, wenn man vermitteln kann: „Ich war zehn Stunden lang für Sie da ... – und Sie haben nichts davon mitgekriegt.“ So arbeiten wir an der Beziehung, und die Menschen sind wirklich gerührt, dass die Pflegekräfte die Verbindung halten.

Kathleen Fowler, BSN, RN: Wir pflegen hier sehr gute Beziehungen, und das ist der Grund, warum unsere Patienten immer wieder persönlich bei uns vorbeikommen. Sie sind draußen in der Gemeinde, und die Angehörigen machen sich Sorgen um sie, und alles läuft darauf hinaus, dass die Patienten diejenigen trösten müssen, die wegen ihres Zustands in Sorge um sie sind. Aber sie können hierherkommen, ich bin da, und solange sie hier sind, müssen sie sich um niemanden auf der Welt sorgen. Manchmal weinen wir zusammen, oder sie weinen mit jemandem aus dem Team, weil sie mit ihren Liebsten nicht weinen können. Das ist krass. Es ist nicht so, dass sie mit irgendeiner Pflegekraft weinen möchten, es geht darum, dass wir eine Beziehung haben. Sie weinen sich bei uns aus, weil wir „Familie" sind, und weil wir eine „Familie" sind, um die sie sich nicht sorgen müssen.

Dena Uscio, BBA, RN, OCN: Ich habe Patienten weinen sehen, wenn ich ihnen erklärt habe, was ich als Primäre Pflegekraft für sie sein werde. Viele unserer Patienten kommen zu uns mit einer neuen Diagnose. Sie haben einen Husten, der nicht weggeht, und plötzlich haben sie die Diagnose Krebs. Sie sind besorgt, sie sind verletzlich, und wir sagen ihnen: „Ich bin für Sie da. Sie werden hier drinnen unterstützt. Hier ist jemand, den Sie befragen können. Hier ist jemand, der Ihnen helfen wird, all die verrückten medizinischen Dinge zu verstehen, die Sie überfordern. Dieser Vorgang dem Patienten zu sagen: „Ich bin Ihre Primäre Pflegekraft" – ich habe Familien weinen sehen. Das waren starke Reaktionen.

Würden Sie sagen, dass die Pflege in Ihrem Haus so aussieht?
Wenn Sie anfangen, mit Ihren Kollegen auf allen Ebenen über die Primäre Pflege zu diskutieren, werden Sie Folgendes feststellen: Alle, die die Primäre Pflege aus erster Hand kennengelernt haben, werden dazu tendieren ihre enthusiastischen Befürworter zu sein, und die, die sie nicht aus erster Hand kennen, können ganz schön ablehnend reagieren. „Das ist zu schwierig," werden jene sagen, die sie nie versucht haben.

Im Jahr 1980 veröffentlichte Marie Manthey die erste Ausgabe von *The Practice of Primary Nursing.* Einer der am meisten befriedigenden Aspekte ihrer langen Karriere bestand darin, starken und fähigen Pflegeführungskräften dabei zu helfen, die Primäre Pflege auf ihren Stationen und in ihren Häusern einzuführen. Über diese lange Zeitspanne haben sie und ihre Beraterkolleginnen erlebt, wie Pflegefachkräfte auf unterschiedlichen Qualifikationsstufen unüberwindlich scheinende Schwierigkeiten gemeistert haben, weil sie um den Wert ihrer Anstrengungen wussten, die auf die Errichtung und Vertiefung einer Infrastruktur abzielten, die die Zeit und den Raum schaffen sollte, um die Beziehung zu den Patienten und Patientinnen und ihren Familien vertiefen und die Teams zu erfolgreichen Partnerschaften entwickeln zu können.

Das 35 Jahre später geschriebene *Primary Nursing: Person-Centered Care Delivery System Design* ist ein neues Buch für eine neue Generation von Pflegekräften.

Die Konzepte sind dieselben, die Arbeit ist die gleiche, und derselbe Grad von Engagement und Ausdauer ist erforderlich, doch die Welt hat sich verändert, und die Pflegekräfte haben sich verändert und verändern sich weiter.

Wir verbringen viel Zeit mit Pflegekräften jeden Alters. Wir wissen, was sie denken, weil wir sie danach fragen. Was wir bei der gegenwärtigen Generation von Pflegekräften beobachten, ist, wie die oben wiedergegebenen Beispiele zeigen, eine Vertiefung des Engagements, das es in bestimmten Ausmaßen immer schon gegeben hat, wenn es um den authentischen Kontakt zu den zu pflegenden Menschen und ihren Familien geht. Häufig weist nichts in der Erfahrung dieser Pflegekräfte darauf hin, dass die *Zeit* für eine authentische Kommunikation mit den Patienten und Patientinnen und Familien vorhanden wäre. Offenbar wissen diese Pflegekräfte aber intuitiv, dass es schlicht um ihre professionelle Existenz geht, wenn es ihnen nicht gelingt, eine sinnvolle Beziehung zu den zu versorgenden Menschen und Familien zu entwickeln und aufrechtzuerhalten, wie auch untereinander. Die Pflegekräfte waren daran gewöhnt, schlechte kollegiale Beziehungen zu tolerieren, weil sie dachten, es müsse so sein. Die Pflegekräfte waren daran gewöhnt, eine unpersönliche aufgabenorientierte Pflegepraxis zu tolerieren, weil sie nicht wussten, dass etwas Anderes möglich ist. Aber die Dinge verändern sich. Viele Pflegekräfte sehnen sich danach, Sinn und Freude in ihrem Beruf zu finden.

Dieses Buch wurde geschrieben, um auf die Veränderungen hinzuweisen, die wir im Gesundheitswesen, in der Pflege und bei den Pflegekräften selbst wahrnehmen. Neues Wissen ist hinzugekommen, das auf den Myriaden von Erfahrungen aufbaut, die in der Primären Pflege gemacht wurden, nachdem diese sich in neuen Praxisfeldern wie im ambulanten oder im chirurgischen Bereich, aber auch auf interdisziplinären Stationen durchgesetzt hat. Nachdem brillante und willensstarke Pflegekräfte seit den sechziger Jahren in der ganzen Welt damit begonnen haben, die Primäre Pflege für sich zu entdecken und sie zu praktizieren, ist der gesamte Wissensbereich deutlich gewachsen.

Nach wie vor wird die Pflege jedoch überwiegend in weitgehend bürokratischen Institutionen praktiziert, und diese Institutionen funktionieren wie mehr oder weniger die ganze entwickelte Welt unter einem „Dominanz-Paradigma" (Eisler & Potter, 2014). Wer in der Welt des Gesundheitswesens arbeitet, hat in aller Regel erfahren, dass diese Organisationen hierarchisch aufgebaut sind. Was indessen nicht so leicht bemerkt wird ist, dass es die Hierarchien auch im eigenen Denken gibt. Jemand, der mit einem Dominanz-Paradigma aufwächst, wird höchstwahrscheinlich die Welt mit den Augen dieses Dominanz-Paradigmas sehen, ohne es selbst zu bemerken, es sei denn er hat hartnäckig daran gearbeitet, dieses Paradigma für sich und sein eigenes Denken zu verändern.

In *Primary Nursing: Person-Centered Care Delivery System Design* soll die Pflege statt als Dominanz-Paradigma als Partnerschafts-Paradigma untersucht werden. Mit Partnerschafts-Paradigma ist jedoch kein flaches Organigramm gemeint; Hierarchien gibt es auch innerhalb eines Partnerschafts-Paradigmas. Der Unterschied besteht in der Art, wie die Beteiligten sich verhalten. Jeder weiß, ob er partnerschaftlich behandelt oder ob er dominiert wird. Viel schwieriger ist zu verstehen, dass man manchmal selbst – auf subtile Weise (vielleicht auch nur um des „großen Ganzen" willen) der Dominierende ist.

Wenn wir die Primäre Pflege mit den Augen des Partnerschafts-Paradigmas betrachten, wird sie auf ganz neue Weise lebendig. In der Primären Pflege geht es und ging es immer darum, eine gesunde Partnerschaft zwischen den Pflegekräften und den anderen klinischen Berufsgruppen zu schaffen, um die beste Versorgung der Patienten und Patientinnen und ihrer Familien zu ermöglichen. Wenn wir uns dieser Aufgabe mit all dem, was wir über die Partnerschaft im Kopf haben, nähern, erinnert uns das an das sprichwörtliche: „So wie ich eines tu, tu ich auch alles andere." Wenn es Ziel der Primären Pflege ist, produktive, befähigende und inspirierende Partnerschaften mit den Patienten und Patientinnen und ihren Familien einzugehen, muss das System, das diese Partnerschaften ermöglichen soll, von einer Gruppe produktiver, befähigender und inspirierender Partner geschaffen werden. Das Herzstück der Primären Pflege ist die therapeutische Partnerschaft mit dem Patienten, der Patientin. Wenn eine Station oder eine Organisation genau das wollen, dann müssen sie die Einführung von Systemen und Prozessen aktiv vorantreiben, die diese Beziehungen auf jeder Stufe des Weges unterstützen.

2 Historie: Auf und Ab pflegerischer Autonomie

Marie Manthey

Übernommen aus The Practice of Primary Nursing – 1980, 2002, überarbeitet 2015

Die Primäre Pflege ist ein auf der Stationsebene angesiedeltes Pflegesystem, das die Ausübung einer professionell ausgeführten Pflege auch innerhalb bürokratischer Krankenhausstrukturen ermöglicht. Die Ausübung eines Berufs bzw. einer Profession gründet auf der unabhängigen Einschätzung des Bedarfs eines Menschen, aus dem sich Art und Umfang der zu erbringenden Dienstleistung ergeben: Bürokratisch geregelte Dienstleistungen werden gewöhnlich nach vorher festgelegten Routinen erbracht, ohne auf die gegebenen Unterschiede im Bedarf einzugehen. In bürokratischen Strukturen werden die Aufgaben in Service-Linien oder Abteilungen zusammengefasst, die von Führungskräften geleitet werden, die normalerweise die Entscheidungsbefugnis innehaben.

An dieser Stelle kommt die Primäre Pflege ins Spiel: Damit eine professionelle Pflegekraft in einer bürokratischen Umgebung erfolgreich arbeiten kann, muss das Pflegesystem darauf ausgerichtet sein, den bürokratischen Aufwand zu minimieren und die Ermächtigung, die Verantwortung/Rechenschaftspflicht und die Autorität der professionellen Pflegkräfte zu maximieren.

Innerhalb einer bürokratischen Struktur können viele verschiedene Organisationssysteme nebeneinander bestehen, um die zahlreichen unterschiedlichen Aufgaben der Abteilungen zu erfüllen. Diese Systeme können sowohl bürokratischen wie professionellen Wertvorstellungen folgen, was weitgehend von der Ausgestaltung des Systems und der Philosophie der Führung in der Organisation abhängt. Bevor die Primäre Pflege 1968 im Universitätskrankenhaus von Minnesota eingeführt wurde, stand das Pflegesystem des Krankenhauses eher für bürokratische als für professionelle Werte. Sowohl das System der Funktionspflege (in dem eine Pflegekraft für alle Medikamente, eine andere für alle Therapien und verschiedene andere für das Waschen der Patienten zuständig sind), als auch die Gruppenpflege orientierten sich an Modellen der Massenproduktion, wobei die am wenigsten komplexen Aufgaben den am wenigsten ausgebildeten Mitarbeitenden, die komplexeren Tätigkeiten den besser Ausgebildeten übertragen wurden, und so weiter im Sinn einer Hierarchie der Komplexität der Aufgaben. In diesen Systemen wurden den examinierten Pflegekräften zwei Aufgabenbereiche zugewiesen: 1) die komplexeren Tätigkeiten selbst durchzuführen und 2) die Arbeit der geringer qualifizierten Kräfte zu koordinieren und zu überwachen. Examinierte Pflegekräfte waren in diesem System keine professionell Pflegenden, sondern sie waren „Kontrolleure für Hilfskräfte". Eine solche Arbeitsdynamik mag für die Fabrikarbeit sinnvoll sein, in der Hilfsarbeiter stundenweise als Aushilfe eingesetzt werden, aber im Bereich der Pflege, wo kritisches Denken und Erfahrung zentrale Werte sind, wäre das eine verantwortungslose Vergeudung von Talent. Außerdem lässt ein solches System keinen Platz für den Aufbau einer therapeutischen Beziehung zum Patienten.

Die Primäre Pflege ist ein Organisationssystem, das Pflegekräften ermöglicht, ihre professionelle Rolle zu entwickeln, in der ihre fachlichen (technischen) und ihre beziehungsbezogenen Fähigkeiten gleichermaßen unterstützt und gewürdigt werden. Einfach gesagt, kann ein Pflegesystem die Pflegekräfte entweder aktiv bei der vollumfänglichen Ausgestaltung ihrer professionellen Rolle unterstützen, oder es führt zur Deprofessionalisierung der Pflege.

Im Allgemeinen gibt es vier von der Soziologie definierte charakteristische Merkmale, die eine Profession von anderen Bestrebungen oder Berufen unterscheiden. Diese sind:

1. ein identifizierbarer Wissensstock, der am besten in einer formalisierten Ausbildung vermittelt werden kann
2. eine autonome Entscheidungsfindung
3. eine kollegiale Überprüfung der Praxis (peer-review)
4. die Identifikation mit einem Berufsverband, der die Standards setzt und als Schlichter fungiert.

Einfach gesagt, verfügt die Pflege über einen identifizierbaren Wissensstock, eine kollegiale Überprüfung der Praxis und eine Identifikation mit einem entsprechenden Berufsverband. Es ist in der Regel das Ausmaß, bis zu dem ein Krankenhaus das zweite Charakteristikum – die Autonomie der Entscheidungsfindung – unterstützt, das darüber entscheidet, ob die Primäre Pflege gefördert oder behindert wird. Die Unterstützung darf kein Lippenbekenntnis sein. Nochmal: Entweder fördert das Pflegesystem eines Krankenhauses bzw. eines Gesundheitsunternehmens die autonome Entscheidungsfindung durch die professionelle Pflege oder es führt zur ihrer Deprofessionalisierung.

Die Deprofessionalisierung ist nach wie vor ein Hauptproblem nicht nur der Pflege, sondern auch anderer Professionen. In den letzten vier Jahrzehnten haben makropolitische und ökonomische Veränderungen die Gesellschaft, die Gesundheitsversorgung und die Pflege gründlich verändert. Die drei wichtigsten Triebkräfte dieser Veränderungen waren finanzielle, rechtliche und technologische Faktoren. Die Gesundheitsversorgung in den Vereinigten Staaten wurde mehr zu einem Geschäft als zu einem sozialen Anliegen. Profitgetriebene Krankenhäuser, die Entstehung von Krankenhausverbünden bzw. Gesundheitskonzernen durch Fusionen und Übernahmen sowie komplexe Vergütungssysteme und ausgearbeitete Marketingstrategien wurden zu den sichtbaren Zeichen der Systemveränderungen der 1980er und 1990er Jahre. Zu Beginn des 21. Jahrhunderts brachten uns die ökonomische Rezession und eine umfangreiche Reform des Gesundheitssystems die zentralisierte Entscheidungsfindung zurück. Integrierte Gesundheitssysteme und Accountable Care Organisationen haben sich vervielfacht, um die gesamte Versorgung in einer einzigen Struktur zu fassen. Die große Zahl der Nichtversicherten und ein intensivierter Wettbewerb unter den Gesundheitssystemen drücken auf die Einkommen, während die Kosten der Gesundheitsversorgung nach wie vor schneller steigen als das Bruttoinlandsprodukt als Ganzes. Vergütungssysteme lenken klinische Entscheidungen und reduzieren die Autonomie der Ärzte und Ärztinnen und anderer Angehöriger der Gesundheitsberufe. Krankenhausbezogene Standards sowie finanzpolitische Regulierungen erodieren die professionelle Autonomie aller Angehörigen der Gesundheitsberufe. Auf diese Weise erleben die Angehörigen vieler Berufe innerhalb und außerhalb des Gesundheitssystems genau die Deprofessionalisierung, die die Pflegekräfte als erste erlebten, als ihre Arbeit sich in die Krankenhäuser verlagerte.

2.1 Pendelschlag von tätigkeits- zu beziehungsbasierter Pflege

Die Geschichte der Pflege von den 1870er bis zu den 1930er Jahren markiert den allmählichen Übergang von einer autonomen und ganzheitlichen Pflegepraxis, die für die Private Duty-Pflege charakteristisch ist, hin zu einer Pflege in bezahlten Arbeitsverhältnissen in bürokratischen Institutionen.

Die früheste Periode der Pflege in den Vereinigten Staaten von den 1870er Jahren bis zur großen Depression trug insofern paradoxe Züge, als eine tätigkeitsorientierte Pflege ausschließlich in den Krankenhäusern vorkam, wo die Pflegeausbildung stattfand und die Pflege in der Regel von Auszubildenden ausgeführt wurde. Die große Mehrzahl der examinierten Pflegekräfte waren in dieser Zeit als private Pflegekräfte für Einzelpersonen in Privathaushalten angestellt, eine aus sich heraus beziehungsbasierte Tätigkeit. In den späten 1930er Jahren, als eine große Zahl dieser Pflegekräfte von der Private Duty-Pflege wieder in die Krankenhäuser zurückkehrte, muss ihnen das vorgekommen sein, als ob sie in professioneller Hinsicht einen großen Schritt zurück gemacht hätten, weil sie sich alle irgendwann buchstäblich von der tätigkeitsorientierten Pflege, die sie als Auszubildende kennengelernt hatten, zu der beziehungsbasierten Praxis als Private Duty-Pflegekräfte emanzipiert hatten. Zu diesem Zeitpunkt wurde die Pendelbewegung von einer beziehungsbasierten zu einer tätigkeitsorientierten Praxis durch die Rückkehr der Pflege in ein bürokratisches Praxisfeld vorangetrieben.

Dabei ist wichtig zu verstehen, dass die Pflegekräfte nicht freiwillig in das System zurückkehrten. Aufgrund der Großen Depression, die die Ursache für die Entlassung dieser Private Duty-Pflegekräfte war, arbeiteten viele von ihnen zunächst ohne Lohn in den Krankenhäusern, gerade mal für Unterbringung und Ernährung. Manchmal erhielten sie ein Gehalt von nicht einmal fünf Dollar im Monat. Weil sie in diese bürokratischen Institutionen in einer Position der völligen Machtlosigkeit eintraten, machten sie, was ihnen befohlen wurde und sie machten es so, wie es ihnen gesagt wurde, oder sie sahen sich disziplinarischen Maßnahmen ausgesetzt. Die Betonung lag auf der Aufrechterhaltung der Ordnung.

So stellen sich die Dinge in einem Dominanz-Paradigma dar. Zu diesem geschichtlichen Augenblick schien es niemandem ratsam, eine Gruppe von Frauen und ihr kollektives Wissen in die Belegschaft zu integrieren, unabhängig davon, wie kompetent oder erfahren sie waren. Selbst Frauen in Leitungspositionen wagten nicht, die ungeschriebenen Gesetze eines rigide durchgesetzten hierarchischen Paradigmas zu brechen, denn wenn sie es getan hätten, hätten sie ihre eigene Autorität und damit ihren Lebensunterhalt aufs Spiel gesetzt.

Die meisten führenden Pflegekräfte glaubten, dass, sobald die Große Depression vorbei wäre, diese Pflegekräfte wieder in die Private Duty-Pflege zurückkehren würden. Stattdessen traten die Vereinigten Staaten bekanntlich in den Zweiten Weltkrieg ein, und die gesamte Situation der Pflege änderte sich dramatisch.

Die Veränderungen des Gesundheitssystems während und nach dem Zweiten Weltkrieg können wie folgt zusammengefasst werden:

- Die Komplexität der Versorgung wuchs mit den technologischen Fortschritten exponentiell.

- Den Angestellten wurden von den Arbeitgebern Krankenversicherungen angeboten, um dem während der schweren Kriegsjahre bedingten Arbeitskräftemangel zu begegnen, woraufhin die Hospitalisierungsraten anstiegen.
- Eine große Zahl zusätzlicher Hilfskräfte wurde während des Kriegs ausgebildet, und die pflegerischen Versorgungssysteme wurden darauf ausgerichtet, diese weniger gut ausgebildeten Pflegekräfte in die Patientenversorgung einzubeziehen.

Diese und einige andere Entwicklungen waren die Folge des enormen Wachstums des Gesundheitswesens nach Komplexität und Größe. Weiter befeuert wurde dieses Wachstum durch das Hill-Burton Gesetz von 1946, das durch staatliche Subventionen und Niedrigzinskredite die Expansion von Krankenhäusern und Krankenhausneubauten ermöglichte. Zu dieser Zeit herrschte die Vorstellung vor, dass es niemals genug Krankenhausbetten geben könnte, um dem Bedarf zu genügen. Der beispiellose Bauboom übte einen gewaltigen Druck auf die Ressource Mensch aus. Die ersten Befürchtungen, dass die im Militär tätigen Pflegekräfte in die amerikanischen Krankenhäuser strömen, den Arbeitsmarkt fluten und damit die Löhne drücken könnten, ging weit an der Wirklichkeit vorbei. Das Gegenteil geschah. Die auf den Weltkrieg folgende Nachkriegssituation galt vielmehr als eine „Rückkehr zur Normalität", indem die Frauen aus den kriegsbedingten Berufen ausschieden, sich verheirateten (oder bereits verheiratet waren), zu Hause blieben und Kinder bekamen. Diese Kombination aus einer Vielzahl junger Frauen, die den Bereich der Pflege verließen, und dem nachfolgenden Bevölkerungswachstum führte zu einem gravierenden Personalmangel in der Pflege.

Die Gruppenpflege wurde zum Pflegesystem dieser Zeit. So mussten die Krankenpflegeschulen, um von der National League of Nursing akkreditiert zu werden, in einem Krankenhaus angesiedelt sein, das die Gruppenpflege praktizierte. In der Gruppenpflege hatten die examinierten Pflegekräfte (RN – registrierte Pflegekraft) weiterhin die unangenehme Aufgabe als *Kontrolleure für die Hilfskräfte* zu fungieren, wobei die letzte Verantwortung für den einzelnen Patienten mit jeder Schicht einer anderen examinierten Pflegekraft übertragen wurde, die allesamt keinen Ansporn hatten, mehr über ihre Patienten und Patientinnen und das, was sie erlebten, zu erfahren. Die insofern geteilte Verantwortung in der Gruppenpflege könnte gleichermaßen als demokratisch und fair gesehen werden, aber in der Pflege heißt geteilte Verantwortung letzten Endes, dass niemand verantwortlich ist. Die Gruppenleitung wies die Aufgaben zu und war zugleich dafür verantwortlich, dass alles pünktlich erledigt wurde. Ein Teammitglied, das eine fällige Aufgabe nicht geschafft hatte, konnte der Leitung erklären: „Sie haben vergessen, mich daran zu erinnern." Diese Art der Teilung von Verantwortlichkeit gegenüber durchzuführenden pflegerischen Aufgaben bedeutete im Zweifelsfall, dass niemand wirklich verantwortlich war.

Die Gruppenpflege entstand aufgrund von Veränderungen des Umfelds, in dem die Pflege praktiziert wurde, und aufgrund des Zustroms weniger gut ausgebildeter Pflegehilfskräfte nach dem Krieg. Sie bot eine praktikable Lösung für genau die Probleme, auf die sie reagierte, und die Pflegekräfte, die nach diesem System arbeiteten, waren viel zu überlastet und zugleich unterfordert, um noch viel Zeit auf die Diskussion ihrer Situation verwenden zu können. Es war ein Pflegesystem, das dafür ausgelegt war, die Sache für die Pflegekräfte und jene, die sie anleiteten, leichter zu machen, und es ging nicht um die Nöte und den Bedarf der Patienten und Patientinnen sowie ihrer Familien.

Meine Ausbildung begann ich im Jahr 1953, d.h. zu einer Zeit, als der Pendelschlag zwischen einer tätigkeitsorientierten und einer beziehungsbasierten Praxis zu einem wirklichen Problem wurde. Wie mehr oder weniger alle meine Kolleginnen war ich in den Jahren von 1953 bis weit hinein in die 1960er Jahre eine folgsame, freundliche und angepasste Pflegekraft. Aber es gab in dieser Zeit auch ein Rumoren in der Kultur, das bis in die Pflege hinein spürbar war. Obwohl es auch damals Menschen gab, die darauf drängten, dass alles so bliebe, wie es war, gab es doch genügend „Power-to-the-People" (Macht-dem-Volk-Denken) in der Kultur. Es sollte nicht übersehen werden, wie weit wir von jeglicher „Macht" selbst dort weg waren, wo es um Dinge ging, von denen wir mehr verstanden als jene, die uns das Recht absprachen, uns um diese Dinge zu kümmern.

Was mich persönlich angeht, so erfuhr ich von 1961 bis 1968 in meinem (Kranken-)Haus eine Ausbildung, die alles übertraf, was ich in einer Schule hätte lernen können. Mein damaliger Ehemann war Politikwissenschaftler und Philosoph. Ich tippte seine Artikel ab, las eine Menge seiner Bücher und beteiligte mich an zahllosen Diskussionen. Ich lernte sehr unterschiedliche Denker kennen, verlor einiges von meinem blinden Gehorsam und wurde offener. Ich besuchte Diskussionsveranstaltungen, las radikale Autoren und schloss mich Protesten an, blieb aber mit einem Bein immer fest auf dem Boden des Systems.

Zu einer entscheidenden Veränderung kam es 1966, als John Westerman zum Direktor des Universitätskrankenhauses und der Polikliniken der Universität von Minnesota berufen wurde. Er sollte ein großes Erweiterungsprojekt leiten, und seine Mitarbeitenden und er erklärten mir das Wesen der Dezentralisierung und wie komplex das System funktionierte. Sie eröffneten mir eine neue Art zu denken, die auch zu einer neuen Sicht auf alles andere führte.

Als mir die Aufgabe übertragen wurde, nach Wegen zu suchen, wie die pflegerische Praxis auf der Ebene der direkten Versorgung in unserem Haus zu verbessern wäre, sah ich die Dinge sowohl mit den Augen des Systems wie mit den Augen all der Autoren, die ich damals las. Gerade damals sprach der Sozialkritiker und Autor Paul Goodman von zentraler und dezentraler Entscheidungsfindung. Er führte aus, dass wenn das zu erschaffende Produkt wegen seiner Unvorhersehbarkeit den Einsatz von Wissensarbeitern (knowledge-based worker) voraussetzte, dann werden Mitarbeitende gebraucht, die mit dieser Unvorhersehbarkeit umgehen könnten; wenn es jedoch um ein mechanisches Ergebnis geht, könne der Entscheidungsfindungsprozess ohne nachteilige Auswirkungen zentralisiert werden. Es war für mich plötzlich ganz klar, dass die Gesundheitsversorgung heute und für immer von jener Unvorhersehbarkeit geprägt ist, die eine dezentrale Entscheidungsfindung nötig macht. Ungefähr zur selben Zeit beeindruckte mich der Autor Jay Hall mit der Idee, dass Menschen, die Arbeitsabläufe entwerfen, diese typischerweise für die Inkompetenz entwerfen. Wir unterstellen Inkompetenz, entwickeln Systeme, die sich auf diese beziehen, und setzen sie in Gang; entwickelten wir sie jedoch für die Kompetenz, würden wir die Kompetenz stärken. Es war leicht zu sehen, wie genau das den Boden für die Primäre Pflege bereitete und uns alle mit dem intellektuellen Kapital versorgte, das gebraucht wurde, um aus der Primären Pflege der ersten Tage das zu machen, was vielleicht ein nachhaltiges Pflegesystem werden könnte.

Als ich 1966 als stellvertretende Pflegedirektorin für spezielle Projekte im Universitätskrankenhaus der Universität von Minnesota war, las ich einen Fachartikel, der meiner Meinung nach so etwas wie eine erste Einladung an die Pflegekräfte war, für sich selbst eine professionelle Praxis zu entwickeln. Sein Titel war: „Existentialismus: Eine Philosophie der Verpflichtung". Er war geschrieben von Sister Madelaine Clemence und veröffentlicht im *American Journal of Nursing* (Clemence, 1966). Sister Clemence, die eine Pflegekraft und Philosophin war, sprach in diesem Artikel über den Unterschied zwischen einer Haltung als Zuschauer oder sich dafür zu entscheiden, sich auf die Menschen und Situationen einzulassen, mit denen wir in Berührung kommen. Sie schrieb:

> Im Existentialismus bedeutet der Begriff des Engagements ... die Bereitschaft, das eigene Leben voll und ganz zu leben und es eher durch die Akzeptanz alles dessen, was das Leben zu bieten hat, als durch dessen Ablehnung zu einem sinnvollen Leben zu machen, sei es in der Freude oder im Leid. (Clemence, 1966)

Bedenken Sie, dies sind die Worte einer Pflegekraft. Wenn sie sagt: „durch die Akzeptanz eher als durch die Ablehnung alles dessen, was das Leben zu bieten hat", dann meint sie damit das Akzeptieren und die volle Bereitschaft, sich auch Dingen zu stellen, die nur schwer zu ertragen sind. Als die Pflegekraft, die sie war, wusste sie, dass die Arbeit einer Pflegekraft etwas Heiliges ist, und dass sie dies aber nur für diejenigen ist, die sich tatsächlich auch verpflichten, den Menschen in ihrem Leid beizustehen.

Das war ein radikaler Aufruf zum Handeln, insbesondere für Pflegekräfte, die in Systemen arbeiteten, die von ihnen verlangten, folgsame und leidenschaftslose Arbeitskräfte zu sein, statt fähiger, zu authentischem und kritischem Denken befähigter Persönlichkeiten. Damit forderte Sister Madelaine uns auf zu prüfen, ob wir als tätigkeitsorientierte Pflegekräfte nur „Probleme lösen" oder uns in das Mysterium begeben, das darin besteht, auf der Seite der leidenden, verletzlichen und verängstigten Menschen zu sein. Sie zitierte den Philosophen Gabriel Marcel: „Ein Mysterium ist etwas Wirkliches, worin ich mich wiederfinde ... während ein Problem etwas ist, das mir [nur] gegenübersteht." (Clemence, 1966). Dieser Artikel erschien genau in dem Augenblick, als viele von uns erkannten, wie infantilisierend vieles von der Bürokratie, innerhalb derer wir arbeiteten, tatsächlich war. Obwohl die Krankenhausleitungen jedenfalls nicht vorhatten, uns zu ermutigen, unser authentisches, von kritischem Denken geleitetes Selbst in die Arbeit einzubringen, fingen wir an zu begreifen, dass sie uns wenigstens nicht daran hindern konnten.

2.2 Die Zuspitzung

1968 war ich Projektleiterin für die Station 32 des Universitätskrankenhauses der Universität von Minnesota. Wir jedes andere angesehene Krankenhaus in den Vereinigten Staaten praktizierten wir die Gruppenpflege, aber die Welt veränderte sich und die Pflegekräfte auf Station 32 veränderten sich mit ihr. Die kulturelle Unruhe in der Gesellschaft im Allgemeinen erschütterte die Dinge, und die Ermutigung durch die Frauenemanzipationsbewegung beflügelte uns auf eine Weise, wie es das nie zuvor gegeben hatte.

Meine Aufgabe als stellvertretende Direktorin bestand darin, ein Projekt mitzuleiten, das eine bessere Versorgung der Stationen mit Leistungen anderer Krankenhausdienste für die Pflege zum Ziel hatte. Wir führten verschiedene Studien zur Gewinnung von Basisdaten durch, um auf diese Weise die Kostenersparnis und die Effektivität von Innovationen zu evaluieren. Mehr als ein Jahr lang wurden eine Reihe Projekte durchgeführt, und viel von dem Untersuchten wurde sofort krankenhausweit übernommen.

Ein Hauptziel dieses Projekts bestand in der Reduzierung der Zeiten, die die Pflegekräfte mit nicht-pflegerischen Aufgaben verbrachten, um die Qualität der Patientenversorgung zu verbessern und so eine höhere Arbeitszufriedenheit der Pflegekräfte zu erreichen. (Die Fluktuation der examinierten Pflegekräfte war ein

Hauptproblem.) Überraschenderweise fanden wir heraus, dass alle Verbesserungen, die wir machten, um die nicht-pflegerischen Aktivitäten zu reduzieren, wenig Einfluss darauf hatten, wie die Pflegekräfte ihre Zeit verwendeten. Uns fiel vor allem auf, dass die von den Pflegekräften gewonnene Zeit keineswegs darauf verwendet wurde, mehr Zeit mit den Patienten und Patientinnen zu verbringen. Das brachte uns dazu, die pflegerische Arbeit sehr viel genauer anzuschauen, was schließlich zu einer Neuauffassung dessen führte, wie die Pflege im Krankenhaus konzeptualisiert, definiert und erbracht wurde.

Wenn man sich ansah, womit die Pflegekräfte aktuell befasst waren, tauchte der Wunsch nach einem umfassenderen Zugang zur Praxis auf. Allerdings erwies sich die tätigkeitsorientierte Arbeitsorganisation in der Gruppenpflege als grundsätzliches Hindernis für eine umfassende professionelle Orientierung auf die Versorgung von Patienten und Patientinnen. Entsprechend übte, wenn auch unbewusst, schon allein das Projekt – befragt und beobachtet und um alle möglichen Veränderungen in kurzer Zeit gebeten zu werden –, einen enormen Druck auf die Pflegekräfte aus, der sich über alle Ebenen der Mitarbeiterschaft erstreckte. Obwohl sich alle zunächst enthusiastisch auf das Projekt eingelassen hatten, wurde diese neue intensive Beobachtung ihrer täglichen Aktivitäten als unerträglich empfunden, und sie rebellierten. Eines Tages hieß es vonseiten des Teams man sei entschlossen, kollektiv zu kündigen, wenn das Projekt nicht beendet werde.

Dazu muss gesagt werden, dass speziell diese Station wegen der vorbildlichen Führung durch die Stationsleitung und weil die Mitarbeiterinnen hochkompetent und besonders motiviert waren, als erste ausgesucht worden war. Diese Rebellion kann ebenso vor dem Hintergrund der allgemeinen sozialen Unruhen dieser Tage verstanden werden, wie durch den von dem Projekt ausgehenden fortgesetzten Druck. Unnötig zu sagen, dass diese Rebellion für die meisten von uns eine mittlere Katastrophe war.

Die klinische Direktorin des Pflegedienstes und ich beschlossen, eine Krisensitzung für die Mitarbeiterinnen bei mir zu Hause einzuberufen, zu der fast alle Mitarbeiterinnen der verschiedenen Qualifikationsebenen kamen. Wir saßen um den Kamin und sprachen über das, was da passierte und darüber, welche Art der Patientenversorgung die Patienten und Patientinnen der Station 32 tatsächlich erhalten sollten. Die examinierten Pflegekräfte baten darum, am nächsten Tag keine „Gruppenleitungen“ sein zu müssen. Die Pflegedienstdirektorin und ich sagten widerstrebend und im vollen Bewusstsein der Risiken, die wir damit eingingen, ja. Dieses „Ja“ – ein „Ja“, das davon ausging, dass diejenigen, die am nächsten an der Arbeit dran waren, am ehesten in der Lage wären zu entscheiden, wie sie getan werden sollte –, war der Beginn der Primären Pflege. Es gab weder einen Namen noch eine Struktur dafür an diesem Tag eins. Die Pflegekräfte veränderten die Art und Weise, wie die Dinge getan wurden und wie die Patienten bzw. Patientinnen zugewiesen wurden. Die Neugestaltung der Arbeit erfolgte in Übereinstimmung mit dem jeweiligen Verantwortungs- bzw. Autoritätsbereich der verschiedenen Qualifikationen der Mitarbeiterinnen auf die bestmögliche Weise, d.h. durch diese hochqualifizierten Menschen. Es handelte sich um eine echte Neugestaltung der pflegerischen Versorgung.

In meiner Eigenschaft als Mitleiterin des Projekts hatte ich Zugang zu einigen der besten Köpfe in der Universität von Minnesota auf den Feldern Soziologie, Managementphilosophie, industrielle Beziehungen (Arbeitgeber-Arbeitnehmer-Beziehungen), Pflegetheorie, Arbeitswissenschaft sowie der Forschung im Bereich Krankenhausmanagement. Die folgenden Monate waren eine Zeit intensiver kreativer Entwicklungsarbeit. Die gesamte Mitarbeiterschaft im Verbund mit Personen aus einem breiten Expertise-Spektrum beteiligte sich an der Diskussion, die schließlich zu der Entwicklung des pflegerischen Organisationssystems führte, das als Primäre Pflege bekannt ist.

Die Auswirkungen der Veränderungen wurden mehr oder weniger sofort gesehen und erkannt. Das Betriebstempo der Station schien auf geradezu geheimnisvolle Weise zu sinken. Die Pflegekräfte hielten sich für längere Zeiträume in den Zimmern von Patienten und Patientinnen auf, was zu einer dramatischen Veränderung in der Energie der Station führte. Ich wurde gefragt, ob die Station 32 jetzt mehr Pflegepersonal hätte, weil alles so viel ruhiger wirkte. Einige Ärzte baten darum, alle ihre Patienten auf die Station 32 verlegen zu dürfen. Sie wussten nicht warum, sie sahen nur, dass die Dinge besser liefen.

Die Personen, die uns zur Verfügung standen, um uns bei den organisatorischen Fragen zu helfen, waren in dieser Zeit äußerst aktiv. Wir waren bald in der Lage, einige grundsätzliche Prinzipien jener organisatorischen Veränderungen zu identifizieren, die sich ganz organisch auf der Station ergeben hatten. Und obwohl wir zu dieser Zeit noch keine Sprache dafür hatten, ging es im Kern um den Wechsel von der tätigkeitsbasierten zur beziehungsbasierten Praxis. Schließlich verstanden wir, dass ein historisches „Ja" zur Schaffung eines neuen Pflegesystems geführt hatte. Die Prinzipien dieses Systems ergaben sich zusammen mit den konzeptuellen Beiträgen der uns beratenden Experten und Expertinnen aus der sich schnell entwickelnden täglichen Praxis auf der Station.

Die seinerzeit über die Jahre entwickelten Prinzipien bilden nach wie vor die Grundstruktur des Pflegesystems der Primären Pflege, die heute in der ganzen Welt praktiziert wird. Das Schlüsselkonzept einer examinierten Pflegekraft, die die volle „Verantwortung, Autorität und Rechenschaftspflicht" für ihre oder seine Patienten und Patientinnen übernimmt, wurde zur Grundlage einer Bewegung, die sich in der Pflege wie in anderen komplexen Organisationen nach wie vor weiterentwickelt.

Nach und nach wurde klar, dass die beiden theoretischen Management-Ansätze, die sich in der Gruppenpflege und in der Primären Pflege ausdrücken, unmöglich gleichzeitig in einem gesunden System existieren können. Aus diesem Grund haben wir dafür gesorgt, dass als Erstes die autoritäre Rolle der traditionellen Stationsleitung abgeschafft wurde. Es zeigte sich, dass Stationsleitungen, die mit einer ermächtigten Mitarbeiterschaft gut zurechtkamen, sich mit der Einführung der Primären Pflege leichttaten, während jene, die alle Mitarbeiterinnen der Station kontrollieren zu müssen glaubten, große Schwierigkeiten damit hatten.

In den nächsten zehn Jahren bestand meine Arbeit in der Veränderung der administrativen Strukturen innerhalb pflegerischer Abteilungen, weg von der alten Philosophie des Kommandos und der Kontrolle hin zu einer Philosophie des Wachsens und der Entwicklung, die auf klare Verantwortlichkeit, Delegation und angemessene Autorität setzte und auf Pflegekräfte, die die Verantwortung für die Qualität der von ihnen getroffenen pflegerischen Entscheidungen übernahmen.

Interessanterweise haben, als wir die Primäre Pflege im Universitätskrankenhaus von Minnesota entwickelten, drei andere Pflegedirektionen an vier voneinander unabhängigen Orten im ganzen Land gleichzeitig die Idee der Dezentralisierung untersucht. Diese Konvergenz stellte sich überraschend in einem Gespräch während einer nationalen Konferenz heraus. In den späten 1960er Jahren lehrte Joyce Clifford in einem Master-Programm in Pflegemanagement an der Universität von Indiana. Sie vermittelte ihren Studierenden die Theorie der Dezentralisierung und sprach über deren mögliche Bedeutung für die pflegerische Versorgung. Gleichzeitig haben Janet Kraegle, Virginia Mousseau und Kolleginnen eine dezentrale Organisation für Verbrauchsmaterialien und Pflegehilfsmittel entwickelt, indem sie die räumlichen Gegebenheiten auf den Stationen mit dem Ziel veränderten, ein punktgenaues Verteilungssystem am Ort des Verbrauchs zu schaffen. Zur gleichen Zeit hat Rosamunde Gabrielson eine dezentrale Managementstruktur im damaligen Good Samaritan Hospital in Phoenix, Arizona, eingeführt. Die Dezentralisierung war ganz eindeutig eine Idee, deren Zeit gekommen war.

2.3 Das Pendel schwingt zurück

Es ist überaus wichtig, sich zu erinnern, dass die Einführung der Primären Pflege eine Entscheidung der Pflegekräfte war, die sie implementierten. Alle früheren Pflegesysteme wurden als Reaktionen auf kulturelle Veränderungen und Veränderungen im Qualifikationsmix (Skill-Mix) geschaffen und implementiert, ohne Rücksicht auf das, was für die Patienten und Patientinnen und ihre Familien am besten wäre, oder welche Arbeitsbedingungen die physische und emotionale Gesundheit der Pflegekräfte schützt. Die Primäre Pflege ‚gehörte' weder einem Verband von Führungskräften noch einer Einzelperson. Sie entstand organisch, und diese organische Form der Pflege – welche die Patient/Pflegekraft-Beziehung sicherstellte -, ersetzte die Gruppenpflege und die Funktionspflege überall im Land, bis es in den späten 1980er und den 1990er Jahren zu einem nächsten sozialen Wandel kam. Diese Phase ist gekennzeichnet von einer gestiegenen Patientenintensität, sinkenden Zahlen beim Pflegepersonal sowie von technischen und finanziellen Entwicklungen, die auf eine verstärkte Regulierung und eine auf das kapitalistische Denken zurückzuführende Umgestaltung des Gesundheitssystems zurückgehen. Diese Umstände haben uns eine tätigkeitszentrierte Praxis und ein tätigkeitszentriertes Denken zurückgebracht, das gegenwärtig nur allzu vorherrschend ist.

In dieser wahrhaft schmerzlichen Phase wurden die Rollendifferenzierung und die Spezialisierung zurückgenommen und allgemeine Kategorien von Gesundheitshilfskräften geschaffen. Veränderungsprojekte, die die Arbeit stromlinienförmig machen sollten, wurden oberflächlich getarnt und führten zu Veränderungen im Qualifikationsmix, die darauf abzielten, Lohnkosten zu sparen. Dieser heimtückische Trend wurde ironischerweise als „patientenzentrierte Versorgung" ausgegeben. Das Ergebnis war eine hochfragmentierte, tätigkeitsbasierte Pflege, die auf die Moral drückte und selbst die engagiertesten Pflegekräfte entmutigte.

Wenig überraschend fühlten sich viele Pflegekräfte in den 1990er Jahren überarbeitet, unterbewertet und uninspiriert. „Ich liebe es, Patienten zu versorgen", sagten viele Pflegekräfte, „aber ich hasse meinen Job." Mit Beginn des 21. Jahrhunderts begann die Pflege, sich wieder auf ihre Bestimmung zu besinnen. Der extreme Pflegenotstand zwang die Pflege zu einer Rückbesinnung auf die fundamentalen Werte des Berufs. Zugleich drückte die Gesellschaft laut und deutlich ihre Unzufriedenheit mit dem heutigen Gesundheitssystem aus. Sie verlangte nach einer menschlichen Behandlung und erkannte in den Pflegekräften die Garanten für diese Behandlung. Studien untersuchten die Auswirkungen der Personalbesetzung und des prozentualen Verhältnisses professioneller Pflegekräfte auf die Gesundheit, bzw. die Mortalität der Patienten und Patientinnen. Forscherinnen wie Linda Aiken und Colleen Goode lieferten wichtige Beweise dafür, dass die professionelle Pflege großen Einfluss auf die Qualität und die Sicherheit der Patientenversorgung hat. Krankenhausleitungen begannen, die Bedeutung der Pflege für die Werte der Patientenzufriedenheit und für wichtige Kennzahlen zu erkennen. Die starke Betonung der positiven Erfahrung von Patienten und Patientinnen, wie sie von den Centers for Medicare and Medicaid (CMS) ausgeht, hat die Aufmerksamkeit wieder auf die Beziehungen und die Bedeutung der professionellen Pflege gelenkt. Die „Magnet"-Standards (institutionalisiert in den frühen 1990er Jahren), die eine strukturelle Ermächtigung voraussetzen, um als erfolgreich ausgezeichnet zu werden, haben die Tendenz zur dezentralen Entscheidungsfindung in den Pflegediensten ebenfalls verstärkt. Diese Strukturen haben der professionellen Praxis zusätzlich den Rücken gestärkt.

2.4 Verpflichtung gegenüber der Gesellschaft

Als ich mir die lange Geschichte der Pflege ansah, begann ich zu verstehen, wie sehr die Verpflichtung der Pflege gegenüber der Gesellschaft über alle großen Veränderungen in der Gesellschaft als Ganzes hinausgeht. Die Veränderungen in der Welt zwangen uns als Profession, unsere Praxis in vielerlei Hinsicht ebenfalls zu verändern. Der technologische Fortschritt hat die Verweildauer in den Krankenhäusern verkürzt. Das Internet hat der Öffentlichkeit viele Informationen zugänglich gemacht, die früher nur den Angehörigen der Gesundheitsberufe zur Verfügung standen. Die Gesundheitsversorgung ist heute ein Geschäft. Die Pflege hat sich diese Veränderungen nicht ausgesucht. Dennoch müssen wir auf sie reagieren. Die Pflege als Beruf bzw. Profession hat das Recht und die Pflicht zu entscheiden, in welchem Umfang, welcher Intensität und auf welche Weise wir die Patienten und Patientinnen pflegen – innerhalb der Grenzen, die uns von der Gesellschaft und vom Gesundheitssystem gesetzt sind. In dem Maß, wie der Pflegeberuf sich entwickelt, verstehen wir als Pflegekräfte immer besser, dass es in der realen Welt unser Recht und unsere Pflicht ist, unsere Dienstleistung auf eine Art und Weise zu erbringen, die mit unserer ursprünglichen Verpflichtung gegenüber der Gesellschaft übereinstimmt. Es gibt eine neue Zuversicht in der Pflege, und sie wird sich in positiven Veränderungen niederschlagen.

Die gelungene Implementierung dezentraler Prinzipien in einem bürokratischen Umfeld wie dem eines Krankenhauses bedeutet, dass die professionelle Pflege ein und für allemal verstanden hat, dass sie die Wahl zwischen einer tätigkeitsorientierten und einer beziehungsbasierten Pflege hat. Und wir wissen, dass es Kräfte gibt, die sich fördernd oder erschwerend auf diese Wahl auswirken. Der starke Druck, bei hochtechnisierten Tätigkeiten mit komplexen Daten umgehen zu müssen, lenkt die Aufmerksamkeit der Pflegekräfte gerne von der menschlichen Dimension ihres Handelns ab. Das Pendel schlägt wieder zurück. Die Kontinuität in der Pflege wird schwieriger: durch die kürzere Verweildauer in Verbindung mit 12-Stunden-Schichten, durch finanzielle Einschränkungen sowie durch die erhöhten Anforderungen vonseiten der Patienten und Patientinnen; und nicht zuletzt auch durch die grundsätzlichen Bedenken der CEOs, CNOs und COOs, wenn es darum geht, den direkt mit den Patienten und Patientinnen arbeitenden Pflegekräften die Autorität/Zuständigkeit für die Pflege zuzugestehen. Diese und andere Faktoren sind eine Herausforderung für die dauerhafte Einführung der Primären Pflege.

Wir müssen aber wissen, dass es in der Natur eines Pendels liegt, mehr oder weniger gleich nach vorne und zurückzuschwingen. Obwohl es so aussieht, dass das Pendel in diesem geschichtlichen Augenblick von der tätigkeitsbasierten zur beziehungsbasierten Pflege umgeschlagen ist, besteht immer die Gefahr (oder sogar die Unvermeidlichkeit), dass Menschen die Bühne betreten, die versuchen werden, das Pendel zurückschlagen zu lassen. Ich bin überzeugt, dass, in welcher Organisation auch immer, der entscheidende Faktor beim Umschlagen des Pendels weg von der beziehungsbasierten Pflege ein Wechsel in der Unternehmensphilosophie ist. Neue Führungskräfte haben gerne das Gefühl, ihrer Organisation eine fundamentale Richtungsänderung verschreiben zu sollen. Dieses Gefühl drückt sich häufig in der Veränderung der Strukturen aus, wobei Führungspersonen ausgetauscht, einige sogar entlassen und Budgets beschnitten werden, um Gewinnmargen zu erhöhen. Obwohl es durchaus möglich ist, dass es dabei gar nicht um die Zurückdrängung der beziehungsbasierten Praxis gehen soll, tragen solche Veränderungen oft mehr als andere Faktoren dazu bei, das Engagement für die beziehungsbasierte Praxis zurückzudrängen. In der Geschichte der Pflege zeigt sich immer wieder, dass es in Zeiten des Umbruchs weniger riskant ist, einfach seine Aufgaben zu erledigen – nur das zu tun, was gemessen und dokumentiert und somit auch bewertet und belohnt werden kann.

Auch wenn die Primäre Pflege für manche wie ein unrealistischer Traum aussieht, zeigt sich in der Realität, dass Spielarten davon um uns herum immer wieder aufkommen. Die Prinzipien einer autonomen professionellen Praxis erneuern sich immer wieder ganz von selbst, manchmal durch die Schaffung von Positionen wie Pflegekoordinatoren und Pflegemanagern. Es kommt nicht darauf an, wie die Funktion heißt. Worauf es ankommt, ist, dass die Patienten und Patientinnen und ihre Familien den Namen der längerfristig für ihre Versorgung zuständigen Pflegekräfte kennen. Wenn das so ist, hat das System gegriffen. Es geht ausschließlich um die Patient/Pflegekraft-Beziehung.

Inzwischen ist eine größer werdende Anzahl mutiger Pflegeführungskräfte bereit, in die Veränderung der Kultur ihrer Organisationen im Sinne einer Fokussierung auf die Beziehungen zu investieren. Sie profitieren dabei von den Leistungen engagierter und einsatzbereiter Pflegekräfte sowie von Patienten und Patientinnen, die sich für eine persönliche und teilnehmende Pflege engagieren. Sollen wir akzeptieren, dass dies nur eine vorübergehende Veränderung, nur ein Trend ist, an dem wir uns eine Zeitlang erfreuen, nur um alles wieder zu verlieren, wenn die nächste große Welle im Strom der sozialen und professionellen Wechsel kommt? Müssen wir akzeptieren, dass das Pendel unvermeidlich wieder zur tätigkeitsbasierten Praxis zurückschlägt? Wenn ja, dann sollten wir bedenken: Ein Pendel kann seiner Natur nach auch angehalten werden, wenn eine Kraft von außen darauf einwirkt.

Während dieses Buch in den Druck geht, schwingt das Pendel gerade wieder in Richtung auf eine beziehungsbasierte Praxis. Die Patientenschaft und ihre Familien wollen sie. Und dank so großartiger Beiträge wie Koloroutis‘ und Trouts *See me as a Person: Creating Therapeutic Relationships with Patients and Their Families* haben die Pflegekräfte und Kliniker aller Disziplinen jetzt eine Blaupause zur Schaffung authentischer persönlicher Beziehungen. Immer, wenn das Pendel in Richtung auf ein System der beziehungsbasierten Versorgung zurückschwingt, bekommen die Patienten und Patientinnen genau die koordinierte und humane Versorgung, die sie verdienen. Sollten wir nicht aufstehen und das Pendel genau da anhalten, wo es jetzt ist?

Die Zukunft der Pflege liegt in unserer Hand.

Teil II: Wie die Primäre Pflege implementiert wird

Wir hatten Kinder mit schweren komplizierten Erkrankungen auf der Station, deren Leben gerettet wurde, weil ihre Pflegekraft wusste, dass sie, wenn man nicht aufpasste, zwischen zwei und fünf Uhr morgens einen Wärmestau erleiden würden. Und dass ein Kind manchmal durchgehend überwacht werden musste, wenn es keine Eltern gab, die rund um die Uhr für es da waren, und niemand sonst, der sich für es einsetzte.
Nicole Vance, BSN, RN

3
Die Primäre Pflege verstehen

Und jetzt, wo du nicht länger perfekt sein musst, kannst du gut sein.

John Steinbeck, Jenseits von Eden

Es gibt unter Pflegekräften ein universelles Einverständnis darüber, dass die Beziehung zu den Patienten und Patientinnen und ihren Familien auf einem unabdingbaren privilegierten Vertrauensverhältnis beruht (Koloroutis, 2004). Die Primäre Pflege ist als Pflegesystem speziell darauf ausgelegt, im Sinne dieses Vertrauensverhältnisses den Aufbau, die Förderung und Maximierung der therapeutischen Beziehungen zu ihren Patienten und Patientinnen zu ermöglichen. Es ist eben das Pflegesystem, das eine professionelle Pflege ermöglicht. In diesem Kapitel wollen wir die Primäre Pflege aufschlüsseln, um zu klären, welche Bestandteile, Prinzipien und welche Infrastruktur für ihre Ausgestaltung sowie beim Wechsel vom gegenwärtigen hin zum erwünschten Status gebraucht werden.

Bevor wir jedoch zu weit ausholen, wollen wir auf drei wichtige praktische Leitlinien hinweisen, die den Prozess der Implementierung begleiten:

1. **Entscheiden Sie stets nur im Sinne des Patienten.** Dieser Leitsatz beruht auf dem Prinzip, dass sich die professionelle Verantwortung, bzw. Rechenschaftspflicht einer Pflegekraft zuerst und vor allem auf den Patienten bzw. die Patientin bezieht. Um nach dieser Devise zu handeln, fragen Sie sich:
   - Wie dient meine Entscheidung dem Patienten bzw. der Patientin?
   - Ist sie damit im besten Interesse des Patienten bzw. der Patientin?
   - Trägt sie tatsächlich zu Wohlergehen und Sicherheit des Patienten bzw. der Patientin bei?
   - Entspricht sie meiner Verantwortung gegenüber dem Patienten bzw. der Patientin?

Diese Fragen helfen Ihnen herauszufinden, welche grundsätzlichen Veränderungen erforderlich sind, worauf die Entscheidungen praktisch hinauslaufen müssen und schließlich, welche Bedeutung sie für die von Ihnen zu versorgende Person haben.

2. **Tun Sie niemals etwas, das dem gesunden Menschenverstand widerspricht.** Wenn es nichts bringt – auch wenn „wir es immer schon so gemacht haben" -, tun Sie es nicht. Ein bestimmtes gegebenes System darf niemals den gesunden Menschenverstand verletzen.
3. **Die Primäre Pflege wird immer unvollkommen sein.** Wenn wir jedoch die zu pflegende Person in den Mittelpunkt stellen und Entscheidungen nach dem gesunden Menschenverstand fällen, werden wir unsere Fähigkeiten, die bestmögliche Primäre Pflege zu erbringen, kontinuierlich verbessern. Der Verzicht darauf, perfekt sein zu wollen, wird es Ihnen ermöglichen, mit der Implementierung voranzukommen und kontinuierlich besser zu werden. Auch wenn die Primäre Pflege nicht perfekt sein kann, bedeutet sie für die Patienten und Patientinnen eine bessere Pflege, als sie sie in jedem anderen pflegerischen Versorgungssystem erhalten.

Mit diesen Leitlinien im Sinn laden wir Sie ein, sich vorzustellen, wie Sie die Realisierung der Primären Pflege in Ihrem Praxisbereich gestalten und persönlich umsetzen möchten. Eine wichtige Frage, von der Sie sich dabei leiten lassen sollten, ist: Was würde ich für mich oder für den von mir am meisten geliebten Menschen wünschen, wenn einer von uns krank würde und Pflege benötigte?

3.1 Was heißt Primäre Pflege?

Die Primäre Pflege ist als Pflegesystem entwickelt worden, um 1) die Verantwortung für die Pflege des einzelnen Patienten für die Dauer seines Krankenhausaufenthalts, einer Visite (eines ambulanten Termins) oder einer Folge von Terminen einer bestimmten Pflegekraft persönlich zu übertragen, und 2) dieser Pflegekraft die aktuelle Pflege der zu pflegenden Person wann immer möglich zu übertragen. Die Primäre Pflegekraft hinterlässt für die Zeit ihrer Abwesenheit Informationen und Anweisungen bezüglich der Pflege und der Versorgung des Patienten bzw. der Patientin, sodass die zugeordneten Pflegekräfte, die die jeweilige notwendige Pflege in dieser Zeit übernehmen, über den Patienten oder die Patientin als Person und über die spezielle Versorgung dieses besonderen Patienten Bescheid wissen. Außerdem übernimmt die Primäre Pflegekraft die Hauptverantwortung für die Vorbereitung des Patienten oder der Patientin und der Familie auf die Entlassung.

> Die Primäre Pflege unterscheidet sich nicht allzu sehr von dem, was wir ohnehin jeden Tag tun, wenn wir Patienten pflegen, Pflegepläne erstellen, Beziehungen aufbauen. Der Grund dafür, in die Pflege zu gehen, ist, etwas Besonderes tun zu wollen, und die Primäre Pflege ermöglicht es einem, einen ganz besonderen Grad von Zufriedenheit für die Patienten zu erreichen. Viele Patienten sagen: „Alleine Ihr Gesicht zu sehen, macht es für mich schon leichter." (Kathleen Fowler, BSN, RN; Primäre Pflegekraft im OSUCCC-James)

Die Primäre Pflege als Pflegesystem eignet sich für jeden Praxisbereich. Sie wurde während eines gravierenden Pflegenotstands auf einer realen Station entwickelt. Die beteiligten Pflegekräfte waren weder speziell ausgesucht noch besonders qualifiziert. Das System wurde entwickelt, um die verfügbaren Ressourcen optimal einzusetzen. In der Phase der Entwicklung wurden keine zusätzlichen Mittel eingesetzt. Die Primäre Pflege ist eine Innovation, die in der realen Welt funktioniert, weil sie für diese Welt entworfen, getestet und weiterentwickelt wurde.

Eine qualifizierte pflegerische Versorgung – eine Pflege, die sich individuell an einen bestimmten Patienten wendet und leidenschaftlich, kompetent und kontinuierlich erbracht wird -, muss das Ziel aller Pflegekräfte, Lehr- und Führungskräfte sein. Die Primäre Pflege ist ein bewährter Weg, um eine solche Pflegequalität zu erreichen. Sogar damals, als Marie Manthey und ihr Team in den späten 1960er Jahren ganz formell mit der Praxis der Primären Pflege anfingen, war sie keine wirklich neue Idee. Sie war einfach der logische Weg für die Pflege kranker Menschen, wenn es darum ging, diese so zu versorgen, wie wir selbst gepflegt werden möchten, wenn wir krank sind. Dennoch war der Weg, zu diesen einfachen und leicht zu verstehenden Werten zurückzufinden, damals wie heute ein revolutionärer Prozess, weil er die Übertragung der Macht von einer autoritären Bürokratie auf die für die Pflege eines kranken Menschen zuständige Pflegekraft bedeutete.

Die Primäre Pflege ist dasjenige Pflegesystem, das eine professionelle Pflegepraxis am besten unterstützt. Es konzentriert sich auf die Patient/Pflegekraft-Beziehung, stärkt die Verantwortung/Rechenschaftspflicht für die Pflege und erleichtert die Einbeziehung des Patienten bzw. der Patientin und der Familie in die Planung der Pflege. Die Primäre Pflegekraft und die zu pflegende Person befinden sich mehr in einer therapeutischen Partnerschaft als in einer Beziehung von Über- und Unterordnung.

Dieses Pflegesystem ermöglicht der Primären Pflegekraft das Eingehen einer therapeutischen Beziehung zu jedem ihrer zu pflegenden Menschen und Familien. Die Primäre Pflegekraft nimmt eine Beziehung auf, die für die Dauer der Pflege oder der Dienstleistung bestehen bleibt, unabhängig davon, ob sich diese über wenige Stunden, einige Tage, Wochen oder Monate erstreckt. Sie ist überall gleich wirksam, in der Ambulanz, stationär, in der häuslichen Pflege und in Funktionsabteilungen.

Einige der die Primäre Pflege definierenden Komponenten sind:

- Die Primäre Pflegekraft akzeptiert die Verantwortung für die pflegerische Entscheidungsfindung in Bezug auf die Gesundheit, die Krankheit oder die Untersuchung ihres Patienten oder ihrer Patientin.
- Die Patient/Pflegekraft-Beziehung ist der zu versorgenden Person und der Familie bekannt.
- Die anderen Mitglieder des Gesundheitsteams achten und sichern die Primäre Pflege-Beziehung.

Man muss im Auge behalten, dass die Primäre Pflegekraft keineswegs die gesamte Pflege eines Patienten oder einer Patientin erbringt. Gemeinsam mit der zu versorgenden Person bespricht sie den jeweiligen gesundheitlichen Bedarf und die Prioritäten, erarbeitet einen individuellen Pflegeplan, erbringt selbst die erforderlichen Maßnahmen und informiert die anderen Mitglieder des Teams hinsichtlich des Plans. Krankenpflegehelferinnen und andere in die Versorgung involvierte Pflegehilfskräfte sollten eher der Primären Pflegekraft zugeordnet werden als der zu pflegenden Person, um deutlich zu machen, dass sie als examinierte Pflegekraft die Pflege leitet und/oder steuert.

Die zugeordneten Pflegekräfte pflegen den Patienten oder die Patientin während der Abwesenheit der Primären Pflegekraft. Diese Personen erbringen die Pflege nach dem Pflegeplan, den die Primäre Pflegekraft entwickelt hat, wobei sie ihn nur dann abändern, wenn der Gesundheitszustand der zu pflegenden Person dies erforderlich macht und die Primäre Pflegekraft nicht verfügbar ist. Die zugeordneten Pflegekräfte sollen, wenn möglich, dieselben bleiben, um die Kontinuität der Pflege zu gewährleisten und die Anzahl der Pflegenden gegenüber dem Patienten oder der Patientin möglichst gering zu halten.

3.2 Zu erwartende Ergebnisse der Primären Pflege

In den vergangenen Jahrzehnten haben viele Krankenhäuser die Primäre Pflege als Pflegesystem eingeführt. Diese Einführung der Primären Pflege hat aus vielen Menschen, sowohl Pflegenden wie Pflegeempfängern, Nutznießer einer ganzen Reihe vorhersehbarer Ergebnisse gemacht. Zu den wichtigsten Ergebnissen von mehr als vierzig Jahren Primärer Pflege weltweit zählen (Bond et al., 1991; Gardner & Tilbury, 1991; Persky et al., 2012; Rathert & May, 2007; Sellick et al., 2003):

- Die Pflegekräfte erhalten ein neues Bewusstsein ihrer Autonomie und lernen, auf ihre Fähigkeit zu vertrauen, die Pflege ihrer Patienten und Patientinnen zu gestalten.
- Die Patienten und Patientinnen fühlen sich als Menschen wahrgenommen und in die Pflege einbezogen, was ihnen ein Gefühl von Sicherheit und Vertrauen gibt.
- Die Pflegekräfte erleben eine stärkere berufliche Zufriedenheit.
- Die Pflegekräfte erhalten eine neue Sicht auf die Teamarbeit und auf die gegenseitige Abhängigkeit zwischen examinierten Pflegekräften, Krankenpflegern und -helferinnen und Pflegehilfskräften, was zu einer professionelleren Pflegepraxis führt.
- Das Pflegepersonal erlebt ein höheres Maß an persönlichem Engagement, was die Arbeit zielorientierter und sinnvoller macht.
- Für Pflegekräfte und Ärzte und Ärztinnen ergibt sich eine verbesserte Zusammenarbeit und Kollegialität.
- Die Patienten und Patientinnen erfahren bessere Ergebnisse/Outcomes und weniger Komplikationen, z. B. Stürze, Infekte oder Wiedereinweisungen.
- Die Patienten und Patientinnen erleben eine bessere Kommunikation und Schmerzkontrolle.

3.3 Die Verpflichtung zur dezentralen Entscheidungsfindung

Unsere langjährige Erfahrung auf diesem Feld hat uns von der Richtigkeit eines Systems überzeugt, das von den Pflegekräften selbst entworfen und weiterentwickelt wurde. Wir sind immer davon ausgegangen, dass ein solches System der richtige Weg zu einer hochqualifizierten Pflege und Versorgung ist. Für diese langjährige Überzeugung sprechen inzwischen auch zahlreiche Beweise. Aus diesem Grund empfehlen wir für den Prozess der Einführung der Primären Pflege ausdrücklich die Einbeziehung des Pflegepersonals.

Die Humanisierung der Krankenhausversorgung war seit den 1960er Jahren immer Maries stärkstes Motiv und ist es ebenso für Susan, seit sie 1975 als junge examinierte Pflegekraft eine Primäre Pflegekraft wurde. Der Schlüssel zu dieser Humanisierung ist die Einführung des Partnerschaftsparadigmas, das eine Dezentralisierung der Entscheidungsfindung voraussetzt.

Ist die Entscheidungsfindung zentral, bleibt sie voll und ganz bei jenen an der Spitze der Hierarchie und weit weg vom konkreten Moment der Pflege und der Versorgung. Die dezentrale Struktur in einem Unternehmen schafft hingegen eine Kultur der Partnerschaft, indem sie die besten Gedanken derjenigen hervorbringt, die am nächsten an der Arbeit dran sind.

Die dezentrale Entscheidungsfindung hat eine Unternehmenskultur zur Folge, in der die Arbeit im Team gedeiht, die Sicherheit maximiert wird und eine einfühlsame Behandlung der zu Pflegenden und ihrer Familien effektiv gewährleistet und aufrechterhalten werden kann. Damit die Patienten und Patientinnen und ihre Familien bei ihrer Pflege als Partner gesehen werden können, müssen die Pflegekräfte, die diese Pflege erbringen, vom Management des Unternehmens ebenfalls als respektierte und ermächtigte Partner und Partnerinnen behandelt werden. Die dezentrale Entscheidungsfindung schafft eine Unternehmenskultur, die die Autorität/Zuständigkeit für pflegerische Entscheidungen jenen überlässt, die am nächsten an der Arbeit dran sind, in unserem Fall der Pflegekraft. Wenn die Pflegekraft, die die Pflege erbringt, die Autorität hat zu entscheiden, wie die Pflege erbracht wird, erkennt das Unternehmen an, dass die Pflegekraft eine intelligente, gebildete Person und in der Lage ist, über eine einfühlsame und sensible individuelle Pflege zu entscheiden. Die wichtigste Regel des Partnerschaftsparadigmas besagt, dass die Verpflichtung zum partnerschaftlichen Verhalten gleichbleibend konsistent sein muss. Ist die Partnerschaft selektiv oder lückenhaft, erfolgt die Pflege nicht im Sinne des Partnerschaftsparadigmas. Aus diesem Grund ist der partnerschaftliche Umgang einer Führungskraft mit den Pflegekräften das wichtigste Mittel, um die Partnerschaft der Pflegekräfte mit den zu Pflegenden und den Familien gleichbleibend zu sichern.

Die Verantwortung des Managements unterscheidet sich in einer Struktur der dezentralen Entscheidungsfindung von der in einer zentralen autoritären Struktur. Einer der wesentlichen Unterschiede besteht darin, dass die Rolle der Führungskräfte in dezentralen Strukturen eher die von Entwicklern des Personals ist, als eine von Diktatoren von Systemen, Prozessen und Handlungen zu sein. Bei der Implementierung der Primären Pflege wird der Veränderungsprozess von den Pflegekräften der Station geplant und durchgeführt. Die letzte Entscheidung darüber, wie das System der Primären Pflege organisiert wird, muss auf der Mitarbeiterebene gefällt werden. Andernfalls haben die Pflegekräfte die dezentrale Entscheidungsfindung nicht wirklich kennengelernt, und sie wird bei den klinischen

Entscheidungen, wie sie von der Primären Pflege vorausgesetzt werden, auch nicht die Norm werden.

Der Umsetzungsprozess, wie wir ihn empfehlen, erlaubt allen Mitarbeitenden in der Pflege, die Rechte in Anspruch zu nehmen, die ihnen eigentlich immer zustanden. Die Pflegekräfte müssen die Realität ihrer Autorität akzeptieren. Weil die medizinische Behandlung von den Ärzten oder Ärztinnen kontrolliert und die Aufgabenstellung und Zielsetzung des Krankenhauses vom Führungspersonal festgelegt wird, haben viele Pflegekräfte das Gefühl, dass den Personen in diesen Funktionen auch die Autorität und Kontrolle über alle Fragen der pflegerischen Praxis zustehen. Wenn die Pflegeführungskräfte jedoch für die Qualität der von den Pflegekräften geleisteten Pflege geradestehen sollen, müssen sie auch die Autorität/Zuständigkeit haben, die Standards der pflegerischen Versorgung zu setzen und angemessene Pflegesysteme einzuführen. Diese Autorität bleibt aufgrund der von ihnen zu tragenden Verantwortung legitimerweise bei den Pflegedienstdirektoren und Pflegedienstdirektorinnen.

In dieser letzten Feststellung liegt eine Aufforderung zum Handeln. Es ist jedoch keine Aufforderung an die Pflegedienstdirektoren, gegenüber jedermann zu jeder Zeit und in jeder Frage „den Chef oder die Chefin herauszukehren“. Es ist eine Aufforderung an die leitenden Pflegekräfte aller Ebenen, sich als die natürlichen Partner und Partnerinnen bei der Entwicklung und Implementierung der Pflege und ebenso als die natürlichen Partner bzw. Partnerinnen bei der Gestaltung der Pflege über die Disziplinen hinweg im Unternehmen als Ganzes zu verstehen. Sie sind mit der Arbeit vertraut, weil sie sie selbst ausüben (oder ausgeübt haben), und es ist unverzichtbar, dass jede Person, die in einer Organisation/einem Unternehmen mit der Entwicklung der Pflege zu tun hat, aktiv ihre Partnerschaft sucht. Auf der anderen Seite heißt dies für die Pflegedienstdirektoren und Pflegedirektorinnen, dass sie sich in gleichberechtigter Partnerschaft mit der Ärzteschaft und der Krankenhausverwaltung sehen und die eigene Autorität voll wahrnehmen.

Früher wurde Marie von den Pflegedienstdirektoren oft gefragt, wie sie es geschafft habe, dass die Ärzteschaft und die Geschäftsführer des Krankenhauses sie die Primäre Pflege hätten „machen lassen“. Die Wahrheit ist, dass Marie sie nicht gefragt hat, sie hat es einfach getan. Da die Primäre Pflege normalerweise keinen einzigen Dollar an zusätzlichen Lohnkosten mit sich bringt, ist keine Erlaubnis vonseiten der Krankenhausleitung erforderlich. Andererseits ist es extrem wichtig, dass alle Schlüsselpersonen des Hauses zur Partnerschaft eingeladen werden und ihnen die Chance gegeben wird, die Veränderungen in vollem Umfang zu verstehen.

3.4 Beziehungsbasierte Pflege

Die beziehungsbasierte Pflege (**R**elationship-**B**ased **C**are, RBC) ist ein Modell für eine kulturelle Transformation, deren eine Komponente das Pflegesystem der Primären Pflege ist (**Abb. 3-1**.) Die beziehungsbasierte Pflege unterscheidet für die Erbringung einer humanen und einfühlenden Gesundheitsversorgung drei wesentliche Arten von Beziehungen: die Beziehung der Pflegekraft zu dem oder der zu Pflegenden/der Familie, die Beziehung der Kollegen und Kolleginnen untereinander und die Beziehung der Pflegekraft zu sich selbst (Koloroutis, 2004). Sie umfasst Prinzipien, die das pflegerische Handeln beeinflussen und die sich auf die Umgestaltung der Infrastruktur, der Prozesse, der Systeme und der Praktiken beziehen, die die Pflegenden aller Disziplinen bei der Schaffung therapeutischer Beziehungen mit den zu Pflegenden und den Familien unterstützen.

> Ich glaube nicht, dass ich eine Pflegekraft sein könnte, wenn wir diesen beziehungsbasierten Fokus nicht hätten. Ich denke, das Beste an der Pflege ist, dass es diese Beziehungen gibt. (Heidi Nolen, BSN, RN; Primäre Pflegekraft am UC Davis Medical Center)

Auch wenn die Primäre Pflege die effektivste Form der beziehungsbasierten Pflege darstellt, kann die Primäre Pflege auf jeder Station, in jeder Organisation eingeführt werden, ganz unabhängig davon, ob die beziehungsbasierte Pflege dort als Grundmodell gilt. Es ist wichtig zu verstehen, dass die Entscheidung darüber, welches Pflegesystem angewendet werden soll, auf der lokalen Ebene fallen sollte. Weil die Primäre Pflege unter der Voraussetzung, dass das Personal entsprechend vorhanden ist, keine zusätzlichen Personalkosten verursacht, kann die Entscheidung von denen getroffen werden, die auf der Ebene der unmittelbaren Versorgung tätig sind. Im Rahmen dieses Buches beziehen wir uns auf eine unternehmensweite Implementierung, wonach sich das Unternehmen als Ganzes für die Primäre Pflege entschieden hat und wo die Unternehmenskultur und die Systeme darauf ausgerichtet sind, sie zu unterstützen.

> Die Praxis der Primären Pflege bekräftigt uns in unserer Überzeugung, dass die von uns eingegangenen Beziehungen aus sich heraus geeignet sind, die Gesundheit, die Heilung und die Ganzheitlichkeit zu fördern. (Carol Robinson, RN, MPA, NEA-BC, FAAN Leitende Beauftragte für die Patientenversorgung und Pflegedirektorin. Primäre Pflegekraft und administrative Befürworterin der Primären Pflege seit 1992)

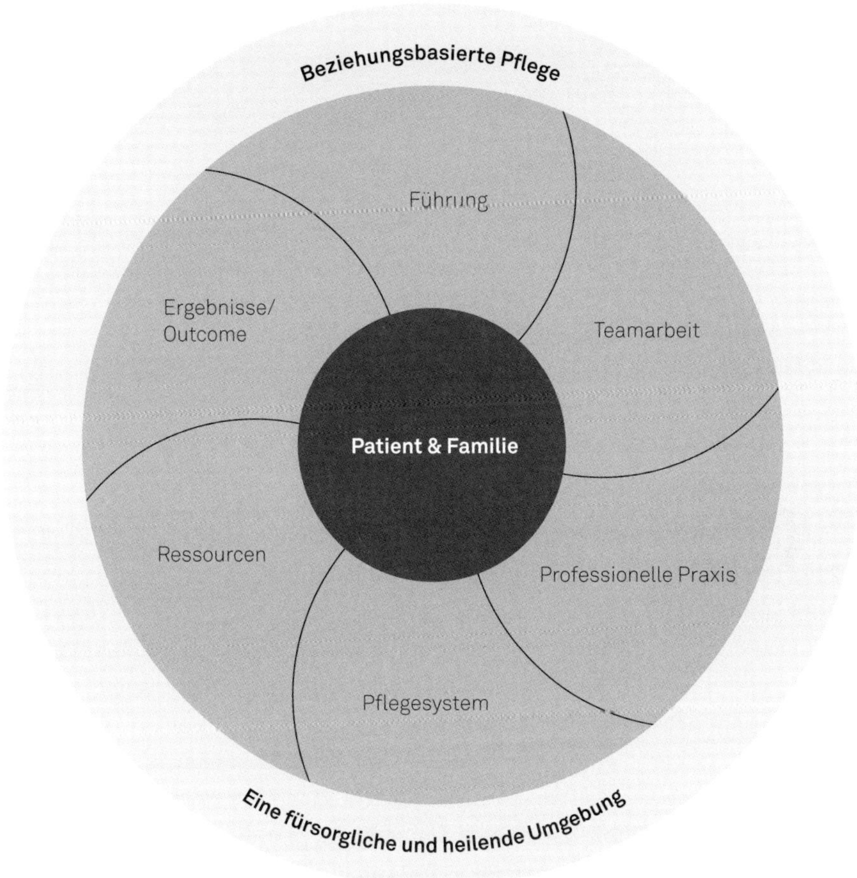

Abbildung 3-1: Modell der beziehungsbasierten Pflege (Quelle: Koloroutis, M. (2011). Relationship-based Care. A model for transforming practice. In S. Wessel & M. Manthey (Eds.), *Primary Nursing – Person-centered care delivery system design*. Creative Health Care Management. Wiedergabe mit Genehmigung.)

3.5 Grundlegende Elemente eines Pflegesystems

Das Pflegesystem innerhalb der beziehungsbasierten Pflege ist die Primäre Pflege. Ein Pflegesystem wird durch vier Elemente definiert: 1) durch die Verantwortung für die Beziehungen und die Entscheidungsfindung, 2) durch die Arbeitszuweisung, 3) durch die Art der Kommunikation und 4) durch den Fokus des Managements und seine Philosophie (**Abb. 3-2**).

Die Art, wie diese vier grundlegenden Elemente verwirklicht werden, entscheidet darüber, wie das Pflegesystem funktioniert und was es ist. Manchmal passiert

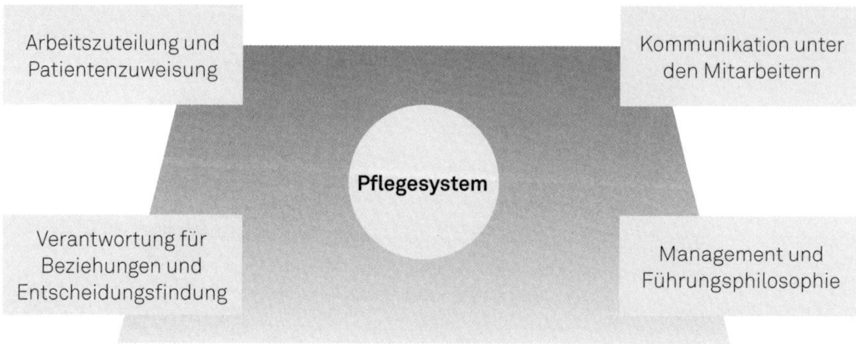

Abbildung 3-2: Die vier Elemente eines pflegerischen Organisationssystems (Quelle: Quelle: Wessel, S. & Manthey, M. (Eds.). (2015). *Primary Nursing – Person-centered care delivery system design* (3rd ed.). Creative Health Care Management. Wiedergabe mit Genehmigung.)

es, dass die Führungspersonen einer Organisation glauben, sich für ein bestimmtes System der pflegerischen Versorgung zu engagieren, obwohl es tatsächlich nicht stimmt. Zum Bespiel, wenn eine Organisation sagt, sie mache Primäre Pflege, aber die Hoheit der Entscheidungsfindung nicht den Primären Pflegekräften überträgt, ist es keine Primäre Pflege. Was ein Pflegesystem ist, hängt nicht vom Skill-Mix, von der Zusammensetzung der Mitarbeitenden oder vom Arbeitsaufwand ab. Es ist die Art, wie jene vier Elemente definiert und verwirklicht werden, die darüber bestimmt, um welche Art von Pflegesystem es sich tatsächlich handelt.

In den nachstehenden Kapiteln stellen wir dar, wie die Primäre Pflege sich durch jedes dieser Elemente verändert. Im Anhang A haben wir eine Tabelle, die zeigt, wie sich diese Elemente im Verhältnis zur Primären Pflege auf andere Pflegesysteme wie die ganzheitliche Pflege, die Gruppenpflege und die Funktionspflege auswirken.

Die folgenden vier Definitionen betreffen sowohl stationäre wie ambulante Praxisbereiche. Sie müssen für die Durchführung der Primären Pflege je nach Art der behandelten Patienten und Patientinnen, der räumlichen Besonderheiten, der Systeme und anderer für den jeweiligen Bereich spezifischen Faktoren angepasst werden.

3.5.1 Verantwortung für Beziehungen und Entscheidungsfindung

Der Primären Pflegekraft wird die Verantwortung für die Gestaltung der Pflege für eine Anzahl von Patienten und Patientinnen oder Patientengruppen übertragen, und sie akzeptiert diese. In dieser Funktion identifiziert die Primäre Pflegekraft gemeinsam mit der zu pflegenden Person und/oder der Familie den pflegerischen Bedarf der Person und hat die Autorität und Zuständigkeit, einen Pflegeplan für den Patienten oder die Patientin zu entwickeln. Die anderen, zugeordneten Pflegekräfte sind verpflichtet, sich nach dem von der Primären Pflegekraft festgelegten Plan zu richten. Das führt zum größtmöglichen Maß an Einheitlichkeit und in der Folge zu einer höheren Qualität der Pflege sowie zur größeren Zufriedenheit der zu Pflegenden. Ist die Primäre Pflegekraft abwesend und verlangen das Befinden oder die Situation der zu pflegenden Person eine Veränderung des Pflegeplans, übernimmt die aktuell versorgende Pflegekraft der zu pflegenden Person die Verantwortung für die entsprechenden Veränderungen des Pflegeplans. Die Primäre Beziehung kann schon vor der stationären Aufnahme des Patienten oder der Patientin einsetzen und erstreckt sich über die Dauer des Aufenthalts auf der Station oder über den Zeitraum der ambulanten oder häuslichen Pflege. In einem „medical home“ (eine ambulante Versorgungsform in den USA), einer Ambulanz der Primärversorgung, einer Praxis eines Anbieters von Gesundheitsleistungen oder einer sonstigen ambulanten Einrichtung kann es über längere Zeiträume zu einer Primären Beziehung mit Pflegekräften oder Professionellen anderer Disziplinen kommen, die es den Einzelnen und ihren festen Teams von Angehörigen der Gesundheitsberufe erlaubt, an der Erreichung von langfristigen Zielen der Lebensqualität und der Gesundheit zu arbeiten.

3.5.2 Arbeitszuweisung und Patienten- bzw. Patientinnenzuweisung

Die tägliche Arbeitszuweisung erfolgt eher patientenbasiert als tätigkeits- und aufgabenorientiert oder nach den räumlichen Gegebenheiten. Die Pflegezuweisung ist abhängig vom genauen Bedarf der zu pflegenden Person, von der Befähigung der Pflegekraft und der Verpflichtung zur Kontinuität der Pflege. Auch wenn die Verteilung der Arbeitslast von der Anzahl der Patienten und Patientinnen auf einer Station abhängt, sind die Zahlen nicht die ausschlaggebenden Faktoren. Die Kontinuität der Patient/Pflegekraft-Beziehung wirkt sich unmittelbar auf die Patientenzufriedenheit, die Sicherheit, die allgemeine Qualität und auf einen besseren Arbeitszusammenhang für die Pflegekraft aus (Alpert et al., 1992). Die Kontinuität der Primären Patient/Pflegekraft-Beziehung muss aufrechterhalten bleiben, dies bedeutet aber nicht, dass die Primäre Pflegekraft sich immer nur persönlich um den Patienten oder die Patientin kümmert. Hier kommen die beiden Leitsätze „triff nur Entscheidungen zugunsten des Patienten und der Patientin“ und „vertraue stets dem gesunden Menschenverstand“ ins Spiel. Zum Beispiel muss die Primäre Pflegekraft, die nach einer Abwesenheit ihren Dienst antritt, beurteilen und festlegen, was für die zu pflegende Person das Beste ist. In der großen Mehrzahl aller Fälle wird es für die zu pflegende Person am besten sein, wenn die Primäre Pflegekraft die direkte Pflege erneut übernimmt. Gelegentlich kann es geschehen, dass die Primäre Pflegekraft die zugeordnete Pflegekraft beauftragt, die direkte Pflege fortzusetzen, während die Primäre Pflegekraft sich der Koordinierung des Pflegeplans widmet. Dabei bleibt die Primäre Pflegekraft immer in der Primären Beziehung zum Patienten oder zur Patientin. In Ausnahmefällen kann es aber auch vorkommen, dass die Primäre Pflegekraft entscheidet, dass es für die zu pflegende Person besser ist, wenn die Primäre Pflegekraft-Beziehung auf eine andere Pflegekraft übergeht. Dazu gehört in jedem Fall eine gründliche Kommunikation mit dem Patienten oder der Patientin und der Familie.

3.5.3 Die Kommunikation unter den Mitarbeitenden

Das Wohlbefinden des Patienten oder der Patientin und die Kontinuität der Pflege beruhen auf der Kommunikation zwischen der zu pflegenden Person und der Familie mit dem Pflegepersonal. Die Primäre Pflegekraft vermittelt Informationen über die Patienten und Patientinnen, um sicherzustellen, dass die Pflege koordiniert und in Übereinstimmung mit dem besonderen Bedarf der zu pflegenden Personen erfolgt. Die Primäre Pflegekraft arbeitet im Sinne des Patienten oder der Patientin mit allen Mitgliedern des Gesundheitsteams zusammen und beteiligt sich an der schöpferischen Lösung von identifizierten oder potenziellen Problemen. Besonders aufmerksam ist die Primäre Pflegekraft bei Übergängen (Transitionen), die die Patienten und Patientinnen erleben, und sorgt dafür, dass geeignete Informationen zur Verfügung stehen und, wenn nötig, vermittelt werden.

3.5.4 Management und Führungsphilosophie

Das Management schafft eine Unternehmenskultur, die die Primäre Pflege und eine professionelle Praxis unterstützt. Die leitenden Personen bewahren einen klaren Blick auf die Pflege und die Versorgung der Patienten und Patientinnen und Familien, besonders dann, wenn andere Initiativen und Bestrebungen diesem Fokus zuwiderlaufen. Sie fühlen sich der Weiterentwicklung des klinischen Personals als zu autonom Entscheidenden und Problemlösenden verpflichtet. Die Führungskräfte formulieren ihre klare Erwartung an die Pflege und die Teamarbeit, um eine Atmosphäre herzustellen, in der persönliches Wachsen und gesunde Teambeziehungen die Norm sind. Die Leitung schafft eine Kultur der Fürsorge und der Unterstützung für die Mitarbeitenden des Pflegepersonals, die diese befähigt, sich der Pflege und der Versorgung ihrer Patienten und Patientinnen zu widmen. Kurz: Die Führungskräfte sorgen für die Pflegekräfte und die Pflegekräfte sorgen für die Patienten und Patientinnen.

> Die Primäre Pflege hat uns definitiv geholfen, die Patienten im Fokus zu behalten, wo sie unbedingt hingehören, während alles andere um uns herum unaufhörlich in Bewegung war. (Kathleen Fowler, BSN, RN, Primäre Pflegekraft am OSUCC – James)

3.6 Pflegesysteme, Organisationsmodelle und Professionelle Praxismodelle

Die Begriffe „Pflegesystem“ und „Pflegeorganisationsmodell“ werden fälschlicherweise häufig gleichgesetzt.

Während ein Pflegesystem speziell darauf ausgerichtet ist, wie die Rollen/Funktionen und die Verantwortung organisiert und gemanaged werden, greifen Pflegeorganisationsmodelle weiter. Ein pflegerisches Organisationsmodell repräsentiert eine umfassende Sammlung von Elementen, die, wenn sie zusammenwirken, die Praxis der Pflege in einer bestimmten Organisation beschreiben. Elemente, die in einem Pflegeorganisationsmodell enthalten sind, können sein:

- ein theoretischer Bezugsrahmen
- ein Pflegesystem
- Dienstpläne und Budgets
- Leitlinien bezüglich der Zusammensetzung des Personals und/oder des Skill-Mix
- Bildungsvoraussetzungen / Qualifikationserfordernisse
- Gremien- und Beratungsstrukturen
- Führungsphilosophie
- spezialisierte Rollen für Pflegekräfte wie klinische Pflegeexperten, Fallmanager, Pflegekräfte für das Entlassungsmanagement.

Sie sehen, dass ein Pflegesystem wie die Primäre Pflege nur ein Aspekt innerhalb eines Pflegeorganisationsmodells ist. Der Pflegedienst in einem Krankenhaus liefert oft ausführliche Beschreibungen aller Dimensionen seines Pflegemodells. Die Summe aller dieser Komponenten sagt etwas darüber aus, wie der Pflegedienst arbeitet und wie die pflegerische Versorgung erbracht und gehandhabt wird. Wenn diese Organisation darüber hinaus ein Schaubild dieser Elemente anfertigt, gilt dieses Bild in der Magnetwelt® als Professionelles Praxismodell.

„Professionelles Praxismodell" (PPM) ist ein weiterer häufig falsch gebrauchter Begriff, wenn Pflegeorganisationsmodelle und Pflegesysteme gemeint sind. Der Begriff bezieht sich nur auf eine schematische Darstellung, die zeigt, wie die Pflegekräfte arbeiten, zusammenarbeiten, kommunizieren und sich professionell weiterentwickeln, um die bestmögliche Versorgung der Patienten und Patientinnen zu erreichen. Ein Professionelles Praxismodell beruft sich auf Pflegeforschung und Pflegetheorien und beinhaltet ethische, klinische und professionelle Standards. Die Darstellung zeigt sämtliche Komponenten des Modells der pflegerischen Versorgung. Die Entwicklung eines PPM ist eine Forderung des Magnet Recognition Program des American Nurses Credentialing Center (ANCC), und ist ein umfassender konzeptueller Bezugsrahmen für die Pflege und ihre Partnerschaft mit anderen professionellen Disziplinen (ANCC, 2008).

> Die Primäre Pflege hat geholfen, den einzigartigen Beitrag der Pflegekräfte im Gesundheitswesen und speziell im Krankenhaus aufzuzeigen. (Joan Wessman, RN, MS, CENP)

3.7 Primäre Pflege und professionelle Praxisrollen

Mary Koloroutis hat sechs Rollen unterschieden (**Abb. 3-3**), die zeigen, wie der volle Umfang einer professionellen Pflegepraxis erkannt und beschrieben werden kann (Koloroutis, 2004). Diese Rollen werden in der Beziehung der Primären Pflegekraft zum Patienten und zur Familie realisiert. Sie sind wertvoll, weil sie den Pflegekräften helfen, den ganzen Umfang ihrer Funktion als Primäre Pflegekraft zu verstehen und weil sie ihnen helfen zu artikulieren, was die Patienten, Familien, Kollegen von ihrer Pflege erwarten können.

Überwachende/Beobachtende

Die Primäre Pflegekraft wacht über den Patienten und die Patientin und die Familie, indem sie die Personen durch ein bewusstes Beobachten umfassend kennenlernt. Als Beobachterin unterstützt die Primäre Pflegekraft die zu pflegende Person, beaufsichtigt sie und greift ein, um sie vor Komplikationen zu bewahren, die Heilung zu fördern und die Ergebnisse zu verbessern. Die Verantwortung der Primären Pflegekraft besteht darin, den Überblick zu behalten und für Schutz zu sorgen.

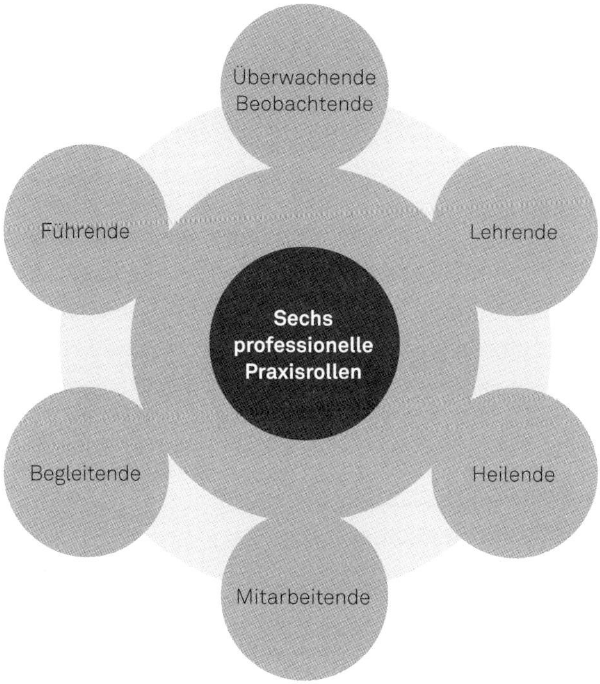

Abbildung 3-3: Die sechs professionellen Praxisrollen (Quelle: Koloroutis, M. (Ed.). (2004). *Relationship-Based Care: A model for transforming practice.* Creative Health Care Management. Wiedergabe mit Genehmigung.)

> Wenn der Patient und die Familie eine Primäre Pflegekraft haben, haben sie einen Anwalt und jemanden, der ihnen hilft, ihr eigener Anwalt zu sein. (Heidi Nolan, BSN, RN, Primäre Pflegekraft im UC Davis Medical Center)

Lehrende

Die Primäre Pflegekraft stellt sicher, dass sich ihre Informationsvermittlung, Schulung und Beratung nicht nur auf dasjenige Wissen bezieht, das im Interesse des Gesundheitsteams liegt, sondern auch auf das Wissen, das der Patient bzw. die Patientin und die Familie brauchen und das sie anzunehmen bereit sind. Die Pflegekraft verbessert die Fähigkeiten der zu pflegenden Person und der Familie, sicher für sich selbst und ihr eigenes Wohlbefinden zu sorgen.

Heilende

Als Heilende sorgt die Primäre Pflegekraft für einen ganzheitlichen Ansatz. Die Pflegekraft geht eine therapeutische Beziehung zum Patienten oder zur Patientin und zu der Familie ein. Auch wenn es zuerst um körperliche Belange geht, beinhaltet der Pflegeplan alle Aspekte im Leben der zu pflegenden Person – physische, geistige, mentale, emotionale. Die Planung berücksichtigt die Bedeutung, die die Krankheit bzw. andere gesundheitliche Fragen und ihre Implikationen für das Leben der Patienten oder Patientinnen und die Familien haben. Die Maßnahmen der Pflegekraft beruhen auf der Ersteinschätzung und den nachfolgenden Einschätzungen um allen individuellen Bedürfnissen – von Körper, Seele und Geist – gerecht zu werden.

Mitarbeitende

Die Primäre Pflegekraft arbeitet kollegial/partnerschaftlich mit allen Mitgliedern des Gesundheitsteams ebenso zusammen wie mit dem Patienten oder der Patientin und der Familie. Die Primäre Pflegekraft koordiniert die Pflege und Versorgung und stellt sicher, dass das professionelle Team kollegial im besten Interesse der zu pflegenden Person zusammenarbeitet.

Begleitende

Die Primäre Pflegekraft entwickelt einen Plan, der sicherstellt, dass die zu pflegende Person und die Familie alle benötigten Informationen erhalten, um mit dem System der Gesundheitsversorgung zurechtzukommen. Die Anzahl und der Grad der übermittelten Informationen hängen von der aktuellen Situation des Patienten oder der Patientin und der Familie ab. Zum Beispiel kann es wichtig sein, in der ersten Zeit nach einer Operation über das Schmerzmanagement zu informieren. Später könnte eine ausführliche Planung auch mit Blick auf die Entlassung aus dem Krankenhaus nach Hause und zurück zu den gewohnten Tätigkeiten gehören. In ihrer Funktion als Begleitende macht die Primäre Pflegekraft deutlich, dass der Patient und die Patientin sowie die Familie vollwertige Partner in der Pflege sind, indem sie dafür sorgen, dass sie über alle Informationen verfügen, die sie für Entscheidungen im Zusammenhang mit ihrer Pflege und Versorgung brauchen.

Führende

In ihrer Führungsfunktion ist die Primäre Pflegekraft dafür zuständig und verantwortlich, dass das Pflegeteam im besten Interesse der Patientin oder des Patienten arbeitet. Die Pflegekraft (Registered Nurse, RN) verteidigt die Interessen der zu pflegenden Person und spricht für sie, wenn sie dazu nicht in der Lage ist (Koloroutis, 2004).

3.8 Zusammenfassung

- Die Primäre Pflege als Pflegesystem wurde speziell entwickelt, um den Pflegekräften das Eingehen einer therapeutischen Beziehung mit dem Patienten oder der Patientin, deren Förderung und Vertiefung zu ermöglichen.

- Drei Leitlinien stehen für eine erfolgreiche Implementierung der Primären Pflege:
  1. Alle Entscheidungen werden zugunsten der Patienten und Patientinnen getroffen.
  2. Handeln Sie niemals gegen den gesunden Menschenverstand.
  3. Die Primäre Pflege kann nie perfekt sein.
- Die Primäre Pflege ist ein System zur Erbringung der Pflege in jedem Praxisfeld, sie ist bedarfsgerecht darauf ausgelegt, den Erfordernissen von Einzelnen, von Patienten- und Patientinnengruppen und den Teams gerecht zu werden, und entsteht aus einer gemeinsamen Vision.
- Die Primäre Pflegekraft übernimmt die Verantwortung für die Pflege eines Patienten oder einer Patientin, solange diese Person sich auf einer Station, einer Abteilung, in einer Ambulanz, einer Praxis oder in der häuslichen Pflege befindet.
- Die Primäre Pflege funktioniert im wirklichen Leben, weil sie von Pflegekräften mit dem Ziel entwickelt und überprüft wurde, die pflegerische Versorgung von Patienten und Patientinnen sowie Familien zu verbessern; die Entscheidung darüber, wie die Primäre Pflege auf einer Station eingeführt werden soll, liegt bei den Pflegekräften.
- Die Primäre Pflegekraft ist der zu pflegenden Person, der Familie sowie sämtlichen Mitgliedern des Gesundheitsteams namentlich bekannt.
- Im Ergebnis bedeutet das eine stärkere Einbeziehung des Patienten/der Patientin und eine bessere Koordination von Pflege und Versorgung, eine größere Zufriedenheit mit beidem, bessere klinische Ergebnisse und weniger Komplikationen wie Stürze, Infekte oder Wiedereinweisungen.
- Primäre Pflegekräfte erfahren mehr Autonomie, ein größeres Vertrauen in ihre Fähigkeit die Pflege zu koordinieren, ein stärkeres Engagement, eine Vertiefung von Sinn und Zweck ihrer Arbeit sowie eine verbesserte Kommunikation und Zusammenarbeit mit den Ärzten und Ärztinnen sowie den anderen Mitgliedern des Teams.
- Die beziehungsbasierte Pflege ist ein Pflegeorganisationsmodell, in dessen Zentrum die Primäre Pflege als Pflegesystem steht.
- Ein Pflegesystem ist kein Pflegeorganisationsmodell.
  Das Organisationsmodell der Pflege beschreibt, wie die Funktionen und die Verantwortung der Menschen organisiert und gehandhabt werden.
  Das Pflegesystem ist Teil eines umfassenden Pflegeorganisationsmodells und definiert sich durch vier Elemente:
  1. Verantwortung für Beziehungen und Entscheidungsfindung

2. Arbeitszuweisung und Patienten-/Patientinnenzuweisung
3. Kommunikation unter den Mitarbeitenden
4. Management und Führungsphilosophie

- Ein Professionelles Praxismodell (PPM) beschreibt, wie Pflegekräfte praktisch arbeiten, wie sie zusammenarbeiten und sich professionell entwickeln, um die bestmögliche Versorgung ihrer Patienten und Patientinnen zu erreichen. Ein Professionelles Praxismodell beruht auf Pflegeforschung und Pflegetheorien und bezieht sich auf ethische, klinische und professionelle Standards.
- Sechs praktische Rollen, die sich aus der Funktion als Primärer Pflegekraft ergeben können, verdeutlichen wie im Brennglas den Umfang der professionellen Pflegepraxis:
  1. Überwachende/Beobachtende
  2. Lehrende
  3. Heilende
  4. Mitarbeitende
  5. Begleitende
  6. Führende

3.9 Fragen zur Reflexion

- Was würden Sie sich unter einer guten Beziehung mit einer Primären Pflegekraft vorstellen, wenn Sie oder die Person, die Ihnen im Leben am nächsten steht, Pflege benötigten? Worauf käme es zuerst an?
- Was führt Ihrer Meinung nach zu einem besseren Ergebnis, wenn die Patienten und Patientinnen in einem Pflegesystem der Primären Pflege versorgt werden?
- Denken Sie an die drei Leitlinien beim Implementieren der Primären Pflege: 1) Triff stets nur Entscheidungen zugunsten der Patienten und Patientinnen. 2) Handle niemals gegen den gesunden Menschenverstand. 3) Die Primäre Pflege bleibt immer unvollkommen. Was sagen Ihnen diese drei Leitlinien? Welche besonderen Maßnahmen können Sie heranziehen, um Ihre Idee einer Implementierung voranzubringen?
- Was bedeutet es Ihrer Meinung nach, eine therapeutische Beziehung einzugehen? Wie können Sie und Ihre Kolleginnen und Kollegen einander dabei helfen, Ihre Fähigkeiten in dieser Schlüsselbeziehung zu erweitern?
- Welche Strukturen unterstützen gegenwärtig die therapeutische Beziehung zu Ihren Patienten und Patientinnen und Familien (z. B. Übergabe, bei der die zu pflegende Person/die Familie einbezogen werden, eine Eins-zu-eins-Begeg-

nung von Patient oder Patientin/Familie/Pflegekraft in den jeweiligen Schichten, eine interprofessionelle Zusammenarbeit/interprofessionelle Visiten und anderes)? Welche Strukturen müssten verändert werden?

- Welche Bedeutung hat die Beobachter/in-Rolle für Sie? Wie schaffen Sie es, diese Rolle in Ihrer Pflege von Patient oder Patientin/Familie mit Leben zu füllen?

Ich habe nie in einem System gearbeitet, in dem die Pflegekräfte sich so hingebungsvoll um die Patienten und ihre Familien kümmern. (June Werner, MN, MSN, RN, CNAA, Pionierin der Primäre Pflege)

4 Die Vorbereitung der Implementierung

Es gibt eine erfolgreiche Formel für den tiefgreifenden und nachhaltigen Wechsel zur Primären Pflege, die den Führungskräften in zweierlei Hinsicht bei der Vorbereitung auf den Wechsel und bei seiner umfassenden Ausgestaltung und Implementierung helfen kann. Diese Formel, bekannt als I_2E_2, beinhaltet vier Phasen, die sich im Laufe des Wechsels abwechselnd wiederholen (Felgen, 2007). Die vier Elemente dieser einfachen Formel sind: 1) Inspiration, 2) Infrastruktur, 3) Erziehung/Bildung und 4) Evidenz/Belege. Sobald sich eine Vorstellung von der anzustrebenden Praxis durchgesetzt hat, müssen Sie dafür sorgen, dass das Team (I_1) inspiriert bleibt, dass die Infrastruktur (I_2) die Vorstellung ermöglicht, dass die notwendigen Bildungsmaßnahmen (E_1) zur Verfügung gestellt werden, und sie müssen entscheiden, welche Ergebnisse (E_2) nachweislich erreicht werden sollen (**Abb. 4-1**). Werden diese vier Elemente während der Implementierung systematisch realisiert, dann werden die Veränderungen ebenso weitgehend wie nachhaltig sein.

Die Implementierung der Primären Pflege setzt das wiederholte Ausprobieren neuer Ideen voraus. Wenn eine Idee ausprobiert wird, kann sie sich als sinnvoll erweisen, oder es stellt sich heraus, dass etwas fehlt. Die systematische Anwendung von I_2E_2 kann beispielsweise zeigen, dass eine neue Idee gewisse zusätzliche Bildungsmaßnahmen oder Veränderungen der Infrastruktur erforderlich macht, um für die Betroffenen den Weg des geringsten Widerstands hin zum erwünschten Verhalten zu ermöglichen. Es könnte auch helfen, ein „Inspirationsdefizit" hinsichtlich einer vorgeschlagenen Änderung zu erkennen, das darin bestehen könnte, dass die Beteiligten sich der Bedeutung oder des Zwecks oder der Vorteile der Veränderung nicht bewusst sind. I_2E_2 ist ein Bezugsrahmen, mit dessen Hilfe Sie jede, die Implementierung der Primären Pflege betreffende, organisatorische Veränderung methodisch und strategisch angehen können.

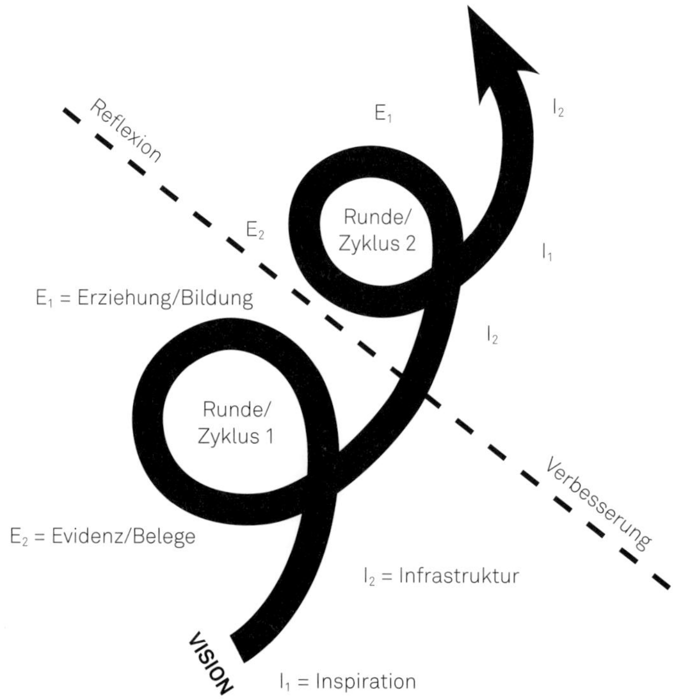

Abbildung 4-1: Das I_2E_2-Modell nach Jane Felgen (Quelle: Wessel, S. & Manthey, M. (Eds.). (2015). *Primary Nursing – Person-centered care delivery system design* (3rd ed.). Creative Health Care Management. Wiedergabe mit Genehmigung.)

> Für jede Art Veränderung braucht man viel Zeit, um sich an die neuen Routinen zu gewöhnen, um die Beteiligten zu motivieren und den Erfolg zu sehen. Ich setze auf das I_2E_2-Modell. Dieses Projekt war eins der ersten, wo wir I_2E_2 einsetzten, das ich wirklich großartig finde. Der Erfolg war sofort zu sehen, und es lässt sich auch leicht auf andere Stationen übertragen: „Mit diesen Schritten haben wir es geschafft …“ (Kathleen Fowler, BSN, RN, Primäre Pflegekraft am OSUCC-James)

4.1 Klare Vorstellungen und Visionsentwicklung

Jede zufriedenstellende und andauernde Veränderung beginnt mit einer klaren Idee. In diesem Fall wird es Ihnen darum gehen, eine ganz persönliche und eine gemeinsam geteilte Vorstellung von dem zu entwickeln, wie die Primäre Pflege auf Ihrer Station und in Ihrer Organisation/Ihrem Unternehmen aussehen soll. Sie brauchen eine Vorstellung oder Vision von der angestrebten Zukunft in konkreten und messbaren Begriffen. Felgen (2007) gibt die folgende Anleitung für die Entwicklung einer solchen Vorstellung:

- Entwickle deine Vorstellungen mit Blick auf das endgültige Ziel.
- Orientiere dich bei allem was du tust an dieser Vorstellung.
- Verwirkliche deine Ideen jeden Tag in deinem Arbeitsumfeld.
- Schreibe deine Vorstellungen so auf, als ob sie bereits Realität wären. Das ermöglicht dir, eine klare und konkrete Richtung einzuschlagen und macht den Beteiligten Mut, deine Ideen mit Leben zu füllen.

Anwendung: Entwickeln einer Vision

Wenn Sie über Ihre Vorstellungen von Primärer Pflege nachdenken, sollten Sie sich fragen, wie Sie sich die Primäre Pflege für sich selbst oder für einen geliebten Menschen wünschen. Überlegen Sie, welche Erfahrungen von Pflege Sie sich für verschiedene Pflegesituationen vorstellen: in der Akutversorgung, in der Notfallversorgung, in einer Praxis der Primärversorgung, während und nach einer Behandlung oder einer Operation etc. Wenn Sie darüber nachdenken, stellen Sie sich vor, wie sich die Pflege bei Ihnen verbessern würde, wenn eine einzige Pflegekraft die Verantwortung dafür hätte:

- Die Pflegekraft kennt Sie und weiß, was bei Ihrer Erkrankung und Versorgung für Sie am wichtigsten ist.
- Sie versteht, was diese Erfahrung für Sie bedeutet.
- Sie entwirft einen Pflegeplan, der Ihre Vorstellungen respektiert.
- Sie vermittelt dem Team Ihre Wertvorstellungen, Bedenken und Ziele.
- Sie übernimmt Ihre tägliche Pflege so oft wie möglich.
- Sie begleitet Ihre Entlassung.

4.2 Die Komponenten des I_2E_2-Modells

Im Folgenden werden die Komponenten Inspiration, Infrastruktur, Erziehung/Bildung sowie Evidenz/Belege näher beschrieben.

4.2.1 Inspiration

Zu einer nachhaltigen Veränderung kommt es nur, wenn die zentralen Vorstellungen und Anliegen all jener berücksichtigt werden, mit denen wir uns durch die Implementierung des Systems eine Veränderung erhoffen. Wenn die beabsichtigten Veränderungen mit den persönlichen Erwartungen und Visionen der Mitarbeitenden übereinstimmen und wenn die gemeinsame Vision klar mit den persönlichen und organisatorischen Zielen übereinstimmt, ist zu erwarten, dass die Veränderungen wirklich etwas bewirken. So wird die Inspiration zu einer treibenden Kraft. Die Inspirationskomponente des Modells gibt Antwort auf folgende Fragen:

- Wie werden die Erfahrungen der Patienten und Patientinnen und der Familien durch die jeweiligen Veränderungen verbessert?
- Welche positiven Umstände, die wir als Quelle der Inspiration nutzen können, gibt es jetzt schon?
- Was inspiriert uns bei unserer Vorstellung von einer Veränderung am meisten?
- Was macht uns bei unserer Inspiration so sicher, dass wir darauf aufbauen können?
- Wie können wir andere unsererseits so inspirieren und motivieren, dass auch sie die Veränderungen wollen?

Anwendung: Inspiration bei der Primären Pflege

Das Erzeugen von Inspiration ist eine entscheidende Komponente bei der Einführung der Primären Pflege. Überlegen Sie, ob es bei Ihnen Vorgehensweisen gibt, die Sie zur Schaffung von Inspirationen nutzen können oder ob Sie neue oder zusätzliche Strategien benötigen. Hier sind einige klassische Strategien, die Ihnen und anderen bei der Inspiration helfen:

- Berichten Sie in kleineren Gruppen von Situationen, in denen eine besondere Beziehung zu einer zu pflegenden Person oder der Familie sich positiv auf deren Pflege ausgewirkt hat.
- Überlegen Sie, was Sie zur Pflege gebracht hat; lassen Sie eine kleine Gruppe von Kolleginnen und Kollegen erzählen, warum sie den Pflegeberuf ergriffen haben und was ihnen an der Arbeit am meisten Freude macht.
- Führen Sie inhaltliche Gespräche mit Patienten und Patientinnen, die eine Primäre Pflegekraft hatten. Finden Sie heraus, welche Bedeutung diese Beziehung für sie hatte. Sammeln und teilen Sie diese Erkenntnisse mit der ganzen Station.
- Erzählen Sie von der professionellen Zufriedenheit, die Sie hatten, als Sie oder Ihre Kollegen und Kolleginnen die Primäre Pflege praktizierten.
- Suchen Sie Wege, um inspirierende Gedanken oder Bemerkungen in jeder Schicht auszutauschen; vielleicht als Gruppengespräche bei Schichtbeginn.

Bei jeder Besprechung des Beratungsgremiums unserer Station sehe ich mir die Audit-Ergebnisse und die Neuerungen an. Ich schreibe Emails mit den Neuigkeiten, weil nicht alle an den Versammlungen teilnehmen können und weil ich glaube, dass diese Ergebnisse die Menschen motivieren, es besser zu machen. Ich glaube, wenn sie das lesen, wollen sie es besser machen. Wenn sie sehen, dass das, was sie tun, funktioniert, und wenn sie sehen, was besser werden muss, macht auch das einen Riesenunterschied. Ich fange immer mit dem an, was gut funktioniert und dann erst mit dem, woran noch gearbeitet werden muss. Ich betone gerne das Positive. (Kathleen Fowler, BSN, RN, Primäre Pflegekraft am OSUCC-James)

4.2.2 Infrastruktur

Eine erfolgreiche Veränderung bedeutet auch neue Praktiken, Systeme und Prozesse, die geeignet sind, die gemeinsame Vision zu verwirklichen und zu festigen. Die Veränderung in der Infrastruktur muss sich auf drei Ebenen des Unternehmens oder des Pflegedienstes vollziehen:

1. **Im Strategischen**: Gesamtaufgabe, Vision, Ziel (Unternehmenskultur oder im Pflegedienst)
2. **Im Operativen**: Rollen, Verantwortung, Standards, Leitlinien, Berichtswesen, Finanz- und Informationssysteme (organisationsübergreifende Abteilungen)
3. **Im Taktischen**: Tägliche Praxis, Routinen und Standards (auf der persönlichen Ebene – am Ort des Geschehens)

Die Führungskräfte müssen die Elemente der Veränderung auf allen Ebenen in die Arbeit des Unternehmens integrieren.

Anwendung: Die Infrastruktur in der Primären Pflege

Keine noch so guten Vorsätze werden die Primäre Pflege als das Pflegesystem der Wahl bei Ihnen etablieren, wenn die Systeme, Prozesse und physikalischen Gegebenheiten des Pflegedienstes dies nicht aktiv unterstützen. Dann wird es zu Veränderungen kommen müssen. Wenn es um Verhaltensänderungen geht, wird es gut sein, die Infrastruktur so anzupassen, dass das neue Handeln zum Weg des geringsten Widerstands wird, um die Veränderungen mit Leben zu erfüllen. Bedenken Sie nicht nur, welche Hindernisse für das angestrebte Verhalten beseitigt werden müssen, sondern auch, was Sie selbst tun können, um das gewünschte Verhalten aktiv zu ermutigen.

Der erste Schritt zur Entwicklung einer die Primäre Pflege ermöglichenden Infrastruktur besteht in der Schaffung eines Mitarbeitendengremiums, genannt Stationsberatungsgremium SBG (englisch: Unit Practice Council – UPC, **Kap. 5**). Der zweite Schritt ist die Entwicklung des aktuellen Implementierungsplans, eines detaillierten Handlungsplans, der alle Entscheidungen darüber enthält, was die Primäre Pflege für Ihre Station bedeutet und welche neuen Systeme und Handlungsabläufe für die Realisierung auf Ihrer Station benötigt werden. Nachstehend erklären wir die Werkzeuge, die Ihnen helfen können, Ihren Plan in die Tat umzusetzen.

Hier ein paar Beispiele für Entscheidungen, die Sie mit Blick auf die besondere Infrastruktur der Primären Pflege auf Ihrer Station treffen müssen:

- Der Verantwortungsbereich, für den eine Primäre Pflegekraft auf Ihrer Station zuständig ist.
- Die Zeitspanne, in der dem Patienten oder der Patientin nach der Einweisung oder Aufnahme eine Primäre Pflegekraft zugeordnet wird.
- Die Kriterien, wer eine Primäre Pflegekraft sein soll.
- Leitlinien, wie die Primäre Pflegekraft dem Patienten/der Patientin und Familie vorgestellt wird.
- Wie anderen Angehörigen des Gesundheitsteams die Primäre-Pflegekraft-Beziehung kommuniziert wird.
- Wo der Name der Primären Pflegekraft hinterlegt wird – im Patientenzimmer, auf einer Tafel oder an einer Stelle, wo er für die Schichtleitung, die Ärzte und Ärztinnen sowie andere Mitarbeitende einsehbar ist.
- Wie sichergestellt wird, dass eine zu pflegende Person während mehrerer aufeinanderfolgender Behandlungsepisoden dieselbe Primäre Pflegekraft hat.
- Wie in der Patientenakte die Rolle der Primären Pflegekraft und ihre Entscheidungen wiedergegeben werden sollen.
- Wie in der Patientenakte dokumentiert wird, was die Primäre Pflegekraft über die Person des Patienten oder der Patientin und ihre Erfordernisse erfahren hat.
- Die Rolle der zugeordneten Pflegekraft: ihre Verantwortung, wofür und so weiter.
- In welchen Situationen eine Primäre Pflegekraft einer anderen Pflegekraft die Funktion der Primären Pflegekraft übergibt.

4.2.3 Erziehung/Bildung

Die Erziehung/Bildung schließt die Erweiterung des Wissens, der Fähigkeiten und Haltungen aller an der Realisierung der gemeinsamen Vision beteiligten Gruppen ein. Die erwünschte Bildung muss in die Entwicklungspläne für die gegenwärtigen und zukünftigen Mitarbeitenden einbezogen werden und wird wahrscheinlich eine Entwicklung in allen Kompetenzbereichen erforderlich machen: im klinisch-technischen Bereich, im kritisch-kreativen Denken, in den intra- und interpersonalen Beziehungen, in der Führung.

Anwendung: Bildung im Sinn der Primären Pflege

Wenn Sie über die benötigten Bildungsinhalte nachdenken, achten Sie darauf, dass alle relevanten Bereiche erfasst werden.

- Bereiten Sie eine Definition der Primären Pflege vor.
- Beschreiben Sie die vier Bestandteile von Pflegesystemen, indem Sie den Unterschied zwischen der Primären Pflege, der Gruppenpflege, der Funktionspflege und der ganzheitlichen Pflege bestimmen (Anhang A.)
- Sorgen Sie dafür, dass der Begriff „verantwortliche Beziehung“ klar verstanden wird. Die Primäre Pflegekraft ist dafür verantwortlich, eine therapeutische Beziehung einzugehen und partnerschaftlich mit dem Patienten oder der Patientin zusammen einen Pflegeplan zu entwickeln. Danach sind alle Pflegekräfte, die für den Patienten/die Patientin und die Familie sorgen, dafür verantwortlich, dem aufgestellten Plan zu folgen und ihn während der Abwesenheit der Primären Pflegekraft anzupassen, falls das Befinden der zu pflegenden Person es verlangt.
- Vermitteln Sie allen Teammitgliedern Ihren umfassenden Plan der Primären Pflege einschließlich aller Infrastrukturmaßnahmen, die Sie beschlossen haben.
- Ermöglichen Sie wiederholte Demonstrationen davon, wie eine Primäre Pflegekraft sich selbst als Primäre Pflegekraft und ihre Funktion anderen gegenüber vorstellt.

Eine Vorstellung könnte so klingen:

Hallo, mein Name ist ... und ich bin Ihre Primäre Pflegekraft. Das heißt, dass ich Ihre Pflege koordiniere, solange Sie hier sind. Zusammen werden wir, Sie und ich, entscheiden, wie Ihre Pflege aussehen soll, und werden zusammen Ihren Pflegeplan entwickeln. Ich sorge dafür, dass ich alles weiß, was ich über Sie und Ihre Familie wissen muss, um Sie bestens versorgen zu können. Ich kümmere mich darum, dass alle, die an Ihrer Pflege und Versorgung beteiligt sind, wissen, was Sie und ich entschieden haben. Ich übernehme normalerweise Ihre Pflege, solange ich Dienst habe. Wenn irgendetwas mich daran hindert, werde ich jedenfalls kurz hereinschauen und sehen, wie es Ihnen geht. Und bei Ihrer Entlassung sorge ich dafür, dass Sie alles haben, was Sie brauchen.

4.2.4 Evidenz/Belege

Die tägliche Arbeit muss mithilfe der Messungen der erreichten Veränderungen vorangebracht werden. Dies muss auch in den gesamtbetrieblichen Sitzungen der Führungskräfte wie in denen des Pflegedienstes und in den Zwischenberichten vorrangig geschehen. Der Zweck der Erhebung und der internen Veröffentlichung von Evidenz besteht darin, eine noch größere Verpflichtung zum Besserwerden bei bereits erfolgreichen Veränderungen zu bewirken und die Anstrengungen gegenüber bislang erfolglosen Veränderungen zu verdoppeln. Die Evidenz macht sichtbar, bis zu welchem Grad das Tun mit der generellen Idee übereinstimmt.

Anwendung: Evidenz in der Primären Pflege

Die Evidenz des Erfolgs der Primären Pflege muss aus unterschiedlichen Blickrichtungen untersucht werden. Anfangs werden Sie sicherstellen wollen, dass die Primäre Pflege wirklich funktioniert. Es reicht nicht zu wissen, dass einer Person die Rolle einer Primären Pflegekraft zugewiesen wurde; dies muss auch dem Patienten oder der Patientin, der Familie und dem ganzen Gesundheitsteam bekannt sein. Außerdem brauchen Sie den Nachweis, dass die verantwortliche Beziehung einen Unterschied für den Patienten/die Patientin und die Familie macht.

Nachstehend dazu einige zu ergreifende Maßnahmen. Entscheiden Sie, welche Ihnen wichtig erscheinen.

- Der Patient/die Patientin kennt den Namen seiner Primären Pflegekraft (dies ist ein grundlegender Wert).
- Der Patient/die Patientin gibt an, sich als Person wahrgenommen zu fühlen, sich sicher zu fühlen und gut gepflegt/versorgt zu werden und sich in die Planung der Pflege einbezogen zu fühlen (die Fragen bezüglich dieser Informationen müssen auf ihre Verlässlichkeit überprüft werden).
- Patientenergebnisse wie Schmerzmanagement, Stürze, Infektionen, etc.
- Verweildauer, Wiedereinweisungsraten und/oder Häufigkeit der (Arzt)-Besuche.
- Der Patient/die Patientin zeigt Verantwortung, indem er/sie sich an der Erreichung seiner/ihrer gesundheitlichen Ziele und bei nachfolgenden (Arzt)-Besuchen aktiv beteiligt.

Schließlich müssen Sie den Einfluss evaluieren, den die Primäre Pflege für Ihre Kollegen und Kolleginnen hat. Kommt es zu einer besseren Zusammenarbeit im Team, zu besserem kollegialen Verhalten, zu mehr Kollegialität? Sie werden prüfen müssen, ob die vorhandenen Beobachtungen als Indizien für Sie ausreichen. Möglicherweise müssen Sie eigene Methoden der Evaluierung entwickeln, um die für den Einzelnen jeweils bedeutungsvollste Evidenz zu erreichen.

> Einige Patienten wissen immer noch nicht, wer ihre Primäre Pflegekraft ist. Sie denken, es sei die Person, die sie an diesem Tag versorgt. Erst wenn man deutlich nachfragt: „Welche Pflegekraft ist an allen Tagen für Sie zuständig, welche ist Ihr Anwalt?" erinnern sie sich plötzlich und sagen: „Oh ja, die ist toll". Das sind hier ganz neu diagnostizierte Leukämie-Patienten, die oft noch nie im Krankenhaus waren. Es hilft ihnen sehr, hier, wo alles neu für sie ist und sich permanent ändert, zu wissen, dass es jemanden gibt, der sich durchgehend für sie einsetzt. (Kirsten Roblee, BSN, RN, OCN, Primary Nurse im OSUCCC-JAMES)

Bevor Sie die Primäre Pflege implementieren, ist es wichtig, dass alle Mitarbeitenden verstehen:

1. Was Primäre Pflege ist.
2. Welche Bedeutung die dezentrale Entscheidungsfindung hat.
3. Welches die vier Elemente eines Pflegesystems sind (**Kap. 3.5**).
4. Wie sich die I_2E_2-Formel nachhaltig auf die Implementierung der Primären Pflege bei Ihnen auswirkt.

Die nachfolgenden Kapitel sollen Ihnen helfen, die richtigen Entscheidungen für eine erfolgreiche Implementierung zu treffen.

4.3 Zusammenfassung

- I_2E_2 (Felgen, 2007) ist die einfache Formel für eine tiefgreifende und nachhaltige Veränderung. Sie hat sich bei der Implementierung der Primären Pflege als sehr wirksam erwiesen.
- Werden die vier Elemente der I_2E_2-Formel (Inspiration, Infrastruktur, Erziehung/Bildung und Evidenz/Belege) auf der Grundlage einer gemeinsam geteilten Vision implementiert, kommt es zu umfassenden, in der Praxis verankerten Veränderungen.
- Entwickeln Sie Ihre Vorstellung von der Primären Pflege, indem Sie sich fragen, was Sie sich als Patient wünschen würden, und wie die Pflege aussähe, wenn eine einzige Pflegekraft die Verantwortung für den Patienten/die Patientin und für die Familie übernähme.

- Die Inspiration ist die treibende Kraft der Veränderung. Sie entsteht durch die Besinnung auf die Kernwerte und die Vorstellungskraft all derer, von denen erwartet wird, den Wechsel zu implementieren. Die Inspiration gibt die Antwort auf die Frage: Warum lohnen sich diese Veränderungen für mich?
- Die klassischen Strategien, sich selbst und andere zu begeistern, sind Erzählungen und das Nachdenken über die Versorgung der Patienten und Patientinnen, befriedigende Erfahrungen als Pflegekraft, das Zuhören und Lernen von den Patienten und Patientinnen und Familien, der Anschluss an internationale Standards und Ethikregeln, wie auch das Benutzen von inspirierenden Zitaten.
- Kein noch so guter Wille kann die Primäre Pflege als Ihr Pflegesystem etablieren, wenn die Systeme, Prozesse und physikalischen Gegebenheiten (die Infrastruktur) auf Ihrer Station dies nicht aktiv unterstützen.
- Der erste Schritt, um eine die Primäre Pflege ermöglichende Infrastruktur bei Ihnen aufzubauen, besteht in der Einführung eines Mitarbeitergremiums oder Stationsberatungsgremiums (SBG). Der zweite Schritt ist das Erstellen eines aktuellen Implementierungsplans.
- Der Begriff Bildung beinhaltet die Kenntnisse, die Fähigkeiten und die Haltung aller mit der Realisierung der gemeinsamen Idee befassten Interessensgruppen.
- Der Sinn der Erhebung und Vermittlung von Evidenz ist es, das Engagement für erfolgreiche Veränderungen zu stärken und die Verpflichtung gegenüber dem, was noch nicht erfolgreich war, zu verdoppeln.

4.4 Fragen zur Reflexion

- Was inspiriert Sie am meisten an der Idee, Ihr gegenwärtig vorhandenes pflegerisches Organisationssystem zu einem System der Primären Pflege zu machen?
- Wie können wir andere für die potenzielle Bedeutung interessieren und begeistern, die die Primäre Pflege für uns und unsere zu pflegenden Personen/Familien hat?
- Welche Kenntnisse und Fähigkeiten müssten weiterentwickelt werden, um Ihre Vorstellungen von der Primären Pflege zu verwirklichen?
- Was würde in Ihrem derzeitigen Praxisbereich ein pflegerisches Organisationssystem wie die Primäre Pflege unterstützen?
- Was müsste verbessert oder geändert werden, um den Wechsel zur Primären Pflege zu erleichtern?

- Welche zwei oder drei Maßnahmen wären erforderlich, um Ihr Pflegesystem erfolgreich umzugestalten?

Vertrauen Sie darauf, dass es funktioniert. Sie müssen nur Geduld haben und sich Zeit lassen. (Heidi Nolden, BSN, RN, Primäre Pflegekraft am UC Davis Medical Center)

5
Funktion des Stationsberatungsgremiums bei der Implementierung

Zwei verschiedene Führungsgruppen nehmen Schlüsselrollen bei der Einführung der Primären Pflege auf Ihrer Station ein. Das Stationsberatungsgremium (SBG) wird die praktische Arbeit auf Ihrer Station gestalten. Er wird aus aktiven Pflegekräften aller Funktionen und aller Schichten der Station bestehen. Diese Gruppe trifft alle Entscheidungen darüber, wie die Primäre Pflege auf der Stationsebene praktisch aussehen soll. Auf der Ebene des Unternehmens wird eine Gruppe aus Führungskräften mit Erfahrung in der Primären Pflege einen Lenkungsausschuss für die Primäre Pflege bilden, der den jeweiligen SBG dabei hilft, sich bei der Einführung der Primären Pflege auf den für die jeweiligen Stationen formulierten Prinzipien zu orientieren. Dieses Kapitel wird sich zunächst ganz auf die Arbeit der SBG bei der Entwicklung, Planung und Einführung der Primären Pflege konzentrieren.

5.1 Praxisentwicklung auf Stationsebene – Steuerung auf Unternehmensebene

Beratungsgremien der Stationen

Wie in **Kapitel 4** erwähnt, werden die Stationsberatungsgremien auf Stationsebene normalerweise SBG genannt, wobei es mehr auf das Konzept als auf die Bezeichnung ankommt.

Es ist absolut entscheidend für die SBG, klar und eindeutig die Verantwortung und die Autorität/Zuständigkeit in der Entscheidungsfindung zu haben. Darüber hinaus brauchen ihre Mitglieder Grundkenntnisse darüber, wie ein Gremium erfolgreich geführt wird. Ein Einführungskurs, der ihnen hilft, ihre Einflussmöglichkeiten zu erkennen, sollte Themen umfassen wie:

- Die Reichweite der Verantwortung und Zuständigkeit des Gremiums
- Die Ebenen der Autorität/Zuständigkeit
- Die Führungsrollen
- Die erfolgreiche Leitung eines Treffens
- Die Kommunikation mit den Kollegen und Kolleginnen
- Die Protokollführung
- Die Methoden der Entscheidungsfindung
- Das Einleiten von Veränderungen
- Das Verfahren von Verantwortung und Rechenschaftspflicht (Wessel, 2012).

Das Gremium sollte Vertretende aller Funktionen auf der Station umfassen und ausreichend besetzt sein, um zwischen den Sitzungen die Kommunikation mit allen Kollegen und Kolleginnen im Sinne eines Netzwerks zu gewährleisten. Dabei wäre eine Beteiligung von 15 bis 20 Prozent der Kollegen und Kolleginnen auf der Station ideal.

Die Stationsleitung sollte während der Sitzungen teilweise anwesend sein und den einzelnen Mitgliedern beratend und helfend zur Seite stehen, aber sie sollte die Sitzungen nicht leiten. Es ist grundsätzlich wichtig, dass den Mitgliedern der Station zugetraut wird, die besten Entscheidungen zu treffen (weitere Information zur Aufgabe des Managements im SBG in Anhang B).

Die Einführung der Primären Pflege ist weitgehend die Aufgabe des SBG. Den Mitgliedern des Gremiums wird die Zeit eingeräumt, sowohl an den Sitzungen wie auch an Coachings teilzunehmen, um einen stationsbezogenen Handlungsplan darüber zu entwickeln, wie die Prinzipien der Primären Pflege auf ihrer Station eingeführt werden sollen. Diese Arbeit berührt im Kern die Frage, warum viele Pflegekräfte eigentlich im Gesundheitswesen arbeiten. Die Mitglieder des Gremiums treffen Entscheidungen, die ihnen helfen, von einer schwerpunktmäßig tätigkeitszentrierten Praxis wegzukommen, hin zu einer professionellen Praxis und einer einfühlenden Pflege und Versorgung. Neben einer solchen Beziehung zu Patient und Patientin und der Familie zielt die Primäre Pflege auch auf eine reibungslose Kommunikation und kollegiale Zusammenarbeit mit den Mitgliedern des Teams ab. Die SBG entwickeln innovative Formen, die die Teamarbeit und eine offene Kommunikation stärken.

Im Folgenden dieses Kapitels wird davon ausgegangen, dass das Gremium aus Pflegenden in der direkten Pflege gebildet wurde und gut organisiert ist. Bevor Sie nun jedoch damit beginnen, einen Handlungsplan zu entwerfen, sollten die in **Abbildung 5-1** genannten Komponenten verlässlich eingerichtet sein.

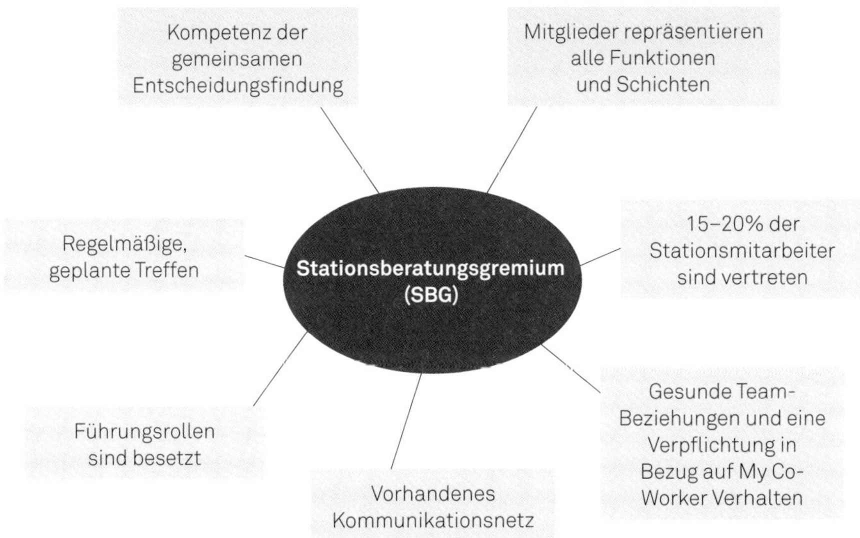
Kompetenz der gemeinsamen Entscheidungsfindung
Mitglieder repräsentieren alle Funktionen und Schichten
Regelmäßige, geplante Treffen
Stationsberatungsgremium (SBG)
15–20% der Stationsmitarbeiter sind vertreten
Führungsrollen sind besetzt
Gesunde Team-Beziehungen und eine Verpflichtung in Bezug auf My Co-Worker Verhalten
Vorhandenes Kommunikationsnetz

Abbildung 5-1: Komponenten des SBG (Quelle: Wessel, S. & Manthey, M. (Eds.). (2015). *Primary Nursing – Person-centered care delivery system design* (3rd ed.). Creative Health Care Management. Wiedergabe mit Genehmigung.)

Der Lenkungsausschuss der Primären Pflege

Wenn die Primäre Pflege aufgrund einer Entscheidung des Unternehmens implementiert werden soll, wird eine unternehmensweite Gruppe für die Koordination gebildet. Die Mitglieder dieses Ausschusses haben typischerweise bereits Erfahrung mit der Primären Pflege und treten während der Implementierung sowohl als Verteidigende wie als Mentoren und Mentorinnen der SBG auf. Die Verantwortung des Lenkungsausschusses umfasst:

- Die Bildung und Anleitung der SBG in ihrer Arbeit der Ausformulierung der Details der Primären Pflege für die jeweilige Station.
- Die Vorsitzenden und/oder Ko-Vorsitzenden und die Führungskräfte der Stationen berichten während der Planungen über die Fortschritte (dies wirkt unterstützend und fördert die Rechenschaftspflicht).
- Die Entwicklung von Methoden, um die Ergebnisse und Auswirkungen organisationsweit zu messen.
- Die Vorstellung der endgültigen, von den jeweiligen SBG und den Führungskräften vorgestellten Handlungspläne.
- Das Verfolgen der Fortschritte und Ergebnisse.
- Die Begleitung der SBG bei der kontinuierlichen Sicherung und Verbesserung der Primären Pflege.

5.2 Planung

Wenn das SBG die Kriterien erfüllt hat (**Abb. 5-1**), kann die Planungsphase der Implementierung der Primären Pflege beginnen. Drei bis vier Monate sind für die Planung ideal, bei regelmäßigen Treffen vielleicht zweimal im Monat. Die Arbeit konzentriert sich zunächst darauf, die Prinzipien der Primären Pflege mit einem stationsspezifischen Plan in Einklang zu bringen und darauf, die Unterstützung aller Mitarbeitenden für jeden einzelnen Schritt des Weges zu erhalten, bevor die endgültigen Entscheidungen getroffen werden (**Abb. 5-2**).

> Wenn jemand die Primäre Pflege bei sich einführen möchte, muss er sie an die Station anpassen. Jede Station arbeitet anders, und ich denke, wenn du es auf deine Weise machst, ist es wahrscheinlicher, dass du es schaffst, dass sie funktioniert und dass sie nachhaltig ist. (Kathleen Fowler, BSN, RN, Primäre Pflegekraft im OSUCCC-James)

5.2.1 Prinzipien Primärer Pflege leiten die Planung

Der handlungsleitende Bezugsrahmen für den von dem SBG zu entwickelnden Plan besteht aus den Prinzipien der Primären Pflege. Dies sind die in **Kapitel 3** genannten vier Prinzipien:

- Übernahme der Verantwortung/Rechenschaftspflicht für die Beziehungen und die Entscheidungsfindung
- Arbeitszuweisung und Patienten- sowie Patientinnenzuweisung
- Kommunikation im Gesundheitsteam

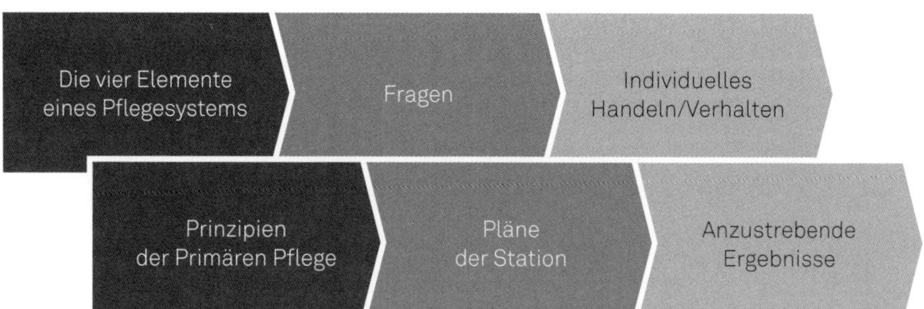

Abbildung 5-2: Komponenten des SBG (Quelle: Wessel, S. & Manthey, M. (Eds.). (2015). *Primary Nursing – Person-centered care delivery system design* (3rd ed.). Creative Health Care Management. Wiedergabe mit Genehmigung.)

- Management und Führungsphilosophie des Hauses.

Eine umfassende Sammlung von Arbeitsblättern, die Ihnen hilft, die Arbeit des SBG zu fokussieren und die Entscheidungen hinsichtlich der Elemente des Pflegesystems zu erleichtern, finden Sie in Anhang C. Vervollständigt werden sie durch eine Reihe sorgfältig zusammengestellter Fragen zu den entsprechenden Prinzipien. Diese Fragen, die der Station vorgelegt werden, stellen einen Rahmen für die Diskussionen und Entscheidungen dar. Falls die eine oder andere Frage nicht passt, kann sie ausgelassen und zur nächsten Frage übergegangen werden.

Wenn Sie nach Wortlaut und Idee mit den vier Elementen von Pflegesystemen und den Prinzipien der Primären Pflege vertraut sind, beginnen Sie damit, die Primäre Pflege bedarfsgerecht auf Ihre Station auszurichten, wobei Sie die Fragen von Anhang C nutzen. Sehr wahrscheinlich werden Sie auf diese Weise mehr über Ihre Station und über die einzelnen Beteiligten erfahren als über die Primäre Pflege selbst.

Einige Beispiele der Fragen aus dem Arbeitsblatt des Anhangs C für die Planung sollen in **Kapitel 5.2.2** zur Veranschaulichung herangezogen werden (ausführlich im Anhang C). Die Mitglieder des SBG können den Anhang bei ihren Treffen als Leitlinie für ihre Planungen nutzen. Wenn die Mitglieder des Gremiums die sie betreffenden Fragen beantworten, entsteht daraus der Plan für die Implementierung. Es ist absolut notwendig, dass das Gremium darauf achtet, dass alle Mitarbeitenden der Station einen Beitrag zu den Kernentscheidungen leisten, damit der endgültige Plan das beste Wissen repräsentiert und für die aktive Beteiligung der gesamten Station wirbt. Die Akzeptanz und das Engagement für das neue Pflegesystem hängen von der aktiven Beteiligung aller Teammitglieder ab. Ohne eine aktive Beteiligung tendieren die Menschen gerne dazu, sich herauszuhalten oder passiv zu bleiben und zu meinen, die Veränderungen wären „Sache der anderen".

Wir haben unsere Einleitung, den OP und den Aufwachraum in unseren SBG integriert. Wir haben zwei Vertreter aus jedem Bereich, und wir haben dazu auch Kollegen aus der unmittelbaren Patientenversorgung eingeladen, die Abteilungssekretärin, andere OP-Hilfskräfte und Techniker. Deshalb haben wir Repräsentanten aus allen Bereichen in unserem Gremium, was uns sehr geholfen hat, weil wir auf ein breites Spektrum von Ideen zurückgreifen konnten. Was im OP funktioniert, muss nicht notwendigerweise in anderen Bereichen funktionieren. Die breite Streuung hilft. (Jane Czekajevski, BSN, RN. CNDR, Primäre Pflegekraft am OSUCCC-James)

5.2.2 Arbeitsblatt-Auszug des Plans für die Implementierung

Element 1: Übernahme der Verantwortung für die Beziehungen und die Entscheidungsfindung

Eine examinierte Pflegekraft übernimmt die Verantwortung, die Autorität und die Rechenschaftspflicht für die pflegerische Versorgung bestimmter Patienten und Patientinnen.

Prinzipien

1. Eine examinierte Pflegekraft (die Primäre Pflegekraft) geht mit dem Patienten oder der Patientin und der Familie eine therapeutische Beziehung ein und erarbeitet einen individualisierten Pflegeplan für die Pflege und Versorgung während dieser Episode.
2. Die zu pflegende Person und die Familie kennen den Namen ihrer Primären Pflegekraft und wissen, dass sie oder er für die Planung und Koordination ihrer Pflege verantwortlich ist.
3. Examinierte Pflegekräfte entscheiden verantwortlich über die Pflege der Patienten und Patientinnen, über die Art der Ausführung sowie über die Übertragung pflegerischer Aktivitäten auf andere Personen sowie darüber, wie sie ihre Entscheidungen im besten Sinn anderen kommunizieren und so für reibungslose Übergaben sorgen.
4. Pflegekräfte, die während der Abwesenheit der Primären Pflegekraft die pflegerischen Tätigkeiten übernehmen, sind dafür verantwortlich, dem von der Primären Pflegekraft entwickelten Pflegeplan zu folgen oder ihn je nach Zustand und Bedarf der zu pflegenden Person abzuändern.
5. Das Handeln der Pflegekräfte folgt vollumfänglich den in den entsprechenden Gesetzen zur Pflege festgelegten Regelungen und wird ihrer professionellen Verantwortung gerecht.

Fragen

Was macht die Primäre Pflegekraft-Beziehung im Grunde aus?

- Mit welchen Fragen versucht die Primäre Pflegekraft, den Patienten oder die Patientin als Menschen kennenzulernen?
- Was hilft der Primären Pflegekraft, jederzeit für die zu pflegende Person präsent und erreichbar zu sein?
- Sind Fortbildungen zu therapeutischen Beziehungen erforderlich? Wenn ja, wer ist dafür verantwortlich? Woran ist zu sehen, ob die Pflegekräfte diese Beziehungen verstehen?

- Wie kann das, was über die zu pflegende Person als Mensch (über seine Präferenzen) bekannt ist, anderen Pflegepersonen vermittelt werden?

Was bedeutet es, über die gesamte Dauer der Versorgung für die Pflege eines Patienten oder einer Patientin verantwortlich zu sein?

- Wie geben Primäre Pflegekräfte bekannt, dass sie die Verantwortung für ihre primären Patienten und Patientinnen auf der Station übernommen haben?
- Wann können andere Pflegekräfte Entscheidungen in Bezug auf den Pflegeplan (POC – plan of care) der zu pflegenden Person treffen?
- Wie werden diese Entscheidungen der Primären Pflegekraft übermittelt?

Wer soll auf einer Station als Primäre Pflegekraft fungieren?

- Sollen alle Pflegekräfte Primäre Pflegekräfte sein können? Wenn nein, welche Faktoren würden eine Pflegekraft von der Übernahme dieser Funktion ausschließen?
- Wie erfolgt darüber hinaus die Zuweisung von zusätzlichem Personal, Springern oder Pool-Mitarbeitenden? Unter welchen Umständen?

Element 2: Arbeitszuweisung und Patientenzuweisungen

Eine examinierte Pflegekraft hat die volle Autorität und Zuständigkeit für die Art und den Umfang der Pflege der zu pflegenden Person und dafür, wer die Pflege erbringt.

Prinzipien

1. Die Zuweisung der Patienten/Patientinnen richtet sich nach der Kontinuität der Beziehung, der Komplexität der benötigten Pflege und den Fähigkeiten und Kenntnissen der Pflegenden.
2. Die examinierte Pflegekraft hat die Autorität und Zuständigkeit zu entscheiden, in welchem Umfang und welche Art Pflege der Patient oder die Patientin erhalten, welche Arbeiten diese Pflege erfordert, inwieweit diese Arbeit die Expertise und die Zeit der examinierten Pflegekraft beansprucht oder wie viel davon von anderen Pflegekräften wahrgenommen werden kann.

Fragen

Wie muss die Patienten-/Patientinnenzuweisung aussehen, um die Primäre Pflege und die Kontinuität der Beziehungen zu unterstützen?

- Welchen Einfluss sollten die folgenden Überlegungen auf die Zuweisungen im Rahmen einer Schicht oder einer Sprechstunde haben: Frühere Beziehungen zu der zu pflegenden Person oder zur Familie; die Fähigkeiten/das Wissen der Pflegekraft/der Pflegehilfskraft; der Zustand der zu pflegenden Person/ihre Sicherheit; die Arbeitsbelastung; die räumlichen Gegebenheiten? (Nennen Sie weitere mögliche Faktoren.)

- Welche Veränderungen könnten helfen, die Kontinuität der Zuweisungen zur Norm zu machen?
- Wie ermöglicht man die Bildung und Entwicklung neuer Mitarbeitender zu Primären Pflegekräften (Anleitung, Mentoring usw.)?
- Wie können wir die Dienstpläne für die Mitarbeitenden so gestalten, dass der patienten-zentrierte Fokus einerseits und die Sorge um uns selbst andererseits (Self-care) in einem gesunden Verhältnis zueinanderstehen?

Ich weiß schon, was die Schichtleitungen und besonders unsere stellvertretenden Leitungen immer machen, wenn sie in die Notaufnahme kommen und sehen, dass zehn Patienten auf diesem Flur noch keine Primäre Pflegekraft haben. Und obwohl sechs von ihnen erst letzte Nacht aufgenommen wurden, sind es zehn Patienten zu viel. Also fangen sie sofort an, mit den Pflegekräften am Bett zu diskutieren: „Was meinst du, ist das jemand Primäres für dich? Und wenn nicht, warum nicht?" So helfen sie den Leuten, sich dazu durchzuringen. (Nicole Vance, BSN, RN, Primäre Pflegekraft am UC Davis Medical Center)

Element 3: Die Kommunikation mit dem Gesundheitsteam
Die examinierte Pflegekraft koordiniert die Kommunikation zwischen dem Patienten/der Patientin und der Familie und den Mitgliedern des interprofessionellen Teams.

Prinzipien

1. Die Primäre Pflegekraft sammelt proaktiv Informationen und versorgt ihrerseits andere an der Versorgung der zu pflegenden Person und der Familie, Beteiligte mit Informationen.
2. Die Primäre Pflegekraft koordiniert die Kommunikation zwischen dem Patienten/der Patientin und der Familie sowie den anderen Mitgliedern des interprofessionellen Teams.
3. Sobald die Beziehung zwischen der zu pflegenden Person und der Pflegekraft aufgenommen wurde, werden die Kenntnisse darüber, was für diese Person am wichtigsten ist, den anderen Mitgliedern des Teams mitgeteilt, um sicherzustellen, dass die Bedürfnisse und Präferenzen des Patienten oder der Patientin beachtet werden.

Fragen

Welche Methoden wendet die Primäre Pflegekraft an, um den Mitarbeitenden des Pflegeteams, der Ärzteschaft und den Angehörigen anderer Disziplinen den Pflege- und Versorgungsplan zu kommunizieren und diesen zu koordinieren?

- Wie kommuniziert die Primäre Pflegekraft den anderen Mitgliedern des Teams die Präferenzen der zu pflegenden Person und die pflegebezogenen Entscheidungen?
- Wie erhält die Primäre Pflegekraft auf effektive Weise Informationen zum Patienten/zur Patientin und Vorschläge von den anderen Teammitgliedern?
- Wie können die betroffene Person und die Familie in den Kommunikationsaustausch einbezogen werden und zeitnahe, verlässliche Informationen über den Pflegeplan und bevorstehende Aktivitäten erhalten?
- Welche Vorkehrungen sind getroffen oder geplant, um sicherzustellen, dass der Patient/die Patientin und die Familie auch in der Zeit der Abwesenheit der Primären Pflegekraft Informationen mitteilen können? Wie wird das den betroffenen Personen vermittelt?

Welche Methoden sind geeignet, die Kommunikation mit den Besuchern von Pateinten und Patientinnen zu gewährleisten?

Welche bestehenden oder zu entwickelnden Leitlinien gewährleisten, dass für nachfolgende Visiten alle wichtigen Informationen dokumentiert werden und zur Verfügung stehen?

Wie kommunizieren die Angehörigen unterschiedlicher Professionen während einer Visite und bei nachfolgenden Patienten/-Patientinnenkontakten?

Als wir uns zuerst für die Primäre Pflege entschieden, wussten wir nicht, wie wir das Berichtswesen machen sollten. Wir schafften es irgendwie nicht, uns gegenseitig so zu unterrichten, dass wir den Patienten besser kennenlernten. Die OP-Pflegekraft musste in den Einleitungsbereich laufen, auf die Patientenakte gucken, darauf hoffen, dass dort alles stünde, und konnte mit der Anästhesiepflegefachkraft höchstens mal reden, wenn irgendwas schiefging. Das reichte jedenfalls nicht, wenn die Pflegefachkraft für Anästhesie die Primäre Pflegekraft war, und deshalb haben wir die Übergaberegelung von der Einleitung zum OP geschaffen. Die Anästhesiepflegefachkraft und die OP-Pflegefachkraft machen die Übergabe grundsätzlich in Gegenwart des Patienten. Wir sagen dem Patienten: „Wir gehen Ihren Pflegeplan hier in Ihrer Gegenwart durch. Bitte sagen Sie uns, wenn es noch irgendetwas anderes gibt, wenn es etwas geben sollte, das wir vergessen haben, oder wenn Sie irgendwelche Bedenken haben.“ Das hilft mit Blick auf die Patientenzufriedenheit mehr als es nur eine Übergabe könnte, weil wir den Patienten so erst richtig kennenlernen und so auch die Familie besser informiert werden kann und zu einem besseren Partner wird. Das dauert fünf Minuten oder weniger. (Jane Czekajewski, BSN RN CNOR, Primäre Pflegekraft im OSUCCC-James)

Element 4: Führung und Management

Die Stationsleitung/die Führungskräfte schaffen eine Umgebung, die gesunde Teambeziehungen, eine professionelle Pflegepraxis und eine kompetente und engagierte Pflege ermöglicht.

Prinzipien

1. Die Führungskräfte formulieren ihre Erwartungen in Bezug auf eine Umgebung, die gesunde Beziehungen ermöglicht.
2. Die Führung unterstützt eine professionelle pflegerische Praxis, in der examinierte Pflegekräfte autonome Entscheidungen treffen und ermächtigt sind, Probleme kreativ zu lösen.
3. Die Führungskräfte führen, indem sie die Mitarbeitenden inspirieren, ihnen zuhören, sie coachen und beraten, um deren professionelle Kompetenzen und Entwicklungen zu stärken.

Fragen

Anmerkung: Die Stationsleitung sollte eingeladen werden, an den Gremiumssitzungen teilzunehmen, in denen die nachfolgenden Fragen diskutiert werden.

Wie können die Leitung und die Mitarbeitenden eine gemeinsame Vorstellung von der Primären Pflege entwickeln?

- Wie können wir eine Idee entwickeln, die beschreibt, was der Patient oder die Patientin in der Primären Pflege erfahren wird?
- Was erwartet das Gremium von den Pflegekräften, die diese Aufgabe übernehmen? Was erleben Pflegekräfte, wenn sie die Verantwortung für die Planung einer auf eine bestimmte Person bezogenen Pflege übernehmen?
- Wie können diese Ideen zum Gelingen des Implementierungsplans beitragen?
- Wie können diese Vorstellungen helfen, die gesamte Mitarbeiterschaft vom Potenzial der Primären Pflege zu überzeugen?
- Wie lassen sich diese Vorstellungen in praktisches Handeln umsetzen?

Wie können positive fürsorgliche Beziehungen und die Zusammenarbeit in der Pflege gestärkt werden?

- Welche Standards gelten bei Ihnen für den Umgang der Pflegekräfte untereinander?

- Wie kann sichergestellt werden, dass jeder/jede auf der Station/im Pflegedienst diese Standards befolgt?
- Welche Fortbildungsmaßnahmen werden benötigt, um die Zusammenarbeit aller Mitglieder des Teams und eine effektive Konfliktbewältigung zu entwickeln?

5.2.3 Der Plan zur Implementierung im Überblick

Die Antworten auf alle Fragen aus den Arbeitspapieren, die vom SBG gemeinsam mit den Mitgliedern der Station diskutiert werden, sind die Grundlage des Plans zur Einführung der Primären Pflege auf Ihrer Station. Hier folgen einige Beispiele für Entscheidungen, die Sie bezüglich der Infrastruktur der Primären Pflege speziell auf Ihrer Station oder in Ihrem Bereich treffen müssen. Dabei handelt es sich um dieselben Fragen, die im letzten Kapitel im Zusammenhang mit der Diskussion der von Ihnen angestrebten Veränderungen über das Element Infrastruktur behandelt wurden:

- Der Verantwortungsbereich einer Primären Pflegekraft auf Ihrer Station/in Ihrem Bereich.
- Die Zeitspanne zwischen der Einweisung oder Aufnahme eines Patienten bzw. einer Patientin auf Ihrer Station und der Zuweisung einer Primären Pflegekraft.
- Die Kriterien, wer Primäre Pflegekraft sein kann.
- Die Leitlinie, wie die Primäre Pflegekraft dem Patienten/der Patientin und der Familie vorgestellt wird.
- Wie den Angehörigen des Gesundheitsteams die Primäre Pflegekraft-Beziehung kommuniziert wird.
- Wo der Name der Primären Pflegekraft zu finden ist – im Patientenzimmer, auf einer Tafel oder an einer Stelle, die von der Schichtleitung, den Ärztinnen/Ärzten und anderen gut einsehbar ist.
- Wie sichergestellt wird, dass die Primäre Pflegekraft bei mehreren Krankheitsepisoden dieselbe ist.
- Wie die Krankenakte die Rolle der Primären Pflegekraft und ihre Entscheidungen wiedergibt
- Wie aus der Krankenakte hervorgeht, was die Primäre Pflegekraft über den Patienten bzw. die Patientin als Menschen und über seinen Bedarf in Erfahrung gebracht hat.
- Die Rolle der zugeordneten Pflegekräfte: wie viel Verantwortung usw.
- Situationen, in denen eine Primäre Pflegekraft ihre Funktion auf eine andere Pflegekraft übertragen kann.

> Am Anfang hat es gereicht, transparent vorzugehen und den Kollegen zu sagen, ihr müsst uns helfen herauszufinden, was wir tun. Als wir mit dem allem begannen, dachten die Kollegen, wenn es ein Gremium gibt, kriegt man schon gesagt, was man tun soll. Als wir dann aber mit der Transparenz weitergingen – „Wir sind alle beteiligt, bitte helft uns" – nahmen sie unsere Sache ernst. Jeder brachte sich ein, indem er seine Vorschläge auf der Tafel hinterließ. Auch wenn nicht alle einverstanden waren, tat jeder, was er konnte. Das war ein großer Erfolg. (Kirsten Roblee, BSN, RN, OCN, Primäre Pflegekraft im OSUCCC-James)

5.3 Die Schulung der Kolleginnen und Kollegen

Während des gesamten Planungsprozesses unternehmen Sie Anstrengungen, das Wissen des SBG und des Personals in Sitzungen mittels Bulletins, Postern, E-Mail-Updates, Artikeln und Präsentationen weiterzuentwickeln. Ermitteln Sie den Wissensbedarf zu bestimmten Themen wie therapeutische Beziehung, erfolgreiche Kommunikation, Führung und gesunde zwischenmenschliche Beziehungen. Gleichen Sie Ihre Planung mit nationalen Standards und dem jeweiligen Pflegegesetz (in Deutschland mit dem Pflegeberufereformgesetz) ab, um zu gewährleisten, dass Ihre Pläne für das Pflegesystem den professionellen Standards entsprechen. Die Führungskräfte und die Lehrenden stehen bereit, Ihnen bei den Bildungsmaßnahmen zu helfen; bitten Sie sie um die Hilfe, die Sie brauchen.

5.4 Die Verbesserung der Ergebniskennzahlen

Eine weitere Aufgabe des SBG besteht im Sammeln von Basisdaten bezüglich stationsspezifischer Maßnahmen, insbesondere hinsichtlich der Fragen zur Patientenzufriedenheit, die etwas über die Kommunikation aussagen und darüber, wie der Patient/die Patientin die Pflege/Versorgung durch die Pflegekräfte wahrnimmt. Diese Basisdaten werden benötigt, um die Auswirkungen der Implementierung beurteilen und eine kontinuierliche Verbesserung der Leistung (Performance) erreichen zu können. Messen Sie alle wichtigen Vorgänge, besprechen Sie die Ergebnisse möglichst breit und veranlassen Sie auf dieser Grundlage die nötigen Veränderungen.

Die SBG sollten verschiedene stationsspezifische Ergebnisindikatoren identifizieren, die ihren Stationen helfen, den Erfolg ihrer Planungen zu messen. Eine

Unterstützung bei den Messungen können Sie auch von Ihrem Leitungsteam und den Experten und Expertinnen für Qualität in Ihrem Unternehmen erhalten. Hier einige Ideen:

- Wählen Sie aus den von Ihrem Unternehmen verwendeten Zufriedenheitsbefragungen für Patienten/Patientinnen zwei oder drei spezifische Fragen aus, die höchstwahrscheinlich von der Implementierung der Primären Pflege berührt werden.
- Verwenden Sie schriftliche Karten für Patienten-/Patientinnenkommentare oder nachträgliche Telefonanrufe, um Informationen darüber zu erhalten, wie die betroffene Person und die Familie die Primäre Pflege auf Ihrer Station erlebt haben.
- Bitten Sie die zu pflegende Person oder die Familie bei der Entlassung Ihnen den Namen ihrer Primären Pflegekraft zu nennen und die Beziehung zu ihr zu beschreiben. (Ein schönes Beispiel findet sich in Anhang D.)

  Beschließen Sie Maßnahmen, um die Wirkung Ihres Plans bezüglich der Verbesserung der kollegialen Beziehungen und der interprofessionellen Zusammenarbeit zu ermitteln. (Ein Beispiel finden Sie in der ‚Verpflichtung gegenüber meinen Arbeitskollegen zur Aufrechterhaltung gesunder Teams' – ‚Commitment to My Co-Worker Healthy Team Assessment Survey' [Koloroutis, 2004], Tabelle im Anhang E.)

  Achten Sie auf spezifische, für Ihre Station wichtige klinische Patienten-/Patientinnenergebnisse. Einige Beispiele für entsprechende Ergebniskennzahlen sind:
  - Weniger Notaufnahmen oder Wiedereinweisungen
  - Weniger Infektionen oder Stürze
  - Die Eigenverantwortung des Patienten/der Patientin beim Befolgen seines/ihres Pflegeplans
  - Einhalten der Medikation
  - Erreichen wichtiger Kennzahlen.

5.5 Evaluation der Fortschritte: Eigenverantwortung und Ideenaustausch

Eine bewährte Praxis bei der Verwirklichung einer erfolgreichen Planung besteht für alle SBG darin, sich während der Planungsphase zwei oder drei Mal mit dem Lenkungsausschuss für die Koordinierung der Primären Pflege und dessen Leitung zusammenzusetzen. Der Sinn dieser Überprüfungen ist es, objektive Expertenreviews, Ermutigung und Beratung zu erhalten. Darüber hinaus können die Gremien ihre Ideen austauschen und zeitnah anstehende Bildungsmaßnahmen besprechen.

Themen der Evaluation

- Die Kommunikation von bislang Erreichtem und das Teilen kreativer Ideen
- Die Festigung und Würdigung von Lernerfolgen und Erreichtem
- Das Erkennen des Bedarfs an Unterstützung durch andere im Unternehmen
- Zusätzliche Bildungsangebote und Ideen, um die Implementierung noch erfolgreicher zu machen
- Die Vorbereitung der offiziellen Präsentation der Implementierungspläne für die Primäre Pflege.

> Es ist wichtig, sich mit anderen Stationen auszutauschen. Anfangs waren wir sehr zurückhaltend, was unsere Ideen anging. Doch das hat sich mit der Zeit geändert. Wir haben so viel voneinander gelernt. Der Austausch unserer Vorstellungen von der Primären Pflege hat die Stationen einander nähergebracht; die Leute reden miteinander wie nie zuvor. Diese ganze Vorstellung von ‚meine Idee, deine Idee' gehört in die Tonne. (Dena Uscio, BBA, RN, OCN, Primäre Pflegekraft im OSUCC-James)

Eine zwei- bis dreimalige Überprüfung des Fortschritts während der Planungsphase (alle sechs bis acht Wochen) hilft, die Gremien neu zu inspirieren und dienen der Überprüfung der Rechenschaftspflicht. Die Treffen sollten positiv verlaufen, neue Energien freisetzen und auf natürliche Weise informativ sein. Sie sind wichtig für das Entstehen von Vertrauen und Kreativität, für das Überwinden von Hindernissen und für die Gewissheit, dass alle Stationen auf dem richtigen Weg sind. Solche Fortschritts-Checks sollten von dynamischen Führungspersönlichkeiten mit klaren Vorstellungen und Erfahrung in der Primären Pflege auf allen Ebenen ermöglicht werden.

5.6 Die Vorstellung Ihres Plans

Wenn Sie die in Anhang C genannten Prinzipien und Fragen diskutiert haben und Ihr stationsspezifischer Plan erarbeitet ist, steht der Tag der formellen Implementierung unmittelbar bevor. Jetzt ist es Zeit, dass das SB-Gremium der Leitung und dem Lenkungsausschuss für die Koordinierung der Primären Pflege seinen Plan vorstellt.

Dies ist der Augenblick, um innezuhalten und die bisherige Arbeit und die kritischen Faktoren, die einem Erfolg noch im Weg stehen könnten, zu überdenken. Damit ist die Diskussion der Fragen aus Anhang C als Vorbereitung Ihrer Präsentation beendet.

5.6.1 Der Prozess der Vorstellung

Vor der eigentlichen Implementierung erläutern Sie Ihre stationsspezifischen Pläne in einer formalen Präsentation dem Lenkungsausschuss, den anderen SBG und anderen Führungskräften des Unternehmens. Sie haben das SB-Gremium, die Stationsleitung und die Kollegen und Kolleginnen von Ihren Fortschritten informiert. Das ist der Moment, um innezuhalten und alle Handlungspläne offenzulegen. Die Pause hat den Zweck, zurückzublicken und sicherzustellen, dass Ihr Vorhaben mit den übergreifenden Zielen und Werten des Unternehmens und der Primären Pflege übereinstimmt. Das Management wird nun ebenfalls seine Pläne zur Förderung der Implementierung präsentieren.

- Die Präsentationen werden für die jeweiligen SB-Gremien und Stationsleitungen so angesetzt, dass alle Beteiligten ihre besonderen Vorstellungen von der Implementierung und Festigung der Primären Pflege darlegen können.
- Alle SBG sollen den jeweils anderen Präsentationen beiwohnen, damit sie voneinander lernen.
- Die Präsentationen sollten den nachfolgend genannten Richtlinien entsprechen, jedoch der Form nach kreativ sein. PowerPoint-Präsentationen und Handreichungen sind zu empfehlen.

5.6.2 Zum Ablauf der Präsentation

- Stellen Sie alle Mitglieder des SBG namentlich und nach Funktion vor.
- Berichten Sie von der erfolgreichen Beteiligung aller Kollegen und Kolleginnen an der Erstellung des Plans. Welche Formen der Kommunikation waren erfolgreich?
- Beschreiben Sie das Pflegesystem vor Einführung der Primären Pflege mit Respekt und Anerkennung (vermeiden Sie, das vorherige System herabzusetzen, denn jene, die es entwickelt und/oder favorisiert haben, könnten anwesend sein).
- Vermitteln Sie Ihre Idee von der Primären Pflege. Erklären Sie, wieso die Philosophie und die Ziele des Unternehmens von ihr unterstützt werden.
- Erklären Sie im Detail, wie Ihre Pläne sich zu jedem einzelnen Element des Pflegesystems verhalten. Weil sich vieles in Ihrem Plan speziell auf Ihre Station

beziehen wird, müssen die folgenden Komponenten des Plans unbedingt darin enthalten sein:
  - Die Verantwortung der Primären Pflegekraft
  - Die Kriterien der Zuweisung der Primären Pflegekraft zu neuen Patienten/Patientinnen
  - Die Zeitspanne für die Zuweisung der Primären Pflegekraft zu neuen Patienten/Patientinnen
  - Die Aufklärung darüber, was die Primäre Pflege für die zu pflegenden Personen und die Familien bedeutet
  - Die Vorgehensweise, wie die Primäre Pflegekraft dem/der jeweiligen Patienten/Patientin vorgestellt wird
  - Wie die Primäre Pflegekraft den Patienten/die Patientin als Menschen kennenlernt
  - Wie der Patient/die Patientin an der Entwicklung des Pflegeplans und an allen Entscheidungen beteiligt wird
  - Dokumentation, Kommunikation, Übergabe.
- Berichten Sie, wie Sie und die Stationsleitung zusammenarbeiten, um die Primäre Pflege zu vermitteln und weiterzuverbreiten.
- Berichten Sie über Ihre Pläne zur Ergebnismessung.
- Nennen Sie abschließende Gedanken und Überlegungen.

5.6.3 Vorbereitung und letzter Feinschliff

Jedes Stationsberatungsgremium sollte sich auf von Dritten eingebrachte Änderungsvorschläge einlassen, damit der stationsspezifische Plan vor seiner Einführung mit den Zielen des Unternehmens übereinstimmt. Außerdem kann es geschehen, dass einzelne Mitglieder bei den Präsentationen anderer SBG von Ideen gehört haben, die sie gerne in den eigenen Plan integrieren würden. Der Plan sollte schriftlich vorliegen, damit er allen Mitarbeitenden zur Verfügung steht und auch zur Orientierung neuer Mitarbeitender und als Leitlinie zu fortgesetzten Verbesserungen dienen kann.

> Die Leute müssen einfach wissen, dass die Primäre Pflege etwas ist, das sich fortwährend ändert. Sie wird nicht einfach nur gemacht. Wir gehörten zu den ersten, die sie eingeführt haben, und wir machen immer wieder Veränderungen an unserem Primäre Pflege-Modell. (Kirsten Roblee, BSN, RN, OCN, Primäre Pflegekraft im OSUCCC-James)

Noch einmal: Die Mitglieder des SBG benutzen das Kommunikationsnetzwerk:

- um Beiträge von jedem wertzuschätzen
- um alle Teammitglieder über die endgültigen Absichten in Kenntnis zu setzen
- um alle Fragen zu beantworten
- um ihre Erwartung hinsichtlich der vollständigen Implementierung auszudrücken.

5.7 Tag der Aktivierung: der Starttag

Die Implementierung beginnt an einem bestimmten Tag, dem Starttag. Dieser Tag wird vom SBG gemeinsam mit der Stationsleitung festgelegt. An diesem Tag werden die vom SBG entwickelten Pläne vollständig auf der Station umgesetzt. Hier machen Sie Folgendes:

- Sie setzen die Handlungspläne für sämtliche Elemente der Primären Pflege in Kraft.
- Sie beginnen damit, jedem Patienten und jeder Patientin eine Primäre Pflegekraft zuzuweisen.
- Sie ändern oder beseitigen alle Praktiken, die sich nicht mit der Implementierung vereinbaren lassen.
- Sie versammeln alle Kollegen und Kolleginnen der Station zu einer Feierstunde: Pflegekräfte, Ärzte und Ärztinnen, klinische Fachkräfte und Hilfspersonal.

5.8 Aufgaben des SBG

5.8.1 Stärkung der Primären Pflege

Das SB-Gremium trifft sich auch nach der Implementierung weiterhin regelmäßig, um das Pflegesystem der Primären Pflege zu evaluieren, weiterzuentwickeln und voll zu integrieren. Während der Implementierung kann es sein, dass die Kollegen bzw. Kolleginnen wiederholte Erinnerungen und Unterstützung in den neuen Praktiken benötigen. Oft müssen alte Gewohnheiten verlernt und neue Gewohnheiten angenommen werden, was manchmal als unbequem erlebt wird. Dann brauchen sie Hilfe und Ermutigung von Seiten der Stationsleitung wie der Mitglieder des SBG.

> Das Unbehagen mit der Primären Pflege, wenn sie gerade erst eingeführt wird, die Unbeholfenheit mit ihr ist eine gute Sache, weil es bedeutet, dass du dabei bist,

all die Hindernisse abzubauen, die dich daran gehindert haben, die patientenorientierte Pflege an erste Stelle zu setzen. Letztlich sind das Unbehagen und die Schwierigkeiten keine Zeichen des Scheiterns, sondern Anzeichen für einen Erfolg. (Nicole Vance,BSN, RN, Primäre Pflegekraft am UC Davis Medical Center)

5.8.2 Initiierung von Fallpräsentationen

Ein extrem wichtiges Hilfsmittel zur Aufrechterhaltung sind Fallbeispiele. Auch wenn es in der Verantwortung der Stationsleitungen liegt, solche Veranstaltungen zu planen, und die Primären Pflegekräfte für die Vorbereitung und Präsentation der Fallbeispiele zuständig sind, sollten in einer ersten Runde die Mitglieder des SBG bei der Gestaltung von Fallpräsentationen die Führung übernehmen. Damit wird der Boden für alle Primären Pflegekräfte bereitet, an nachfolgenden Präsentationen teilzunehmen.

Stärkung der Primären Pflege und einer professionellen Praxis durch die Präsentation von Fallbeispielen
Format
Die Präsentation eines Fallbeispiels dauert zwischen zehn und fünfzehn Minuten und wird von der Primären Pflegekraft durchgeführt. Sie bezieht sich grundsätzlich auf kürzlich entlassene Patienten und Patientinnen, niemals auf gegenwärtige. Der pädagogische Ansatz zielt darauf ab, aus den von der Primären Pflegekraft getroffenen pflegerischen Entscheidungen zu lernen. Einzelne Fallpräsentationen können bei Stationsbesprechungen oder als Teil einer kontinuierlichen Fortbildung mit mehreren Fallpräsentationen durchgeführt werden.

Fallpräsentationen beziehen sich auf folgende Punkte:
1. Die soziale Situation (der Patient/die Patientin als Person).
2. Die Krankheitsgeschichte des Patienten/der Patientin (kurz).
3. Die von der Primären Pflegekraft identifizierten Probleme (der Bedarf) des Patienten/der Patientin.
4. Welche der von der Pflegekraft ergriffenen Maßnahmen erfolgreich waren und welche nicht.
5. Wie die Zusammenarbeit mit anderen sich positiv auf die Pflege/Versorgung des Patienten/der Patientin ausgewirkt hat.
6. Welche Lehren gezogen werden können.

Ein Beispiel einer Fallpräsentation findet sich in Anhang F.

5.9 Tipps zur Implementierung

Wenn die Implementierung eine gute Weile her ist (typischerweise nach zwei bis vier Monaten) führt das SBG anhand der I_2E_2-Regeln eine umfassende Überprüfung der Prinzipien und der in der Praxis angewandten Handlungsschritte durch.

Das SBG sollte der Versuchung widerstehen, die weiterführenden Schritte zu schnell zu gehen. Neue Systeme sind gewöhnungsbedürftig und brauchen Zeit, um angenommen zu werden. Es kann geschehen, dass ein guter Plan anfangs Schwierigkeiten bei der Umsetzung macht. Verschaffen Sie sich über Ihr Kommunikationsnetzwerk erst einmal Informationen, bevor Sie irgendetwas ändern. Einige Dinge werden gut funktionieren, andere müssen eventuell überdacht und durch kontinuierliche Anpassungen verbessert werden. In dem Maß, wie das SBG und die Kollegen und Kolleginnen sich der Bedeutung der Primären Pflege für die zu pflegenden Personen und für die Mitarbeitenden bewusst sind, wird sich die Primäre Pflege über die Zeit zunehmend weiterentwickeln (**Abb. 5-3**). Fortgesetztes Lernen, Entwicklung und vernünftige Verbesserungen – nicht die Perfektion – sind das Ziel.

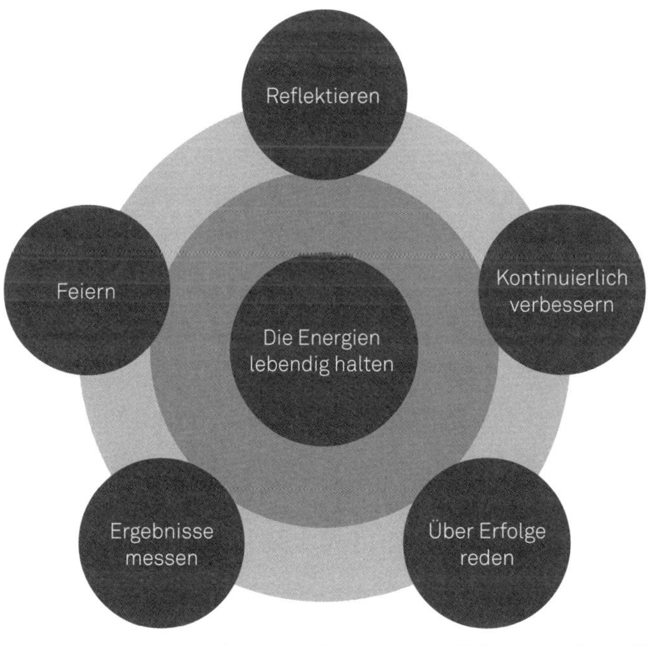

Abbildung 5-3: Wege zur Vertiefung und Festigung der Primären Pflege (Quelle: Wessel, S. & Manthey, M. (Eds.). (2015). *Primary Nursing – Person-centered care delivery system design* (3rd ed.). Creative Health Care Management. Wiedergabe mit Genehmigung.)

5.10 Zusammenfassung

- Zwei Gruppen spielen eine zentrale Rolle bei der Planung und Implementierung der Primären Pflege auf der jeweiligen Station. Das Stationsberatungsgremium (SBG) legt fest, wie die Pflege auf der entsprechenden Station organisiert wird, während der Lenkungsausschuss auf der Ebene des Unternehmens oder des Systems darauf achtet, dass die Prinzipien der Primären Pflege im Zentrum des praktischen Handelns stehen.
- Die Mitglieder des SBG müssen in folgenden Bereichen geschult sein:
  - Zuständigkeit und Verantwortung/Rechenschaftspflicht des SB-Gremiums
  - Ebenen der Autorität/Zuständigkeit
  - Führungsrolle
  - Leitung funktionierender Treffen
  - Kommunikation mit allen Kollegen und Kolleginnen
  - Protokollführung
  - Einleiten von Veränderungen
  - Methoden der Entscheidungsfindung
  - Verfahren von Verantwortung und Rechenschaftspflicht (Wessel, 2012).
- Der Lenkungsausschuss für die Primäre Pflege besteht aus Personen mit reichlicher Erfahrung und/oder unerschütterlichem Einsatz für die Primäre Pflege.
- Eine umfangreiche Liste von Fragen hilft den Teams zu verstehen, wie die folgenden Elemente in die Praxis übersetzt werden: 1) Verantwortung für die Beziehungen und die Entscheidungsfindung, 2) Arbeitszuweisung und Patienten-/Patientinnenzuweisung, 3) Kommunikation innerhalb des Gesundheitsteams, 4) Management und Führungsphilosophie.
- Die Kollegen und Kolleginnen müssen geschult werden in therapeutischen Beziehungen, effektiver Kommunikation, Führung und gesunden interpersonalen Beziehungen.
- Festlegung von messbaren Ergebnissen, um die Bedeutung der Primären Pflege für die Station zu veranschaulichen.
- Zwei bis drei Fortschritts-Checks während der Planungsperiode (ungefähr alle sechs bis acht Wochen) helfen, das SB-Gremium zu motivieren und dienen zur Überprüfung der Rechenschaftspflicht.
- Wenn der Implementierungsplan vollständig ist, halten Sie inne und denken Sie darüber nach, ob der Plan zu den übergreifenden Zielsetzungen und Werten des Unternehmens und zu den Prinzipien der Primären Pflege passt.

- Das SBG wird sich nach erfolgter Implementierung weiterhin regelmäßig treffen, um das System der Primären Pflege zu evaluieren, zu verändern und vollinhaltlich zu integrieren.
- Fallpräsentationen zu kürzlich entlassenen Patienten und Patientinnen stärken die Primäre Pflege und die professionelle Praxis, indem sie Gelegenheit zum Lernen, zur Reflexion und Diskussion bieten.

5.11 Fragen zur Reflexion

- Denken Sie darüber nach oder diskutieren Sie, inwieweit eine höhere Kontinuität der Pflege zu einer geringeren Arbeitslast für die Pflegekräfte führt.
- Wer in Ihrem Unternehmen gehört jetzt schon zu den enthusiastischen Vertretern der Primären Pflege? Wie können diese dazu beitragen, auch andere zu einem stärkeren Engagement für die Primäre Pflege zu motivieren?
- Welche Vorteile liegen darin, dass der stationsspezifische Plan für die Primäre Pflege von denselben Personen entworfen wurde, die nach diesem System arbeiten? Warum ist die bedarfsgerechte Anpassung an die jeweilige Station so wichtig?
- Was bedeutet es Ihnen, wenn Sie eine Primäre Pflegekraft sind (oder eine solche werden sollen), über eine größere Autonomie in der Entscheidungsfindung zu verfügen? Was begeistert Sie daran? Was macht Ihnen Sorgen?
- Denken Sie darüber nach oder diskutieren Sie, welche Bedeutung die Einführung der Primären Pflege für die Patienten-/Patientinnenzufriedenheit in Ihrem Unternehmen haben wird.
- Was halten Sie davon, dass die Primäre Pflege kontinuierliche Neuausrichtungen durch das SBG voraussetzt? Suchen Sie nach Personen auf Ihrer Station oder in Ihrem Unternehmen, die von den Verbesserungen der Systeme und Prozesse besonders überzeugt zu sein scheinen.

Wenn die Infrastruktur funktioniert und die Primären Pflegekräfte ihre Patienten kennen – keine Bedenken. Wenn die Primären Pflegekräfte keine Patienten haben – jede Menge Bedenken. (Kirsten Roblee, BSN, RN. OCN, Primäre Pflegekraft am OSUCCC-James)

6
Die Rolle der Führungskraft

Drei Faktoren können bei der erfolgreichen Implementierung der Primären Pflege helfen:

1. Die Führung orientiert sich an der dezentralen Entscheidungsfindung.
2. Die Mitglieder des Managements fühlen sich verpflichtet, die Primäre Pflege „ohne Druck zu unterstützen" und eine Haltung der Toleranz gegenüber menschlichen Fehlern einzunehmen.
3. Es werden geeignete Gremien und Funktionen eingeführt, die die Führung auf allen Ebenen umfassen.

Es ist in einer Kultur der dezentralen Entscheidungsfindung wichtig, die Rolle und Verantwortung des ‚first line' Managers, der Stationsleitung, welchen Titel auch immer er oder sie führt, zu verstehen. Die Stationsleitungen müssen in beiden Aspekten ihrer Funktion, d.h. in den Führungs- wie in den Managementaufgaben, geschickt sein. Im weitesten Sinn müssen die Pflegekräfte die Patienten und Patientinnen versorgen, während ihre Rolle als Stationsleitungen in der Führung der Pflegekräfte besteht. Wie gut die Stationsleitungen ihre Aufgaben erfüllen, entscheidet über den Erfolg einer Station, entscheidet darüber, ob die Primäre Pflege gelingt oder scheitert. Während es stimmt, dass eine Station die Primäre Pflege ohne die Unterstützung des Unternehmens einführen kann, stimmt es auch, dass eine Station ohne die Unterstützung der Leitung die Primäre Pflege *nicht* einführen kann.

Die **Abbildung 6-1** zeigt, dass es im Zentrum der Darstellung um Beziehungen geht. Die Aufrechterhaltung gesunder interpersonaler Beziehungen und die Wahrnehmung einer Vorbildfunktion ist die Grundlage des Erfolgs einer Stationsleitung.

Die Rolle der Stationsleitung ist die vielleicht schwierigste Aufgabe in der Pflege. Die Kontrollspanne und die Komplexität der Beziehungen, nicht zu reden vom

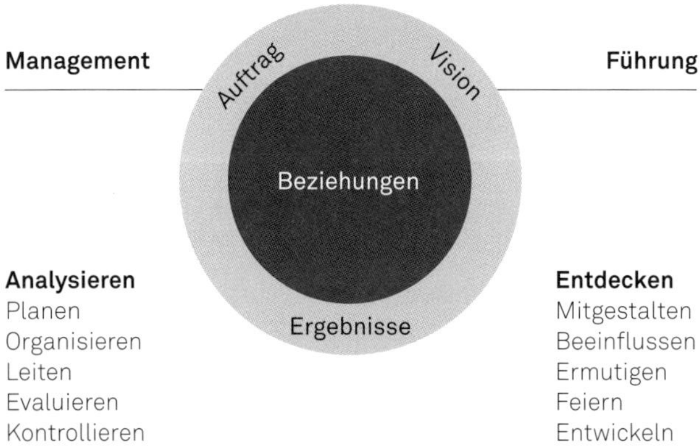

Abbildung 6-1: Managementaufgaben vs. Führungsaufgaben (Quelle: Eigendarstellung in Anlehnung an Wessel & Manthey, 2015)

Tempo der Veränderungen, können sich als extrem belastend erweisen. Der Erfolg der Stationsleitung hängt weitgehend von ihrem Verständnis und dem Einsatz der dezentralen Entscheidungsfindung ab, das heißt davon, dass es auf der Stationsebene ein erfolgreiches SB-Gremium gibt, welches die Entscheidungen über die Pflege und die Versorgung der Patienten und Patientinnen im Sinne einer geteilten Führung trifft. Der Erfolg hängt auch davon ab, dass es eine klar artikulierte, sich auf professionelle ethische Praxisstandards gründende, gemeinsam geteilte Vision gibt.

6.1 Die dezentrale Entscheidungsfindung

In einer geteilten Führung, auch gemeinsame Entscheidungsfindung oder dezentrale Entscheidungsfindung genannt, vertraut die Stationsleitung darauf, dass die an vorderster Front tätigen Mitarbeitenden darüber entscheiden, wie die Primäre Pflege auf der Station umgesetzt werden soll. Die Stationsleitung hilft dadurch, dass sie ein stationsbezogenes Gremium ins Leben ruft und sich zudem als Ratgeber oder Führender bzw. Führende einbringt und dem SB-Gremium hilft, erfolgreich zu sein. Das ist etwas anderes als eine partizipative Führung.

> In einer Kultur der dezentralen geteilten Entscheidungsfindung werden Entscheidungen auf der Handlungsebene von Personen getroffen, die ihre eigenen Ergebnisse am besten beurteilen können. (Guanci, 2007)

Die **Tabelle 6-1** verdeutlicht den Unterschied zwischen einer partizipativen und einer geteilten Führung. Beachten Sie insbesondere die Unterschiede in der Rolle der Stationsleitung in den beiden Strukturen. Die Tabelle stammt aus dem Buch *„Feel the Pull: Creating a culture of Nursing Excellence"* (Guanci, 2007). Wir haben sie übernommen, um auf die besondere Problematik von Stationsleitungen hinzuweisen, die auf ihren Stationen die Primäre Pflege einführen.

Die dezentrale Entscheidungsfindung bietet ein perfektes Umfeld für die Einführung der Primären Pflege. Die Entscheidung für dieses Pflegesystem wird oft von Führungskräften in der Pflege (Pflegedirektoren/Pflegedirektorinnen) in Zusammenarbeit mit dem Pflegepersonal getroffen. Wie es zum Laufen gebracht wird, muss von den Pflegekräften vor Ort geplant werden – hier durch die Arbeit des Stationsberatungsgremiums (SBG). Das Gremium plant die Einzelheiten der Primären Pflege, wobei es auf die Mitwirkung des gesamten Stationsteams unter Nutzung eines umfassenden Kommunikationsnetzwerks setzt.

6.2 Die Haltung der Mitglieder des Führungsteams

Viele Jahre der Erfahrung mit der Einführung dieses Pflegesystems haben uns gezeigt, dass die Implementierung sehr viel leichter vonstattengeht, wenn die

Tabelle 6-1: Unterschied zwischen partizipativer und geteilter Führung (Guanci, G. (2007). *Feel the Pull: Creating a culture of Nursing Excellence.* Creative Health Care Management.)

	Partizipative Führung	Geteilte Führung
Ziele	Führung erbittet Anregungen vom Personal; deren Gebrauch ist optional	Belegschaft erhält Verantwortung und Autorität für Entscheidungen im Bereich ihrer Zuständigkeit
Gebrauch von Anregungen	Die Leitung ist nicht verpflichtet, auf Anregungen einzugehen	Das Handeln von Leitung und Belegschaft hängt voneinander ab
Zustandekommen von Entscheidungen	Die endgültige Entscheidung liegt bei der Leitung oder dem Managementteam	Die Leitung gibt klare Leitlinien für Entscheidungen vor; Entscheidungen der Belegschaft werden akzeptiert
Status des Leitungspersonals	Hierarchische Führung	Transformative Führung
Ort der Entscheidungsfindung	Zentrale Entscheidungsfindung	Dezentrale Entscheidungsfindung

Führungskräfte davon ausgehen, dass die Pflegekräfte eine gute Versorgung ihrer Patienten und Patientinnen wünschen. Wird den unmittelbar mit der Pflege betrauten Pflegekräften zugetraut, Entscheidungen darüber zu treffen, wie die Primäre Pflege funktionieren soll, so spricht das für eine positive Überzeugung. Das bedeutet: Die Führungskräfte leiten den Implementierungsprozess an und unterstützen ihn, indem sie das Team respektieren und führen, ohne den managertypischen Druck auszuüben.

Eine weitere Bedingung für die erfolgreiche Implementierung ist, dass die Stationsleitung eine nicht-bestrafende Haltung gegenüber menschlichen Fehlern einnimmt. Fehlentscheidungen in klinischen Fragen sind in der professionellen Praxis unvermeidlich, weil die Entscheidungen oft schon getroffen werden müssen, bevor alle relevanten Daten und Informationen zur Verfügung stehen. Die Stationsleitungen müssen klinische Fehlentscheidungen als Gelegenheiten zum Reflektieren und zum Lernen ansehen. Falsch ausgeführte Prozeduren sind etwas anderes und weisen eher auf die Notwendigkeit einer Bildungsmaßnahme oder einer Verbesserung im System hin.

In ihrem Buch: *Teaming: How Organizations Learn, Innovate, and Compete in the Knowledge Economy* beschreibt Amy Edmundson (2012) Fehler bzw. Versagen als grundlegend für Innovation und Lernen. Sie betont, dass die Führungskräfte die kontextspezifischen Reaktionen auf ein Versagen verstehen müssen. Sie nennt drei Typen von Fehlern: 1) vermeidbare (verursacht durch mangelnde Kenntnisse/Fähigkeiten, dem Nichtbefolgen von Verfahrensweisen oder durch fehlende Unterstützung), 2) komplexe, als Ergebnis eines nicht rechtzeitig vorhergesehenen Versagens des Systems (z. B. unerwartete, schwerwiegende Ereignisse, die eine Überprüfung und Analyse verlangen) sowie 3) Denkfehler oder Fehlversuche, die im Rahmen einer angestrebten Neuentwicklung und Implementierung vorkommen können und eine gute Gelegenheit für Lernerfahrungen und Verbesserungen sind. Die Stationsleitung und das Team müssen wissen, dass Denkfehler als Teil von Innovationen unvermeidlich sind, und müssen ein Umfeld schaffen, das dazu ermutigt, angemessene Risiken einzugehen. Eines der größten Hindernisse für eine erfolgreiche Implementierung kann die Angst der Pflegekräfte sein, auf einer Wandtafel oder einem Schaubild ihren Namen als die Person wiederzufinden, die die Verantwortung für das Management der Pflege eines bestimmten Patienten/einer Patientin übernommen hat. Ein ruhiges Nachdenken, ein offener Austausch über die gemachten Erfahrungen und die Unterstützung der Stationsleitung werden den Mitgliedern des Teams dabei helfen, sich zu mutigen Entscheidungsfindern zu entwickeln.

6.3 Führungsverantwortung

Damit die Stationsleitungen effektive und voll verantwortliche Führungspersönlichkeiten werden, müssen sie über Kernkompetenzen verfügen (**Abb. 6-2**). In bestimmten Situationen kann die entsprechende Verantwortung auf andere Personen mit geeigneter Befähigung übertragen werden.

6.4 Führungsverantwortung für die Primäre Pflege

Wir empfehlen Ihnen, Ihre Pläne für die Einführung und Vertiefung der Primären Pflege erst öffentlich zu machen, nachdem Ihr SB-Gremium seinen Plan für eine Implementierung vorgelegt hat. Die Grundlage Ihres Plans besteht aus einer Reihe von Prinzipien, die für die Handhabung eines Pflegesystems wie der Primären Pflege unerlässlich sind. Diese Prinzipien sind eine Orientierung für Ihre Entscheidungen, um der Verantwortung beim Managen des anstehenden Übergangs und seiner Fortdauer gerecht zu werden.

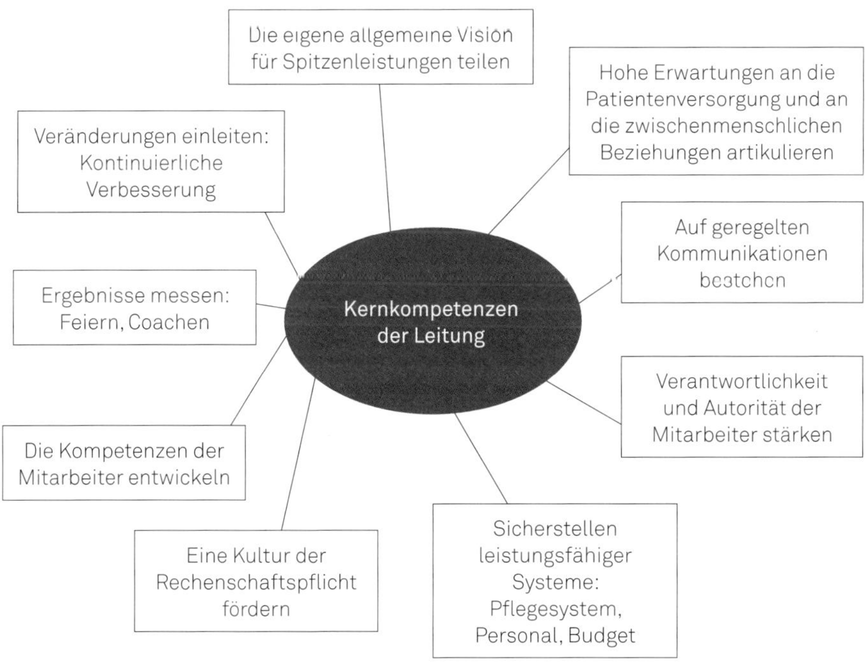

Abbildung 6-2: Verantwortung der Führungskräfte (Quelle: Wessel, S. & Manthey, M. (Eds.). (2015). *Primary Nursing – Person-centered care delivery system design* (3rd ed.). Creative Health Care Management.)

Die herausragende Verantwortung einer Stationsleitung ist die klinische Führung. Wenn Sie die Leitung innehaben, dann ist es Ihre und nur Ihre Aufgabe festzulegen, wie die pflegerische Versorgung der Patienten und Patientinnen auf Ihrer Station erfolgt und wie sie kontinuierlich verbessert werden soll. Das Pflegesystem der Primären Pflege ist ein Mittel, um eine hochprofessionelle, ethische und personenbezogene Pflege zu erreichen.

> Unsere Leitung ist ganz schön unerbittlich darin, dass, wenn du hier arbeiten willst, du dich dafür entscheiden musst, familienbezogen und nach der Primären Pflege zu arbeiten, und wenn dir das nicht passt – weißt du, sie kann sehr diplomatisch sein, aber ... – dann guckst du dich besser nach einem anderen Job um. Für unsere Station steht jedenfalls fest, dass es für die Pflegekräfte, auch wenn es schwerfällt, darauf hinausläuft, dass es nicht um sie geht, sondern um die Familien, und im Mittelpunkt steht der Patient. (Heidi Nolan, BSN, RN, Primäre Pflegekraft am UC Davis Medical Center)

Die erfolgreiche Implementierung der Primären Pflege erfordert bestimmte Entscheidungen und ein entsprechendes Handeln vonseiten der Führungskräfte. Dieses Kapitel führt Sie durch diese Verantwortlichkeiten und hilft Ihnen, sich eine Vorstellung von Ihrer Rolle in diesem Prozess zu machen.

6.4.1 Führungsprinzipien der Primären Pflege

1. Die Führungskraft unterstützt bei der Einführung der Primären Pflege aktiv und sichtbar das Prinzip der geteilten Führung und den Erfolg des Stationsberatungsgremiums.
2. Die Führungskraft formuliert Ihre Erwartungen an die Primäre Pflege, die nach dem vom SBG entwickelten Plan eingeführt wird. Die Stationsleitung beaufsichtigt die komplette Implementierung, ergreift Maßnahmen, um zu sehen, was fehlt, begrüßt Erfolge, und coacht, falls nötig, das Team und die einzelnen Mitglieder des Personals.
3. Die Führungskraft fördert die professionelle Praxis und bestärkt die Primären Pflegekräfte in ihrer Verantwortung für:
   - Das Eingehen von therapeutischen Beziehungen und für eine personalisierte Pflege
   - Die Entwicklung eines Pflegeplans gemeinsam mit dem Patienten bzw. der Patientin
   - Eine Zusammenarbeit mit Kollegen und Kolleginnen anderer Professionen.

4. Die Führungskraft formuliert klare Erwartungen an eine gesunde Arbeitsatmosphäre, die für Teamgeist, gegenseitigen Respekt und eine offene und ehrliche Kommunikation steht.
5. Die Führungskraft bewertet die Leistungsfähigkeit der Primären Pflege hinsichtlich der Patienten und Patientinnensicherheit, der Patienten- und Patientinnenerfahrung und der Pflegequalität. Die Ergebnisse dienen als Ermutigung und Inspiration.
6. Die Führungskraft initiiert und fördert Lernmöglichkeiten zur Vertiefung des Wissens über die Primäre Pflege. Die Teammitglieder werden ermutigt, ihre Praxis kontinuierlich zu verbessern und Erfolge und Fehler als Möglichkeiten zum Lernen zu sehen.

Im Folgenden unterstützt die Beantwortung einer kleinen Sammlung von Fragen die Führungskraft in der Einführung der Primären Pflege als Grundlage für ihren Handlungsplan. Eine umfassende Liste mit Fragen dazu findet sich in Anhang G. Beachten Sie, dass das SBG, nicht die Führungskraft, dafür verantwortlich ist, wie der Handlungsplan für die Einführung der Primären Pflege von Tag zu Tag aussehen soll.

6.4.2 Fragen zur Entwicklung eines Handlungsplans

Prinzip 1
Die Stationsleitung unterstützt sichtbar und aktiv die geteilte Führung und die erfolgreiche Implementierung der Primären Pflege durch das SBG. (Eine vollständige Auflistung der Fragen zu den Prinzipien findet sich im Anhang G.)

Fragen
- Wie ermögliche ich die Treffen des SBG, indem ich sowohl den Erfordernissen der Patienten und Patientinnen wie denen des SBG gerecht werde?
- Wie erkenne ich, was ich dem SB-Gremium geben muss, damit es erfolgreich arbeiten kann?
- Wie kann ich Themen oder Hindernisse, die das SBG erkannt hat und die es überfordern, weil sie jenseits seiner Zuständigkeit liegen, aufgreifen und diese lösen?

Prinzip 2
Die Stationsleitung formuliert Erwartungen in Bezug auf die vom SBG geplante Primäre Pflege. Sie beaufsichtigt die komplette Implementierung und ergreift

Maßnahmen zur Einschätzung dessen, was benötigt wird, um Erfolge zu feiern und um das Team, soweit nötig, zu coachen.

Fragen
- Welche Möglichkeiten habe ich, um in Wort und Tat meine Erwartung auszudrücken, dass die Primäre Pflege für alle Patienten und Patientinnen vollumfänglich realisiert wird?
- Wie stärke ich die Durchsetzung der Primären Pflege und wie erfahre ich, inwieweit die Pflegekräfte in ihrer neuen Rolle erfolgreich sind?
- Wie kann ich diejenigen unterstützen, die ihre neue Rolle nur widerstrebend annehmen, und wie kann ich sie ermutigen?

Prinzip 3
Die Stationsleitung fördert die professionelle Praxis und stärkt die Verantwortung der Primären Pflegekräfte für:
1. Die Aufnahme einer therapeutischen Beziehung und eine personenbezogene Pflege
2. Die Erarbeitung eines Pflegeplans gemeinsam mit dem Patienten oder der Patientin
3. Die Zusammenarbeit mit Kollegen und Kolleginnen aus anderen Gesundheitsberufen.

Fragen
- Woran messe ich den Erfolg der jeweiligen Pflegekraft beim Eingehen einer vertrauensvollen therapeutischen Beziehung mit der zu pflegenden Person und der Familie?
- Wie beobachte und verbessere ich die fachgebiets- und stationsübergreifende Kommunikation und Zusammenarbeit?

Prinzip 4
Die Stationsleitung äußert klare Erwartungen hinsichtlich eines gesunden Arbeitsumfelds, das von Teamarbeit, gegenseitigem Respekt und einer offenen und vertrauensvollen Kommunikation geprägt ist.

Fragen
- Ist es dem SBG gelungen, die Wertvorstellungen und Überzeugungen des Unternehmens im Sinne der zwischenmenschlichen Beziehungen in konkrete Verhaltensweisen umzusetzen?

- Wie kann ich meine Erwartung vermitteln, dass das Team selbst dafür sorgt, dass seine zwischenmenschlichen Beziehungen sich in Übereinstimmung mit unseren Wertvorstellungen und Überzeugungen befinden?
- Welche Mittel habe ich, um zu erkennen und anzuerkennen, wer die von uns erwarteten Verhaltensregeln befolgt?
- Wie verhalte ich mich, wenn einzelne Mitarbeitende die allgemein akzeptierten Verhaltensweisen beständig missachten?

Es gibt immer einzelne im Team, die der Meinung sind, dass Patienten mit einem komplexen Pflegebedarf keine nur nachts arbeitende Primäre Pflegekraft haben sollten. Sie sind der Ansicht, dass die meisten Probleme tagsüber vorkommen. Das ist ein Problem, das meine Stationsleitung nicht bereit ist zu diskutieren – sie ist nicht bereit zu sagen, wer eine Primäre Pflegekraft sein kann und wer nicht. (Nicole Vance, BSN, RN, Primäre Pflegekraft am UC Davis Medical Center)

Prinzip 5
Die Stationsleitung beurteilt die Effektivität der Primären Pflege nach den Kriterien der Patienten-/Patientinnensicherheit, der Patienten-/Patientinnenzufriedenheit und der Pflegequalität. Die Ergebnisse dienen der Bestärkung und der Inspiration.

Fragen

- Welcher Maßstab ist entscheidend bei der Frage, ob die Patienten und Patientinnen und/oder ihre Familien die ganze Bedeutung der Primären Pflege erfahren?
- Wie kann ich mich an der Erhebung der Ergebnisse beteiligen?
- Wie nutze ich die Ergebnisse, um die Beteiligten und andere zu inspirieren?
- Was mache ich, wenn die Ergebnisse keine Verbesserung zeigen?

Prinzip 6
Die Stationsleitung schafft und unterstützt Lernmöglichkeiten zur Vertiefung des Wissens über die Primäre Pflege. Die Teammitglieder werden ermutigt, ihre Fähigkeiten kontinuierlich weiterzuentwickeln und ihre Erfolge ebenso wie ihre Fehler als Möglichkeit zum Lernen zu sehen.

Fragen

- Wie unterstütze ich das ganze Team, wie helfe ich ihm, sich im Sinn der Verwirklichung der Primären Pflege weiterzubilden?

- Wie können wir unser Verständnis der primären Beziehungen vertiefen und eine reflektierte Praxis gestalten?

Wenn Sie die Fragen in Anhang G erfolgreich beantwortet und einen Plan entwickelt haben, sind Sie auf dem besten Weg, um Ihre Verantwortung als Führungskraft in Bezug auf eine erfolgreiche Umsetzung wahrzunehmen. Wir empfehlen Ihnen, wenn andere Führungskräfte ihre Pläne entwickeln, mit diesen zusammenzuarbeiten, sodass Sie Ihre jeweiligen Ideen untereinander austauschen können, bevor Sie Ihren endgültigen Plan vorstellen und in die Tat umsetzen.

6.4.3 Verfeinerung der Ergebnismessung

Zusammen mit Ihrem SBG sollten Sie Basisdaten bezüglich der von Ihnen zu ergreifenden stationsspezifischen Maßnahmen sammeln. Diese Basisdaten brauchen Sie, um die Wirksamkeit Ihres Plans einzuschätzen und den Prozess der fortlaufenden Leistungsverbesserung zu lenken. Überlegen Sie, was wichtig ist, besprechen Sie die Ergebnisse offen und beschließen Sie Veränderungen auf Grundlage der Ergebnisse.

Von Ihnen und dem SB-Gremium wird erwartet, verschiedene stationsspezifische Ergebnisindikatoren zu bestimmen, an denen sich das Ergebnis Ihres Plans am besten ablesen lässt. Unterstützt werden Sie vom Lenkungsausschuss für die Primäre Pflege und/oder von den Experten und Expertinnen für Qualität in Ihrem Unternehmen. Dazu einige Ideen:

- Wählen Sie zwei oder drei spezifische Fragen aus dem Patientenzufriedenheits-Monitoring Ihres Hauses aus, die voraussichtlich von Ihrem Plan am ehesten berührt werden.
- Bewerten Sie die Wirkung der Primären Pflege auf den Patienten/die Patientin und die Familie, indem Sie ihn/sie bei seiner Entlassung nach dem Namen der Primären Pflegekraft fragen und um eine Bewertung der Beziehung bitten.
- Wählen Sie geeignete Wege, um herauszufinden, welche Auswirkungen Ihr Plan auf die Verbesserung der kollegialen Beziehungen und der interprofessionellen Zusammenarbeit hat.
- Beobachten Sie die gegenwärtigen klinischen Ergebnisse und deren mögliche Verbesserung durch die Primäre Pflege und durch persönliche, konstante Beziehungen.

Kürzlich haben wir die Befragung etwas verändert und fragen jetzt: „Hat die Primäre Pflege Ihre Angst während der Behandlungen vermindert?“ Damit haben wir einen pflegesensitiven Indikator, den wir seitdem nutzen. Von Anfang an, seit wir diese Frage stellen, haben einhundert Prozent der Befragten angegeben, dass ihre Primäre Pflegekraft ihnen geholfen hat, weniger Angst zu haben. (Kathleen Fowler, BSN, RN, Primäre Pflegekraft am OSUCCC-James)

6.4.4 Treffen zur Messung des Fortschritts

Während der Planungsphase werden die vom SBG erreichten Fortschritte in zwei oder drei Treffen mit dem Lenkungsausschuss für die Primäre Pflege abgeglichen. Der Zweck dieser Treffen besteht in einem objektiven Feedback für das SB-Gremium sowie in Ermutigung und Beratung. Die Stationsleitungen sollten an den Treffen mit ihren SBG teilnehmen und darauf vorbereitet sein, die Fortschritte bei der Entwicklung ihres Managementplans zur Unterstützung der Primären Pflege vorzustellen. Ihre Anwesenheit bei diesen Fortschritts-Checks und die Vorstellung ihres eigenen Plans zeigen ihr Engagement für die Primäre Pflege und ihre Unterstützung der Arbeit des SBG.

6.5 Vorstellung Ihres Managementplans

Vor der Implementierung sollte eine Zeitspanne eingeplant werden, in der die auf die Station bezogenen Pläne dem Lenkungsausschuss für die Primäre Pflege, den anderen SBG und der Unternehmensführung in einer formalen Präsentation vorgestellt werden. Der Zweck der Pause ist es, den Plan noch einmal zu durchdenken und sicherzustellen, dass er mit den grundsätzlichen Zielen und Werten des Unternehmens ebenso übereinstimmt wie mit den Management-Prinzipien der Primären Pflege. Auch die Mitglieder des SBG stellen ihre Pläne für die Implementierung vor. Anlässlich der Präsentation:

- Berichten Sie von den Erfolgen, um sie zu feiern.
- Erklären Sie, wie Sie mit den auf die Primäre Pflege bezogenen Führungsprinzipien umgehen wollen.
- Benennen Sie alle von Ihnen erkannten Probleme und Widerstände.
- Erläutern Sie die für eine erfolgreiche Implementierung benötigte Hilfe und Unterstützung.

Denken Sie daran, dass während der Präsentation von einer anderen Stationsleitung eine Idee kommen könnte, die Sie in Ihrem Plan berücksichtigen möchten. Nutzen Sie die Hinweise von anderen, wenn diese Ihren Plan bereichern.

6.5.1 Fallbesprechungen

Die Präsentation von Fallbeispielen ist geeignet, die Praxis der Primären Pflege zu vertiefen und zu kritischem Denken und zur Reflexion anzuregen. Fallbeispiele sollten nach der Implementierung der Primären Pflege regelmäßig besprochen werden, um Erfahrungen auszutauschen, neue Mitarbeitende zu ermutigen und zur Selbstreflexion anzuregen. Sie bestärken darüber hinaus den unabhängigen Bereich der pflegerischen Praxis und die professionelle Verantwortung. Die Stationsleitung ist dafür verantwortlich, gemeinsam mit dem SBG die Präsentation von Fallbeispielen zeitlich zu ermöglichen.

Auf die Präsentation von Fallbeispielen wird in **Kapitel 5** näher eingegangen. Ein entsprechendes Beispiel findet sich in Anhang F.

6.6 Die Ermächtigung Ihres Teams ist der Schlüssel zum Erfolg

Vielleicht hat dieses Kapitel Sie angeregt darüber nachzudenken, wie die dezentrale Entscheidungsfindung Ihnen hilft, die Primäre Pflege zu verwirklichen. Sie haben Ihr SB-Gremium in die Lage versetzt, über die Einzelheiten der Implementierung selbst zu entscheiden. Daneben haben Sie einen wohlüberlegten Plan erarbeitet, wie Sie seinen Erfolg sichern.

Damit verändert sich Ihre Führungsaufgabe ganz entscheidend dahingehend, dass Sie gegenüber der Station eine eindeutige und inspirierende Erwartung hinsichtlich der Primären Pflege einnehmen, dass Sie die von Ihrem SBG getroffenen Entscheidungen in allen Einzelheiten aktiv unterstützen und dass Sie durch das Coachen aller Mitarbeitenden Ihrer Station die Übernahme der Rolle einer Primären Pflegekraft unterstützen. Sie werden nun die Freude haben zu sehen, wie die Teammitglieder in ihre neue Funktion als Führungskräfte und professionell Praktizierende hineinwachsen.

> Wir haben wirklich ein Spitzenmanagement. Sie haben unser SBG unterstützt bei allem, was wir wollten. Sie haben darauf vertraut, dass wir unsere Arbeit verstehen. Sie haben uns geholfen, uns zu korrigieren und haben uns Zeit neben der Arbeit eingeräumt. Diese Art Hilfe durch die Leitung hat uns wirklich geholfen, die Dinge von Grund auf zu verändern. (Jane Czekajewski, BSN RN CNOR, Primäre Pflegekraft am OSUCCC-James)

6.7 Zusammenfassung

- In einer Kultur der gemeinsam geteilten Führung und der dezentralen Entscheidungsfindung müssen die Führungskräfte vor Ort zu beidem in der Lage sein: zum Führen ebenso wie zu den technischen Aspekten ihrer Managementaufgaben.
- Die Stationsleitung unterstützt aktiv und sichtbar die geteilte Führung und den Erfolg des Stationsberatungsgremiums bei der Implementierung der Primären Pflege.
- Die Stationsleitung äußert Erwartungen hinsichtlich der Primären Pflege, wie sie aufgrund des SBG-Plans entwickelt wird. Die Leitung begleitet die volle Implementierung, wobei sie alles unternimmt, was nötig ist, die Erfolge des Teams feiert und das Team, wenn nötig, coacht.
- Die Stationsleitung fördert eine professionelle Praxis und stärkt die Verantwortung der Primären Pflegekräfte für das Eingehen von therapeutischen Beziehungen und einer personenbezogenen Patienten- und Patientinnenversorgung, indem sie gemeinsam mit der zu pflegenden Person/der Familie und in Zusammenarbeit mit den Angehörigen anderer professioneller Disziplinen einen Pflege- und Behandlungsplan ausarbeitet.
- Die Stationsleitung bewertet die Effektivität der Primären Pflege mit Blick auf die Patienten-/Patientinnensicherheit, die Patienten-/Patientinnenerfahrung und die Qualität der Pflege. Die Ergebnisse dienen der Verbesserung und der Inspiration.
- Die Stationsleitung stellt Lernmöglichkeiten zur Verfügung, um das Wissen von der Primären Pflege zu vertiefen. Die Mitarbeitenden werden ermutigt, ihre (professionelle) Praxis kontinuierlich zu verbessern und ihre Erfolge und Niederlagen als Lernmöglichkeiten zu sehen.

6.8 Fragen zur Reflexion

- Vergleichen und beschreiben Sie die Unterschiede zwischen Führung und Management. Warum ist es für Stationsleitungen, die die Primäre Pflege einführen wollen, so wichtig, Fähigkeiten in beidem zu haben?
- Warum müssen Stationsleitungen eigene Pläne für die Einführung und Festigung der Primären Pflege erstellen? Worin unterscheiden sich ihre Pläne von der Arbeit des SBG?
- Was kann eine Führungskraft tun, um ihre Mitarbeitenden proaktiv davon zu überzeugen, die Primäre Pflege auf ihrer Station einzuführen und nachhaltig zu verankern?

Wenn etwas, dem du eine faire Chance gegeben hast, nicht funktioniert, versuche etwas anderes. (Jane Czekajewski, BSN, RN, CNOR, Primäre Pflegekraft am OSUCCC-James)

7 Übernahme der Prinzipien der Primären Pflege durch andere

Die Bedeutung, die eine Primäre Bezugsperson für die Patienten und Patientinnen hat, ist für andere klinische Professionen ebenso groß wie die Bedeutung, die sie in der Pflege hat. Wenn eine zu versorgende Person weiß, welche Fachkraft aus einer anderen Disziplin wie Therapie, Medizin oder soziale Betreuung für ihre Versorgung verantwortlich ist, schafft dieser sichtbare Zusammenhalt des Teams einen sicheren Versorgungshorizont für den Patienten/die Patientin und der Familie. Es gibt ihnen ein stärkeres Gefühl von Vertrauen und emotionaler Sicherheit (Koloroutis & Trout, 2012).

Außerdem haben wir festgestellt, dass die Versorgung sicherer wird, dass es weniger doppelte Bemühungen gibt und dass die Patientenergebnisse sich verbessern, wenn eine primär zuständige Person aus jeder Berufsgruppe für die Versorgung zuständig ist. Aufgrund der Kontinuität einer solchen Beziehung erlangt die primär zuständige Person ein tieferes und genaueres Verständnis der zu pflegenden Person und ihrer Familie. Wenn z. B. ein Primärer Atemtherapeut mit einem an Asthma oder COPD leidenden Patienten arbeitet, wird dieser Therapeut nicht nur ein klinisches Verständnis für „Menschen mit Asthma oder COPD" erwerben, sondern auch dafür, wie dieser bestimmte Patient auf diese bestimmten Bedingungen reagiert. Wenn die primär versorgende Person zuverlässig weiß, wie sich dieser Patient normalerweise verhält, kann sie erste Anzeichen von Atemproblemen früher erkennen und weiß genauer, welche Maßnahmen bei der Abwehr eines schweren Asthmaanfalls oder einer Pneumonie bei dieser Person sich als am wirksamsten erwiesen haben. Genau diese Prinzipien haben das patientenzentrierte Medical Home-Modell für den ambulanten Bereich so interessant gemacht.

Wir haben mit Fachkräften unterschiedlicher klinischer Berufe zusammengearbeitet, die Systeme einer primär verantwortlichen Betreuungsperson (z. B. einer

Primären Physiotherapeutin) entwickelt haben. Bei unserer Arbeit auf diesem Gebiet haben wir SB-Gremien gesehen, die eine wunderbare Arbeit in den Bereichen Pharmazie, Psychologie, Beratung, soziale Dienste, Audiologie, Physiotherapie, Ergotherapie, Ernährung, Phlebotomie, bildgebende Techniken, onkologische Bestrahlung und Atemtherapie gemacht haben, um sicherzustellen, dass die Patienten und Patientinnen eine größere Kontinuität durch ihre Versorgungsteams erlebten. Die Ergebnisse waren für beide Seiten signifikant, für die Patienten und Patientinnen ebenso wie für die in der Primären Rolle auftretenden Professionellen. Manchmal hießen sie ‚Primäre', in anderen Fällen ‚Leitende' und wieder woanders ‚Designierte' Kontaktpersonen. Auf den Namen kommt es nicht an. Es ist allein entscheidend, dass die Bezeichnung die professionelle Person ermutigt, die Verantwortung zu übernehmen 1) für die persönliche Zuständigkeit für die zu versorgende Person, 2) zu wissen, was diese Person braucht, 3) für die Gesamtkoordination der Versorgung innerhalb der jeweiligen Berufsgruppe, 4) für die Zusammenarbeit aller Berufsgruppen zum Wohl des Patienten/der Patientin.

7.1 Beispiele für klinische Dienste

In diesem Kapitel stellen wir die Übernahme der Prinzipien der Primären Pflege für die Bereiche Pharmazie, Sozialarbeit und Therapie vor.

Pharmazie

In vielen Krankenhäusern haben SB-Gremien für Pharmazeuten/Pharmazeutinnen und Pharmazietechniker/Pharmazietechnikerinnen innovative Schritte unternommen, um ihre Rollenzuständigkeit durch die Schaffung eines ‚Primären Pharmazeuten' zu erweitern. Wenn die Initiative aus der Mitte der Mitarbeitenden heraus und innerhalb des gegebenen Budgetrahmens erfolgt, gibt es eine realistische Möglichkeit, einen Primären Pharmazeuten/eine Primäre Pharmazeutin für ‚protocol patients' zu bestimmen (also für Patienten bzw. Patientinnen, die ein Medikationsprotokoll haben und pharmazeutischer Beratung bedürfen, etwa bei der Gabe von Coumadin®).

Um ein schönes Beispiel zu geben: Ein Medical Center führte versuchsweise die Rolle eines Primären Pharmazeuten ein, indem es einer großen chirurgischen Station einen klinischen Pharmazeuten zuwies. Das Programm wurde später auf andere Stationen ausgeweitet, weil es sich als überaus erfolgreich erwies. Es gab keinen physikalischen Platz für eine eigene Apotheke, weshalb die Primären Pharmazeuten und Pharmazeutinnen ihre Zeit zwischen der Hauptapotheke und der

Station teilten, und auf den Computer der Station wurde eine pharmazeutische Software aufgespielt. Die Zeiteinteilung gestaltete sich sehr innovativ:

Erste Hälfte des Vormittags: Die Primäre Pharmaziefachkraft befindet sich auf der Station, wo er oder sie neue Patienten und Patientinnen kennenlernt, ihnen seine/ihre Rolle als Primärer Pharmazeut oder Pharmazeutin erklärt und sich direkt mit der Ärzteschaft und Pflegekräften über Verschreibungen austauscht, Ziele für die einzelnen Patienten und Patientinnen auf einem interprofessionellen Formblatt festhält und an interprofessionellen Gesprächsrunden/Visiten teilnimmt.

Zweite Hälfte des Vormittags: Der Primäre Pharmazeut/die Primäre Pharmazeutin kehrt zurück in die Apotheke, um die Verschreibungen zu bearbeiten, weil dies in der Apotheke die Zeit für den größten Arbeitsanfall ist.

Nachmittag: Die Primäre pharmazeutische Fachkraft geht mit dem Stationssekretariat die anstehenden Entlassungen durch, überprüft die Verschreibungen für die Entlassung, erkennt eventuelle Probleme und hilft beim Abgleich der Medikamente, bevor die Patienten/die Patientinnen entlassen werden. Sie besucht und trifft neu aufgenommene Patienten und Patientinnen und vermittelt ihnen entsprechende Informationen bzw. führt Schulungen durch.

Zwei unmittelbare Ergebnisse dieses Pilotprojekts waren eine Verbesserung der Zusammenarbeit von Apotheke und Pflege und Berichte über zahlreiche Korrekturen bezüglich möglicher mit den Entlassungen zusammenhängender Probleme von Medikamentenverschreibungen. Hierzu ist zu sagen, dass einige ungenaue Verschreibungen sich auf Medikamente bezogen, die die Patienten und Patientinnen bereits von ihren behandelnden Ärzten oder Ärztinnen bekamen. Die neuen Verschreibungen gehörten zum Teil zu derselben Wirkstofffamilie und hätten zu einer gravierenden Überdosierung führen können, wenn das nicht verhindert worden wäre.

Sozialdienst

Der Krankenhaussozialdienst in einem Medical Center für Armeeveteranen (VA) verfügte über ein stark ausgebildetes System der permanenten Zuweisung ihrer Mitarbeitenden im Sozialbereich zu denselben Patienten und Patientinnen, wie in den meisten Gesundheitsorganisationen üblich. Sie fassten den Beschluss, den Vorteil zu nutzen, der darin lag, dass es diese Beziehungen zu einem Primären Sozialarbeiter bzw. einer Sozialarbeiterin gab, um die Beziehungen zu einer Gruppe besonders problematischer zu betreuender Personen deutlich zu vertiefen.

Die Verwaltung hatte eine kleine Gruppe von Veteranen identifiziert, die diese Dienste besonders stark in Anspruch nahmen, wobei einige von ihnen fast wöchentlich in die Notaufnahme kamen. Sie hatten neben physischen auch psychosoziale Probleme. Das SB-Gremium des Sozialdienstes entwickelte einen neuen Arbeitsprozess für einen Primären oder Lead-Sozialarbeiter, der eine kleine Gruppe von Veteranen begleiten sollte, die an einem auf „mentaler Stärke beruhenden Veränderungsmodell" teilnahmen. Das Programm wurde ausgearbeitet, einzelne Patienten wurden kontaktiert und zur Teilnahme eingeladen, und der Lead-Sozialarbeiter begann, einzeln und in Gruppensitzungen mit ihnen zu arbeiten. Der Sozialarbeiter unterstützte jeden Einzelnen, seine gesundheitlichen Ziele selbst festzulegen, und begann, im Sinn dieser Ziele mit den Einzelnen zu arbeiten. Die teilnehmenden Veteranen wurden zu Anfang, nach der Hälfte und am Ende des Prozesses befragt, und als weitere Eckdaten wurden die Anzahl der Krankenhauseinweisungen und das Aufsuchen der Notaufnahme erfasst.

Am Ende des Programms waren 50 Prozent der Teilnehmer von einer geringeren Anzahl Krankenhauseinweisungen und Notaufnahmebesuchen betroffen. Sie entwickelten neue Fähigkeiten im Zusammenhang mit ihrer gesundheitlich benötigten Resilienz. Die genannten Ergebnisse wurden auf einer berufsbezogenen Konferenz vorgestellt, und es wurde beschlossen, den Prozess mit einer weiteren Gruppe von Veteranen mit hoch komplexen Problemen zu wiederholen.

Physiotherapeutische Atemtherapie

Abteilungen für die Atemwegstherapie planen die Dienste ihrer Mitarbeitenden häufig so, dass diese täglich über mehrere Stationen rotieren, um ihre berufliche Qualifizierung für alle möglichen Spezialbereiche sicherzustellen. Auch wenn dies den Therapeuten und Therapeutinnen im Bereich der Atemtherapie zugutekommt, bedeutet es für die Patienten und Patientinnen, dass sie es jeden Tag mit einer anderen Fachkraft zu tun haben. Die Arbeit mit einer Reihe von Atemwegsfunktionsabteilungen hat uns von den positiven Auswirkungen überzeugt, die sich aus einer Änderung der Einsatz-/Dienstpläne und aus der Einführung eines Lead-Therapeuten/einer Lead-Therapeutin ergibt.

In einem Fall änderte das SB-Gremium der Atemwegsabteilung die Zuweisungen so, dass die Therapeuten und Therapeutinnen im Durchschnitt fünf Tage auf derselben Station blieben, bevor sie rotierten. Sie entwarfen ein Schreiben, um sich gegenüber den Patienten und Patientinnen als deren Lead-Therapeuten vorzustellen. Das Schreiben erklärte die Funktion eines Lead-Therapeuten/einer Lead-Therapeutin und die therapeutische Fachkraft fügte nur ihren Namen ein, damit die Patienten und Patientinnen ihn/sie kannten. Sie stärkten die Aufklärung der zu behandelnden Personen, indem sie computerisierte Bildungsmaterialien auf eine ganz neue Art und Weise benutzten. Diese Therapeuten und Therapeutinnen begannen damit, die Verantwortung für das Managen der Bedürfnisse der Patienten und Patientinnen in einem viel umfassenderen Sinn wahrzunehmen. Sie erzielten dadurch auch bessere Ergebnisse – die Patienten und Patientinnen waren besser auf ihre Entlassung vorbereitet.

7.2 Beispiele für unterstützende Dienste

Der fundamentale Nutzen, der sich aus der Aufnahme gleichbleibender Beziehungen zu anderen ergibt, kann auch für unterstützende Dienste beobachtet werden. Es hatte eine ansteckende Wirkung, dass Mitglieder des Teams freiwillig die Verantwortung für die Qualität der Versorgung oder für Dienstleistungen für andere Stationen oder Patienten und Patientinnen übernahmen. Wir nennen zwei Beispiele, die sich als hoch bedeutsam erwiesen haben.

Sterilisationsabteilung

In einer Sterilisationsabteilung hat das SB-Gremium beschlossen, die Funktion einer Primären Kontaktperson (Liaison) für Stationen/Funktionsdienste zu schaffen, die in der Regel die stärksten Nutzer ihrer Dienste waren. Den Anfang machte die Chirurgie, weil sie der größte ‚Kunde' dieser Dienste war.

Die Chirurgie wurde gebeten, eine Kontaktperson aus der Belegschaft zu benennen, die die Verbindung (Liaison) sein sollte, mit der man arbeiten konnte. Sie fingen damit an, dass sich die Leitungen mit den beiden neu bestimmten Kontaktpersonen kurzfristig zusammensetzten, um das Programm und die Ziele zu besprechen. Im Anschluss trafen sich die beiden Kontaktpersonen regelmäßig, um Probleme zu besprechen und den Bedarf abzuklären. Das Ergebnis war eine verbesserte Bereitstellung des geeigneten und einsatzbereiten Equipments in der richtigen Abfolge. Daraufhin reduzierte sich die auf die Bewältigung täglicher Probleme verwendete Zeit dramatisch. Das Vertrauen zwischen den Abteilungen und die Bereitschaft voneinander zu lernen, schufen erheblich verbesserte Arbeitszusammenhänge im chirurgischen Bereich und deutlich weniger Ausfälle durch falsche oder fehlende Materialien und Ausstattungen. Das Programm wurde auf andere Stationen mit anderen Mitarbeitenden der Sterilisation als ‚Liaisons' ausgeweitet. Eine weitere, wenn auch weniger messbare Folge dieser Initiative war, dass sich die Wertschätzung der Mitarbeitenden der Sterilisation und deren empfundener Stolz erheblich verbesserten. Sie waren im Untergeschoss stationiert und fühlten sich von den anderen Stationen nicht wertgeschätzt oder beachtet. Ihre Arbeit half ihnen nun, den Unterschied für die Sicherheit jedes einzelnen Patienten/jeder Patientin und die Bedeutung ihrer Arbeit für die anderen Abteilungen/Stationen zu sehen und zu behaupten.

Sicherheitsdienst

In der Abteilung für die polizeiliche Sicherheit eines Innenstadtkrankenhauses beschloss das SB-Gremium ein ‚Adopt-A-Unit'-Programm (‚Adoptiere-eine-Station/Abteilung'), demzufolge sich einzelne Beamte und Beamtinnen freiwillig bereiterklären sollten, sich als Kontaktperson für bestimmte spezifische Stationen zur Verfügung zu stellen. Sie beschrieben die Idee folgendermaßen:

Adopt-A-Unit

- Rekrutiere Beamte/Beamtinnen, die einwilligen, die Rolle einer ‚Liaison' (Kontaktperson) zwischen der Station und dem Polizeidienst zu übernehmen, um laufende Vorgänge zu bearbeiten und für bessere Beziehungen zu sorgen.
- Zu ‚Liaisons' ernannte Beamte/Beamtinnen arbeiten an der Verbesserung der Kommunikation von Station und Polizei.
- Hänge die Informationen der zur ‚Liaison' bestimmten Person im Aufenthaltsraum der Station aus.
- Als ‚Liaisons' ernannte Beamte/Beamtinnen unterrichten die Mitarbeiterschaft über polizeiliche Aufgaben:
  - Sicherheit
  - „Fourth Amendment" der Verfassung: (Suche und Festnahme)
  - Parkregeln
  - Fragen zu unseren Diensten.

Interessanterweise ist das Aufkommen von Primären oder ‚Lead'-Personen außerhalb der eigentlichen Pflege typischerweise keine Folge von Beauftragungen, sondern von Innovationen, die von am Patienten arbeitenden Pflegekräften entwickelt und vorgeschlagen wurden. Wenn ein Team ermächtigt wird, seine Arbeit neu zu strukturieren, um für die Patienten, Patientinnen und Familien die bestmöglichen Erfahrungen vorzuhalten, finden sie in der Regel ganz von selbst zu einem Primären oder Lead-System. Werden sie ermächtigt, ihre eigene Arbeit zu verbessern, versetzen sie sich meistens in die Lage des Patienten bzw. der Patientin und der Familie und beginnen, ihre Arbeit zu überdenken, um die Erfahrung von Patienten und Patientinnen zu verbessern.

Neue Wege, die geeignet sind, das Prinzip der Primären Beziehungen zu verbreiten, können von vielen Stationen oder Abteilungen beschritten werden, insbesondere, wenn ein SB-Gremium aus ‚first-line'-Mitarbeitenden in diesem Sinn gecoacht und beraten wird. Auf die Dauer werden sich die organisatorischen Verbesserungen in den Patientenerfahrungen niederschlagen, an Qualitäts- und Sicherheitsindikatoren ablesbar werden und zu höherer Arbeitszufriedenheit und geringerer Fluktuation führen.

7.3 Zusammenfassung

- Wenn die Patienten und Patientinnen Primäre Ansprechpartner oder Primäre Dienstleistende aus den verschiedenen Abteilungen haben, wird die Versorgung sicherer, gibt es weniger Doppelarbeit und bessere Ergebnisse für die Patienten und Patientinnen.
- Primäre Versorgungs- und Dienstleistungssysteme sind erfolgreich in der Pharmazie, im Sozialdienst, der Atemtherapie, der Sterilisation, Materialbeschaffung und im Sicherheitsdienst eingeführt worden, um nur einige zu nennen.
- Die meisten Systeme zur Erbringung von Pflege- und anderen Dienstleistungen werden nicht aufgrund eines Auftrags der Organisation eingeführt. Die meistern werden als Innovationen von „first-line" Mitarbeitenden vorgeschlagen und entwickelt.

7.4 Fragen zur Reflexion

- Welche weiteren Dienste und Dienstleistungsbereiche in Ihrem Unternehmen können von einer Übernahme der Idee einer Primären Versorgungs- und Dienstleistungserbringung profitieren?

Sobald die Familie dir vertraut, ändert sich die ganze Dynamik. Sie übernehmen die Ruhe von dir, und du fühlst es mit ihnen und kannst direkt an die Arbeit gehen, ohne alles Mögliche erklären zu müssen, weil du schon ihr Vertrauen hast und eine Beziehung aufgebaut hast. Wenn du beides hast, werden selbst die schwierigsten Tage einfach. (Heidi Nolan, BSN, RN, Primäre Pflegekraft am UC Davis Medical Center)

8 Die therapeutische Beziehung

Bei der Primären Pflege geht eine Pflegekraft eine therapeutische Beziehung mit einem bestimmten Patienten oder einer Patientin und/oder der Familie ein. In dieser Beziehung übernimmt die Pflegekraft die Verantwortung dafür, die besonderen gesundheitlichen Erfordernisse dieser zu pflegenden Person zu ermitteln, zu koordinieren und sie den anderen Mitgliedern des Gesundheitsteams zu vermitteln (Koloroutis, 2004). Obwohl allgemein akzeptiert wird, dass eine therapeutische Beziehung mit dem Patienten und der Patientin und der Familie ein essentieller Aspekt der Primären Pflege ist, ist sehr wenig darüber geschrieben worden, was eine therapeutische Beziehung im Kern ausmacht und wie sie in der Praxis einer schnell getakteten Gesundheitsversorgung unter eingeschränkten zeitlichen Bedingungen eingegangen werden kann (Zolnierek, 2014). Um diesem Mangel zu begegnen, haben Mary Koloroutis, eine Pflegeführungskraft, und der Kinder- und Familienpsychologe Michael Trout untersucht, wie authentische und mitfühlende Verbindungen eingegangen werden können, die es dem Patienten oder der Patientin und der Familie ermöglichen, den sie betreuenden Personen zu vertrauen und gemeinsam mit ihnen an der bestmöglichen Versorgung zu arbeiten (Koloroutis & Trout, 2012).

Die therapeutische Beziehung rührt an die eigentliche Bedeutung dessen, was der Pflegebegriff meint, weil sie sich zentral auf das bezieht, was für die zu pflegende Person am wichtigsten ist und ihre Heilung am ehesten fördert. Der Zweck der therapeutischen Beziehung besteht in dreierlei: 1) den Menschen zu helfen, etwas zu bewältigen, 2) den Patienten oder Patientinnen und Familien zu helfen, die Bedeutung ihrer Krankheitsgeschichte für ihr Leben zu erkennen und zu verstehen und 3) ihnen zu helfen, die Verantwortung für ihre Gesundheit und ihr Wohlergehen (soweit ihnen das eben möglich ist) selbst zu übernehmen. Zu einer therapeutischen Beziehung kann es in der kürzesten Patient/Praktiker-Beziehung kommen, aber wenn es sich bei dem Pflegesystem um die Primäre Pflege handelt, kann die Beziehung leichter eingegangen werden, weil dieses Pflegesystem eigens entwickelt wurde, um genau dieser Patient/Pflegekraft-Beziehung die für ihr Gelingen nötige Zeit, den nötigen Raum und die erforderliche Struktur zu geben.

Wir wissen aber auch, dass es nicht automatisch zu einer therapeutischen Beziehung kommt, nur weil einer praktizierenden Fachkraft die entsprechenden Mittel zur Verfügung stehen. Vielmehr geschieht dies, wenn die praktizierende Fachkraft sich aufmerksam und bewusst *therapeutisch* einlässt und wenn die Beziehung auf gesundem Wissen basiert und auf erlernten und beherrschten Techniken. Eine solche Beziehung beruht nicht auf angeborenen Fähigkeiten oder besonderen persönlichen Eigenschaften der betreuenden Person. Es geht nicht darum „nett“ zu sein, es geht vielmehr darum, therapeutisch fokussiert zu sein, und das hängt von der Eigenwahrnehmung, dem Engagement und der professionellen Entwicklung des jeweiligen Praktikers oder der Praktikerin ab.

In ihrem grundlegenden Buch: *See Me as a Person: Creating Therapeutic Relationships with Patients and Their Families* beschreiben Koloroutis und Trout (2012) vier Techniken, die es Praktikern und Praktikerinnen ermöglichen, ganz bewusst eine solche therapeutische Verbindung selbst unter zeitlich erschwerten Bedingungen einzugehen. Diese Techniken sollen hier kurz vorgestellt werden und in einem Beispiel soll ihre Anwendung auf die Pflege einer betroffenen Person und ihrer Familie durch eine Primäre Pflegekraft dargestellt werden.

8.1 Vier praktische Vorgehensweisen

Keine therapeutische Beziehung ist wie die andere. In dieser besonderen Beziehung bieten der Praktiker oder die Praktikerin „Zuwendung, Berührung, Einlassung, Präsenz und jede andere die Heilung fördernde Handlung oder Haltung an, ohne im Gegenzug dafür etwas zu erwarten.“ (Koloroutis, 2004). Um sich auf andere einzulassen, müssen die Praktizierenden die Fähigkeit haben, offen und aufnahmefähig gegenüber denen zu sein, für die sie da sind, und sie genau dort abholen, wo sie sich befinden. Die vier therapeutischen Praktiken ermöglichen den Praktikern und Praktikerinnen, ungeachtet der Person und/oder der Umstände, offen, aufnahmefähig und präsent zu sein und zu bleiben. Die vier therapeutischen Praktiken sind: Einlassung, Offensein, Folgen und Halten (**Abb. 8-1**). Diese Vorgehensweisen beschreiben eine Art zu denken, präsent zu sein und zu interagieren (Koloroutis & Trout, 2012).

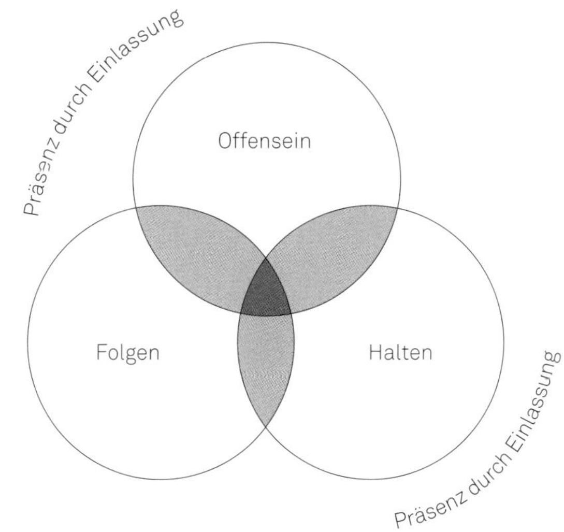

Abbildung 8-1: See Me as a Person. Modell der therapeutischen Beziehung (Quelle: Koloroutis, M. & Trout, M. (2012). *See me as a person: Creating therapeutic relationships with patients and their families.* Creative Health Care Management. Wiedergabe mit Genehmigung.)

Diese bewusst praktizierten Vorgehensweisen stehen in keiner Reihenfolge, auch wenn die Haltung der Einlassung die Voraussetzung für jede der anderen Praktiken ist. Die anderen drei Praktiken kommen und gehen im Verlauf der pflegerischen Versorgung in allen möglichen Reihenfolgen und Kombinationen.

Einlassung

Sich auf eine andere Person einzulassen, setzt eine Präsenz voraus, die eine gewisse (wenn auch zeitlich begrenzte) Verbundenheit ermöglicht, die dem Praktiker und der Praktikerin erlaubt, mit der zu pflegenden Person zu fühlen und umgekehrt ihr (im Normalfall) mit dem Praktiker oder der Praktikerin. Das aktive Sich-Einlassen schafft eine Umgebung, die für die Wirksamkeit der anderen drei Praktiken grundlegend ist. Ohne dieses Sich-Einlassen der Pflegeperson könnten der Patient und die Patientin sowie die Familie sich, unabhängig von dem, was sonst um sie herum geschieht, alleingelassen fühlen. Mary Koloroutis äußerte sich über einige Aspekte des Sich-Einlassens in einem Grundsatzreferat:

> Es geschieht durch dieses bewusste Sich-Einlassen auf die zu pflegende Person, dass wir die zentrale Botschaft der Pflege wie der Medizin vermitteln: Ich sehe dich, ich nehme Anteil, dir gehört meine volle Aufmerksamkeit. Ich bin da. Du bist sicher.

> Wir lassen uns auf jemanden ein, indem wir uns in die physische oder mentale Lage versetzen, seine mentale Situation zu erfassen. Wir lassen uns auf eine Person ein, indem wir uns daran erinnern, dass, was für uns vielleicht nur Routine ist, für die zu versorgende Person jedenfalls keine Routine ist – sondern tatsächlich lebenswichtig sein kann. Wir lassen uns auf jemanden ein, indem wir unsere eigenen Belange, unsere eigene Agenda bewusst beiseiteschieben, um uns auf die Bedürfnisse eines anderen zu fokussieren.
> Uns auf andere einzulassen sind wir gewohnt. Wir erleben die Einlassung durch andere, indem wir uns gesehen, gehört und respektiert fühlen. Wenn wir es erleben, dass ein anderer sich voll auf uns einlässt, sind wir in der Regel ruhiger und fühlen uns geborgen. Die Wissenschaft hat die Erfahrung einer gegenseitigen Regulierung beschrieben, zu der es kommt, wenn zwei Individuen sich aufeinander einlassen. Eine Mutter erkennt und stellt sich auf die Gefühle ihres Babys ein. Das Baby erfährt und erlebt die innere Verfassung seiner Mutter mit und stellt sich auf diese ein. Sie sind aufeinander bezogen. Sie sind neurologisch verbunden. In diesem Prozess erwirbt die Mutter die besondere und starke Fähigkeit, die Stimmung, die Bewegungen und Gefühle ihres Kindes zu beeinflussen.
> Unsere Erfahrung als leidende, ängstliche, vielleicht momentan regressive und verletzliche Patienten ähneln auf diese Weise vielleicht denjenigen eines Kindes – auch wir wünschen uns, dass jemand sich auf uns einlässt, vielleicht mehr als alles andere – bei unserer Suche, unserem Wunsch nach Sicherheit. Wir sind vielleicht übertrieben vorsichtig, und erst, wenn wir sehen, dass ein anderer sich wirklich um unser Wohlergehen sorgt, kann es zu einer therapeutischen Beziehung kommen. (Koloroutis im persönlichen Gespräch am 12. Dezember 2014.)

Offensein

Das Offensein setzt einen ursprünglichen Sinn von Interesse und Neugier auf andere Personen voraus. Es steht anstelle irgendwelcher Vermutungen, älterer Rückschlüsse oder einer Überbewertung von Checklisten. Offensein verlangt von uns zu verstehen, nachzufragen, zuzuhören und herauszufinden, was sich hinter jemandes Worten oder Körpersprache verbirgt. Hier einige Beispiele, wie sich Offensein im Gespräch anhört:

- „Was ist gegenwärtig Ihre größte Sorge?“
- „Was ist in diesem Moment für Sie das Wichtigste?“
- „Welche Erfahrung haben Sie zuletzt mit dem und dem gemacht?“
- „Was quält Sie gerade am meisten?“

Um wirklich offen sein zu können, müssen wir davon ausgehen, dass der Patient oder die Patientin uns etwas Wichtiges zu erzählen hat und dass wir beide, die betroffene Person und wir, etwas davon haben, das herauszufinden. Das Offensein schützt uns davor, andere zu verurteilen, voreilige Schlüsse zu ziehen bzw. Diagnosen zu stellen und andere zu etikettieren. Wenn wir uns über unsere möglichen Vorurteile und Vorverurteilungen im Klaren sind, können wir sie leichter ablegen, sodass wir verhindern, dass sie sich störend auf unsere therapeutischen Beziehungen auswirken.

Folgen

Jemandem folgen heißt sich erinnern, respektieren und auf das reagieren, was wir beim Zuhören und im Gespräch mit unseren Patienten, Patientinnen und den Familien erfahren. Unsere Betreuung, unsere Gespräche und unsere Entscheidungen beruhen auf dem, was uns der Patient oder die Patientin mitteilen und lehren – sie führen, wir folgen. Unser Antrieb ist nicht die eigene Agenda, sondern vielmehr die Fingerzeige und Einsichten, die wir durch unser Offensein und unsere Aufmerksamkeit erfahren. Unser Folgen könnte sich in der Pflege etwa darin ausdrücken, dass wir Dinge sagen wie:

- „Als Sie gesagt haben, dass ..., habe ich mich gefragt ...?"
- „Ich habe bemerkt, ..."
- „Erzählen Sie mir mehr von ..."
- „Sie wirken [traurig, erregt, besorgt ...], stimmt das?"

Folgen bedeutet die aktive Bemühung, genau zuzuhören (nicht zu unterbrechen) und neugierig zu bleiben auf das, was wir sehen und hören. Wie das Offensein ist das Folgen leichter, wenn wir davon ausgehen, dass die zu pflegende Person uns etwas Wichtiges mitzuteilen hat und dass die Qualität der Pflege sich durch das verbessert, was der Person wichtig ist.

Halten

Halten heißt für uns, einen sicheren Hafen für die von uns zu versorgenden Menschen zu schaffen. Wir schützen sie vor Schaden, akzeptieren sie wie sie sind, und bemühen uns, ihre Würde zu wahren. Das Halten kann darauf hinauslaufen, ihr Selbstvertrauen zu schützen, und zwar in der Form einer beständigen, nicht urteilenden Präsenz. Beim Halten kann es zu Aussagen kommen wie:

- „Sie haben völlig recht, so zu fühlen ..."
- „Ich werde dafür sorgen, dass sich jemand darum kümmert."
- „Ich bin hier."

- „Ich werde bei Ihnen bleiben."
- „Ich bin Ihre Primäre Pflegekraft."

> Ich sage den neuen Patienten, dass ich ihre Primäre Pflegekraft bin, solange sie die Infusionen bekommen – dass ich vielleicht nicht jedes Mal da bin, aber dass ich, wenn sie mich sehen wollen, auf jeden Fall versuche vorbeizuschauen. Ich weiß, wann sie kommen, so dass ich kurz vorbeischauen und „Hi" sagen kann. Ich sage ihnen, dass ich auf sie aufpasse, dass ich ihr Kurvenblatt sehe und ständig mit den anderen Pflegekräften rede, so dass ich, auch wenn ich sie nicht jedes Mal sehe, über jede Veränderung in ihrem Plan Bescheid weiß. (Kathleen Fowler, BSN, RN, Primäre Pflegekraft am OSUCCC-James)

Halten heißt, dass wir uns immer bewusst sind, dass jede Begegnung mit einem Patienten oder einer Patientin einen Anfang hat, eine Mitte und ein Ende. Zeiten des Übergangs sind Augenblicke der Verletzlichkeit für die zu pflegenden Personen, die wissen müssen, was sie als Nächstes erwartet.

Wenn die Übergänge nicht sorgfältig begleitet werden, entstehen Ängste. Die Primäre Pflegekraft antizipiert Übergänge in der Pflege und bereitet die Patienten, die Patientinnen und die Familien auf diese vor (**Abb. 8-2**). Halten bedeutet dabei, dass wir uns des grundlegenden Vertrauens bewusst sind, das die Patienten und Patientinnen uns entgegenbringen, und wir diesem Vertrauen auf der Grundlage ihrer jeweils besonderen Erfordernisse weitestgehend gerecht werden (Koloroutis & Trout, 2012).

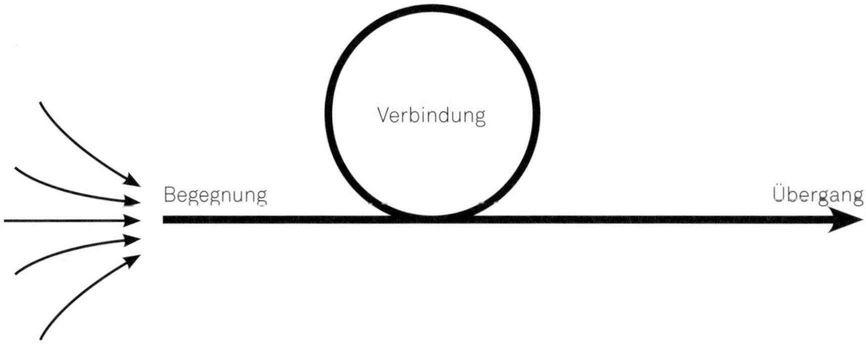

Abbildung 8-2: Die drei Phasen der therapeutischen Beziehung (Quelle: Wessel, S. & Manthey, M. (Eds.). (2015). *Primary Nursing – Person-centered care delivery system design* (3rd ed.). Creative Health Care Management. Wiedergabe mit Genehmigung.)

8.2 Primäre Pflege und therapeutische Grenzen

Das Pflegesystem der Primären Pflege stellt eine Struktur dar, in der therapeutische Beziehungen sehr erfolgreich eingegangen und aufrechterhalten werden können. Es ist bemerkenswert, dass wir in den Interviews, die wir mit Primären Pflegekräften geführt haben, einen Wissensschatz hinsichtlich dessen gefunden haben, wie gegenüber den Patienten und Patientinnen sowie ihren Familien gesunde Grenzen gewahrt werden können, sogar unter extrem herausfordernden Umständen. Wenn die Verbindung stark ist, können gesunde therapeutische Grenzen helfen, die Pflegekraft vor der Gefahr eines Burnouts zu bewahren und zugleich eine starke authentische Verbindung aufrechtzuerhalten. Das herkömmliche Wissen und sogar die simple Logik sagen einem, dass die beste Art, sich selbst emotional in einer potenziell herzzerreißenden Situation zu schützen, darin besteht, sich daraus zurückzuziehen, wohingegen Nicole Vance, eine examinierte Pflegekraft (RN) und Primäre Pflegekraft vom UC Davis Medical Center die Erfahrung gemacht hat, dass es durchaus Wege gibt, mit der zu pflegenden Person und der Familie tief verbunden zu bleiben:

> Ich kann aufrichtig sagen, dass es sehr wohl eine Möglichkeit gibt, mit den Patienten verbunden zu bleiben, ganz egal, wir tragisch alles ist oder wie oft du sie verlierst, wenn du es auf eine Weise machst, die für ihr Wohlergehen steht und nicht für deine eigene emotionale Befriedigung als Pflegekraft. Wenn du es schaffst, eine Verbindung nach dem Motto „Was diese Familie braucht" herzustellen und nicht nach einem: „Ich mag diese Leute, lasst uns Freunde sein", dann kannst du immer die professionelle Beziehung hochhalten und dabei auf eine gesunde Abgrenzung achten, die dir genug Raum lässt, für dich zu sorgen und dennoch weiterzuarbeiten.

In **Abbildung 8-3**, die wir vom National Council of State Boards of Nursing, 2004 übernommen haben, liefern Koloroutis und Trout Pflegekräften und anderen Versorgenden ein hilfreiches Werkzeug zur Reflexion (Koloroutis & Trout, 2012, S. 388–389).

Auch Nicole Vance berichtet von einer Reihe Gedanken, die ihr angesichts der Herausforderung geholfen haben, in schwierigen Momenten präsent zu sein und sich einzulassen, ohne die Lasten anderer zu tragen:

> Es gibt eine empfindliche Balance zwischen der Empathie mit den Problemen anderer und der Übernahme von Verantwortung für die Probleme anderer. Wenn ich mir dieser Grenze nicht im Sinn einer geregelten Grundlage bewusst bin, über-

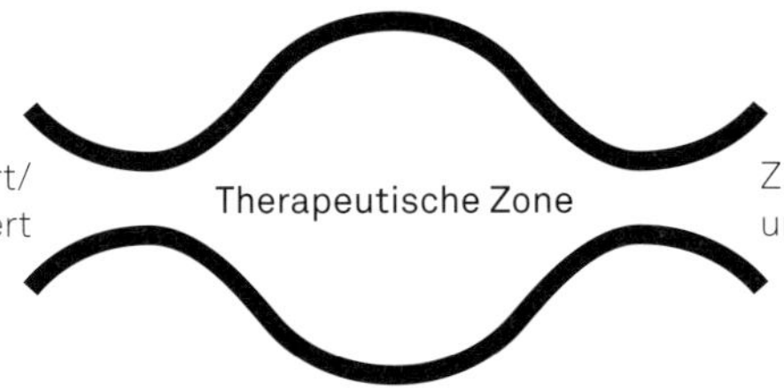

Abbildung 8-3: Die therapeutische Zone (Quelle: Koloroutis, M. & Trout, M. (2012). See me as a person: Creating therapeutic relationships with patients and their families. In S. Wessel & M. Manthey (Eds.), *Primary Nursing – Person-centered care delivery system design*. Creative Health Care Management. Wiedergabe mit Genehmigung.)

schreite ich sie, weil ich eine Pflegekraft bin und den Leuten helfen möchte. Es läuft letztlich darauf hinaus, sich in die Lage anderer Menschen zu versetzen, aber nicht ihre Probleme zu lösen.

8.3 Eine therapeutische Beziehung

Die folgende Geschichte im Sinne von Einlassung, Offensein, Folgen und Halten veranschaulicht die Bedeutung einer therapeutischen Beziehung, die eine Pflegekraft eingegangen ist. Sie hat die Verantwortung für das Management der Pflege ihrer Patientin übernommen.

Patty war eine 41-jährige Anwältin. Ihre Primäre Pflegekraft Maya war ihr zugeteilt worden, als sie wegen einer explorativen OP ein Jahr nach ihrer Magenkrebs-Diagnose und einer Totalgastrektomie eingewiesen wurde. Zwei Jahre zuvor hatten sie und ihr Ehemann Zwillinge adoptiert, die jetzt vier Jahre alt waren. Patty und ihr Mann waren nicht bereit, irgendwelche Fragen zum Lebensende zu diskutieren. Sie bestanden auf einem Wunder.

Einlassung. Sich auf diese Familie einzulassen hieß, ihr genau dort zu begegnen, wo sie war, und ihre Sicht der Dinge zu respektieren. Es wäre für Maya leicht gewesen, ihre Hoffnung auf ein Wunder als unrealistisch anzusehen, aber das wäre nicht hilfreich gewesen. Damit Maya sich auf sie einlassen konnte, musste sie ihnen neugierig, offen und akzeptierend begegnen.

Immer wenn Maya oder irgendwer sonst aus dem Team das Thema Lebensende ansprach, weigerte Patty sich absolut, sich an solchen Gesprächen auch nur zu beteiligen und verwies den Chirurgen tatsächlich des Raums, als er darauf bestand, sie darauf anzusprechen. Als Pattys Primäre Pflegekraft wusste Maya, worum es ihr zuallererst ging. Maya respektierte Pattys Recht und das der

Familie, diesen Prozess auf ihre Weise und in ihrem Tempo zu durchlaufen, und sie kam immer herein, um ihnen beizustehen, wenn sie bemerkte, dass ihre Wünsche von den anderen im Team nicht gehört und nicht respektiert wurden.

Offensein. Die Praxis des Offenseins war für Maya der Schlüssel, der es ihr ermöglichte, eine therapeutische Haltung einzunehmen. Diese Familie traf jeden Tag schwierige Entscheidungen, und es wäre das Ende ihrer Beziehung gewesen, wenn Maya Patty als widerspenstig, unrealistisch oder „noncompliant" verurteilt hätte, oder wenn sie versucht hätte, die Familie zu belehren, ihr Vorhaltungen zu machen oder ihre Entscheidungen zu beeinflussen. Stattdessen trat Maya ihnen respektvoll und offen gegenüber. Sie blieb bei ihrem Offensein, als sie sich auf diese besondere Familie bezog, die es auf ihre eigene Weise machte.

Nach einigen Tagen Aufenthalt in der Klinik, als Maya Patty fragte, was für sie das Wichtigste an diesem Tag gewesen sei, teilte Patty ihr mit, dass sie sich vorgenommen hatten, mit den Kindern an deren fünftem Geburtstag Disneyland zu besuchen, und bat Maya, sich dafür einzusetzen, das zu ermöglichen. Am Abend, als ihr Mann kam, trafen sie sich zu dritt und besprachen, wie das mit gewissen Einschränkungen möglich wäre. Patty wollte ein Foto von sich mit den Kindern und Mickey Mouse, damit sie für immer eine Erinnerung an diesen glücklichen Moment hätten. Sie überlegten, was sie dafür brauchten, und entwickelten einen Plan, der vorsah, dass ihr Mann sie jede Nacht über den implantierten Katheter an einen Beutel mit Flüssigkeit anschließen sollte, damit sie nicht zu sehr dehydrieren würde. Einige der an Pattys Behandlung beteiligten Professionellen (ihr Chirurg, der onkologische Strahlentherapeut, der medizinische Onkologe) hielten das für eine schreckliche Idee und einige verurteilten Maya scharf. Wieder andere, die lange genug mit Maya gearbeitet hatten, um zu wissen, dass sie sich stets sehr gründlich auf ihre Patienten einstellte, vertrauten auf ihre Entscheidung. Pattys Primärer Onkologe unterstützte den Plan, bereitete die notwendigen Verschreibungen vor und vermittelte ihnen für einen möglichen Notfall einen Kontakt vor Ort.

Folgen. Alles dieses war von Mayas Seite gesehen ein äußerst geschicktes Folgen. Sie hörte zu, respektierte und handelte nach Maßgabe dessen, was nach Auskunft der Patientin und der Familie für diese am wichtigsten war. Der therapeutische Erfolg von Mayas Folgen für die Patientin und ihre Familie ist weitgehend offensichtlich, aber auch der Erfolg für Maya selbst, die Primäre Pflegekraft darf nicht übersehen werden. Je mehr sie zuhörte, über Patty und ihre Familie erfuhr und sich darauf einließ, umso kompetenter wurde sie in deren Pflege. Sie verstand die Grenzen von Pattys gegenwärtigem Zustand besser als irgendwer sonst, einfach, weil sie als ihre Primäre Pflegekraft einen engeren Kontakt zu ihr hatte als irgendwer sonst. Weil sie so gut informiert war, setzte sie sich voller Zuversicht für die Familie ein und gab ihnen die nötige Kraft, als sie sich darum kümmerte, nach einer Lösung auch für den Notfall zu suchen.

Einige Tage nach ihrer Rückkehr kam Patty wieder ins Krankenhaus. Während dieses Krankenhausaufenthalts sprachen Patty, ihr Mann und Maya darüber, wie wichtig es wäre, weitere ähnliche Erinnerungen an das zu schaffen, was sie den Kindern gegebenenfalls hinterlassen könnte. Nachdem sie ihren Ausflug geschafft hatte, war Patty bereit, über eine solche Idee nachzudenken. Obwohl sie nach wie vor auf ein Wunder hoffte, war der Ausflug doch zu einer Art Wendepunkt geworden, weil er ihr den Frieden gab, den sie brauchte, um sich dem Gedanken an ihren unvermeidlichen Tod zu nähern. Sie war nun imstande, an jedes der Kinder Briefe zu schreiben, die sie zu bestimmten Anlässen öffnen sollten. Nachdem das einmal geschehen war, waren Patty, ihr Mann und Maya in der Lage, auch über andere mit dem Tod zusammenhängende Fragen zu reden, etwa wo sie sterben wollte, ob sie eine Hospizversorgung bei sich zu Hause wollte, ob sie wollte, dass die Kinder dabei wären, und wie und wann sie den Kindern sagen wollten, dass sie sterben würde.

Halten. Als Primärer Pflegekraft wurde Maya die ehrenvolle Aufgabe zuteil, diese Familie in ihren verletzlichsten Stunden zu stützen und zu halten. Weil sie mit Respekt auf das reagierte, wer sie waren, wie sie leben wollten und wie Patty sich zu sterben entschlossen hatte, war es ihr möglich, auf eine Weise bei ihnen zu sein, die sie stützte und die im Letzten für Patty heilend war. Maya diente als Heilerin, Führerin und Anwältin, indem sie für einen sicheren Hafen für Patty und ihre Familie sorgte, wo sie zusammen sein und sich durch die Fragen von Leben und Tod arbeiten konnten.

Mayas Pflege von Patty und ihrer Familie ist ein ausgezeichnetes Beispiel einer therapeutischen Beziehung zwischen einer Primären Pflegekraft und einem Patienten und einer Familie. Mayas Verbindung war eindeutig beeinflusst von ihrer Expertise in onkologischer Pflege und ihrem Wissen über den Sterbeprozess. Ihr professionelles Wissen befähigte sie, aufmerksam, gegenwärtig und teilnehmend zu handeln, als sie sich für Patty einsetzte und deren Recht verteidigte, mit dem Geschehen auf ihre Art fertig zu werden. Ihre therapeutischen Interaktionen ermöglichten Patty, die Verantwortung für sich selbst zu übernehmen und in den letzten Tagen ihres Lebens aktiv als Mutter für ihre Kinder da zu sein. Im Ganzen hat Maya Patty und ihre Lieben in und durch ihre Pflege gehalten.

8.4 Primäre Pflege und therapeutische Beziehung

Die Primäre Pflege beseitigt eines der größten Hindernisse für die Schaffung und Entwicklung therapeutischer Beziehungen – den Mangel an pflegerischer Kontinuität. Sie schafft ideale Voraussetzungen für die Ermöglichung solcher Beziehungen, und es ist wichtig, dass wir das Beste daraus machen. Dieses Kapitel ist ein Aufruf an alle, die die Primäre Pflege bereits praktizieren, die Methoden aus *See Me as a Person* zu erlernen, zu reflektieren, zu praktizieren, zu meistern und sie als Mentor gegenüber anderen zu vertreten. Der Sinn der Primären Pflege ist es, die beste, das heißt die am besten angepasste Pflege für die Patienten und Patientinnen wie für die Familien vorzuhalten, und die therapeutische Beziehung ist der kürzeste Weg zur Erfüllung dieses Vorhabens.

Wenn in einem Unternehmen die Primäre Pflege praktiziert wird und die Primären Pflegekräfte in den vier Praktiken der Schaffung therapeutischer Beziehungen geschult werden, kann die Kultur dieses Betriebs nicht dabei helfen, aber sie wird selbst positiv beeinflusst. Alle Patienten und Patientinnen wollen technisch versierte Pflegende. Das ist die minimale Erwartung. Wenn sie jedoch gefragt werden, worauf es ihnen am meisten ankommt, sagen viele Betroffene, sie wollen gesehen werden, wollen, dass man ihnen zuhört, sie respektiert und engagiert pflegt. Als Patienten und Patientinnen erwarten wir, dass die Gesundheitsberufe – besonders Pflegekräfte und Ärzte und Ärztinnen – kenntnisreich mit den, sich aus der Notwendigkeit der Versorgung ergebenden, menschlichen Problemen umgehen und dass sie uns durch alles hindurchhelfen, was auf uns zukommt, sei es physisch oder emotional. Die Einführung der Primären Pflege, kombiniert mit den Methoden aus *See Me as a Person,* steht für eine Kultur des Heilens, bei der die Patienten, die Patientinnen und ihre Familien tatsächlich im Mittelpunkt der Pflege und Versorgung stehen.

8.5 Zusammenfassung

- Eine therapeutische Beziehung ist nicht von den besonderen Fähigkeiten oder persönlichen Charaktermerkmalen der versorgenden Personen abhängig. Es geht nicht um „Nettigkeit“, es geht darum, therapeutisch fokussiert zu sein, was vom Selbstverständnis, Engagement und der persönlichen Entwicklung der jeweiligen praktizierenden Person abhängt.
- Die vier therapeutischen Praktiken, wie sie in dem Buch und im Workshop von *See Me as a Person* erklärt werden, sind Einlassung, Offensein, Folgen, Halten.

Diese Praxismethoden konstituieren eine Art zu denken, zu sein und zu interagieren.

- Das aktive Sich-Einlassen der versorgenden Person ist die Voraussetzung für die Wirksamkeit der drei therapeutischen Methoden: Offensein, Folgen, Halten.
- Ohne die Einlassung der betreuenden Person können der Patient, die Patientin und die Familie sich alleingelassen fühlen, unabhängig von dem, was sonst um sie herum geschieht.
- Die therapeutische Methode des Offenseins hilft uns, Verurteilungen zu vermeiden, voreilige Schlüsse zu ziehen und Diagnosen zu stellen und andere zu etikettieren. Wenn wir uns unserer eigenen Tendenz zum Vorurteil und zur Vorverurteilung bewusst sind, können wir sie leichter vermeiden und damit verhindern, dass sie unsere therapeutischen Verbindungen beeinträchtigen.
- Die therapeutische Methode des Folgens bedeutet erinnern, respektieren und im Sinne dessen zu handeln, was wir erfahren, wenn wir den zu versorgenden Personen und ihren Familien zuhören, sie beobachten und mit ihnen interagieren. Sie setzt die aktive Bemühung voraus, geduldig zuzuhören und auf das neugierig zu bleiben (nicht zu unterbrechen), was wir sehen und hören.
- Die therapeutische Methode des Haltens bedeutet, einen sicheren Hafen für die Personen zu schaffen, die wir pflegen/versorgen. Wir bewahren sie vor Schaden, akzeptieren sie, wie sie sind, und bemühen uns, ihre Würde zu verteidigen. Das Halten kann auch heißen, ihr Selbstvertrauen zu achten und für eine beständig wertungsfreie Präsenz zu sorgen.
- Die Logik kann uns, um uns selbst emotional zu schützen, in einer potenziell herzzerreißenden Situation nahelegen, uns lieber aus der Situation auszuklinken. Wenn es uns jedoch gelingt eine Beziehung aufzubauen, die sich mehr am Bedarf des Patienten oder der Patientin und der Familie orientiert als am Aufbau einer freundschaftlichen Beziehung, können wir eine professionelle Beziehung hochhalten und eine gesunde Grenze aufrechterhalten.
- Die Einführung der Primären Pflege in Kombination mit den in *See Me as a Person* genannten Methoden garantiert eine Kultur des Heilens, bei der die zu versorgende Person und ihre Familie wirklich im Zentrum unserer Pflege und Versorgung stehen.

8.6 Fragen zur Reflexion

- Worin unterscheiden sich therapeutische Beziehungen von allen anderen Beziehungen? Überlegen Sie, welch privilegierten Zugang wir zum Leben von verletzlichen und leidenden Menschen haben.

- Denken Sie an eine therapeutische Begegnung, in der Sie wenigstens zwei der therapeutischen Methoden des Sich-Einlassens, Offenseins, Folgens und Haltens angewandt haben, auch wenn Sie sich dessen nicht bewusst waren.
- Untersuchen Sie den Nutzen der Einhaltung strenger therapeutischer Grenzen. Warum erleichtern strenge Grenzziehungen tatsächlich gute therapeutische Beziehungen?
- Denken Sie an die Geschichte von Patty und ihrer Familie. Maya unterstützte Patty bei einer Überzeugung, von der Maya wusste, dass sie unrealistisch war. Warum war ihre Unterstützung bei so einer Überzeugung trotzdem therapeutisch?
- Diskutieren Sie, wie und warum ein Pflegesystem wie die Primäre Pflege und die konsequente Anwendung der vier therapeutischen Praktiken ganz natürlich zusammengehören.

Teil III: Erfolgreiche Methoden und Nachhaltigkeitsstrategien

Wir hatten einen Elternteil, der jeden heruntermachte, der zur Tür hereinkam. Die verbalen Beschimpfungen ließen nicht nach, so dass wir besonders auf die Primäre Pflegekraft achtgaben. Wir beobachteten genau, wie es ihr den Tag über ging, wir mischten uns ein, wir gingen ins Zimmer und erledigten Dinge für sie. Und als das Kind starb, gingen wir alle gemeinsam zur Trauerfeier. Zu diesem füreinander Einstehen kam es weitgehend freiwillig, es war einfach kollegial. (Nicole Vance, BSN, RN, Primäre Pflegekraft am UC Davis Medical Center)

9 Die besten Methoden der Primären Pflege

Es soll darauf hingewiesen werden, dass eine Methode, die auf einer Station oder in einer Abteilung sehr erfolgreich ist, nicht überall funktionieren muss. Die Details müssen bei der Primären Pflege auf die jeweiligen Besonderheiten der jeweiligen Station zugeschnitten werden, und zwar unter Beteiligung aller Mitarbeitenden. Außerdem ist es hilfreich, Primäre Pflegekräfte verschiedener Organisationen anzuhören, um zu erfahren, was bei ihnen funktioniert. Im Folgenden führen wir einige Maßnahmen auf, die sich immer wieder bewährt haben:

- Eine wirksame Patientenzuweisung.
- Sich dem Patienten, der Patientin und der Familie vorstellen und die Funktion der Primäre Pflege erklären.
- Die zugeordneten Pflegekräfte (AN) auf effektive Weise in das Pflegesystem der Primären Pflege einbinden.
- Die Optimierung der elektronischen Krankenakte (EKA) im Sinn der Primären Pflege.
- Verbesserte Kommunikation mit den Angehörigen anderer Berufsgruppen.
- Die Berücksichtigung emotionaler Belastungen bei schwerstkranken/hochkomplexen Patienten und Patientinnen.
- Die kontinuierliche Anpassung von Systemen und Prozessen, die die Primäre Pflege unterstützen.
- Die Akzeptanz durch das Team von Anfang an.

Wir haben Einzelinterviews mit erfahrenen Primären Pflegekräften aus den Bereichen der stationären, der präoperativen und der ambulanten Pflege geführt. Alle hoben die positiven Auswirkungen hervor, die dieses Pflegesystem für ihre Patienten und Patientinnen wie für sie selbst als professionell Pflegende hatte.

Wir waren kaum überrascht, dass diese Primären Pflegekräfte, wenn sie über die notwendigen Abänderungen und Verfeinerungen der Prozesse und Systeme nachdachten, immer zuerst an die zu pflegenden Personen und die Familien dachten. Allerdings waren wir sehr überrascht über die Zielgerichtetheit ihrer jeweiligen Engagements. Die Prozesse und Systeme, die von diesen Pflegekräften und ihren interprofessionellen Kollegen und Kolleginnen verändert und verfeinert wurden, um die Primäre Pflege im Denken, im Sein und im Handeln der Stationen und Funktionsdienste zu verankern, bezogen sich immer spezifisch auf die jeweiligen Patientenpopulationen. In einem Fall etwa fragten die mit den Änderungen der Prozesse und Systeme in der Primären Pflege befassten Pflegekräfte ihre Patienten und Patientinnen danach, was ihnen in der jeweiligen aktuellen Situation am wichtigsten war, damit alles beseitigt werden konnte, was die Pflegekräfte daran hinderte, die Dinge richtig zu machen. Sie überprüften darüber hinaus alles, von dem die Patienten und Patientinnen äußerten, dass es nicht funktionierte, um ihre Infrastruktur und die Arbeitsvorgänge so zu verändern, dass die erkannten Mängel beseitigt werden konnten.

Um die Lektüre zu erleichtern, haben wir die Äußerungen der interviewten Pflegekräfte in Themenbereichen zusammengefasst und in einigen Fällen um der Klarheit willen auch bearbeitet. Die einzelnen Personen und ihre Organisationen sind am Buchanfang erwähnt. Wir danken allen Befragten für die Einsichten, das Engagement und die Klugheit, mit denen sie den Lesern und Leserinnen dieses Buchs und allen, die als Patienten und Patientinnen und Familien von ihnen betreut werden, begegnen. (Anm. der Red.: Bei den nachfolgenden Berichten in diesem Kapitel wurde auf das Gendern verzichtet, da es sich um Wiedergaben von Interviews handelt.)

9.1 Patientenzuweisung und Kontinuität der Pflege-Patient-Beziehung

Eine Vielzahl von Methoden der Zuweisung von Patienten und Patientinnen haben sich für die von uns interviewten Pflegekräfte als hilfreich erwiesen. Für alle Fälle galt jedoch, dass sich die gewählte Methode der Zuweisung auf Dauer als Teil der kontinuierlichen Verbesserung der jeweiligen Systeme erwies. Es wurde sichtbar, dass Systeme, die sich in bestimmten Fällen als für die zu pflegenden Personen und Familien am besten geeignet erwiesen, sich in anderen Fällen als definitiv ungeeignet erwiesen.

Beispiel 1: Wir haben die mehr als 50 Pflegekräfte unserer 34-Bettenstation für Hämatologie und Onkologie in vier Farbgruppen eingeteilt: rot, blau, grün und gelb. Wir haben die Teams so gleichmäßig wie möglich nach Dienstalter, Anleitungsaufgaben, Befähigung zur Schichtleitung sowie einem ausgewogenen Verhältnis von Tag- und Nachtdiensten zusammengestellt. Aus jedem Farbteam gibt es wegen der Kommunikation eine Vertretung in unserem SB-Gremium für die beziehungsbasierte Pflege. Wenn ein Patient aufgenommen wird, ist die aufnehmende Pflegekraft auch zugleich die Primäre Pflegekraft. Diese Pflegekraft unterrichtet die Schichtleitung und vermerkt ihren Namen in der elektronischen Krankenakte: Die Schichtleitung benennt wegen der Kontinuität nicht nur die zugeordneten Pflegekräfte, sie überwacht auch die Aufnahmen, um sicherzustellen, dass die aufnehmende Pflegekraft auch die Primäre Pflegekraft ist. Die wichtigste Person für die Zuweisungen ist die Schichtleitung. Wir haben von Anfang an einen Algorithmus für die Zuweisungen eingeführt und haben dadurch sichergestellt, dass jeder Patient eine Primäre Pflegekraft hat und dass die zugeordneten Pflegekräfte jeweils aus demselben Farbteam sind. Die Schichtleitungen weisen die Patienten zu, indem sie zuerst schauen, ob gerade jemand da ist, der einen Primären Patienten hat. Wenn nicht, dann suchen sie ein anderes Mitglied aus demselben Farbteam, dem sie den Patienten zuweisen können. Wir unterscheiden dabei nach der Schwere des Falls, wir würden niemandem vier schwerstpflegebedürftige Patienten zuweisen, nur weil er aus dem roten Team ist. Wir sorgen für eine sinnvolle Einteilung der Kräfte. Danach sehen wir erst, wer den Patienten am nächsten Tag betreuen kann.

Beispiel 2: Wir praktizieren die Primäre Pflege auf unserer pädiatrischen Station seit 1997. Anfangs hatten wir eine Menge Leitlinien, und es gab Farbgruppen. Es gab immer eine Primäre Pflegekraft, ob es nun die Pflegekraft war, die den Patienten aufgenommen hatte oder eine andere, die mit ihr zusammenarbeitete. Der Patient kam dann zu dieser Farbgruppe. Später, als die elektronische Krankenakte eingeführt wurde, verschwanden die Farben nach und nach. Wir konnten uns als Primäre oder zugeordnete Pflegekräfte eintragen. Jeder Patient erhält seine Primäre Pflegekraft in den ersten 24 oder 36 Stunden. Es hängt alles von der Schichtleitung ab, die den Patienten zuweist, denn sie kennt die Kriterien. Wir halten nicht daran fest, dass es die aufnehmende Person sein muss, das macht besser derjenige, der zuerst die Chance hat, eine Beziehung zu dem Patienten aufzunehmen. Mit dem Computersystem können wir die Namen festhalten und im Sinn der Kontinuität für eine zukünftige Aufnahme vorhalten.

Beispiel 3: Im präoperativen Bereich (Einleitungsbereich), wenn der Patient bei uns eintrifft, weisen wir ihm eine Primäre Pflegekraft zu. Diese Anästhesiepflegefachkraft bleibt auch seine Primäre Pflegekraft während der gesamten präoperativen Zeit. Diese Pflegekraft bleibt, sagen wir, eine Stunde beim Patienten und kann eine Beziehung aufnehmen. Wir haben es auch anders versucht, aber die Patienten konnten sich wegen der Anästhesie nicht an die OP-Pflegekraft oder an die Pflegekräfte im Aufwachraum erinnern, und deshalb funktioniert es so am besten.

Beispiel 4: Unsere Ambulanz-Klinik ist multifunktional, mit solchen Dingen wie Untersuchungen, Infusionen, Ambulanz der Nurse-Practitioners, Labor, Ausbildungsbereich usw. Wir haben lieber eine Primäre Pflegekraft für alles als eine für jeden Bereich. Jede Primäre Pflegekraft arbeitet mit einem Primären Arzt und den Patienten dieses Arztes zusammen. Es gibt ein Team bestehend aus dem Primären Arzt, dem/der Nurse-Practitioner, der Primären Pflegekraft und der zugeordneten Pflegekraft. Bei uns in der Klinik funktioniert es wirklich richtig gut.

Beispiel 5: Unsere Station fährt 12-Stunden-Schichten. Jede Pflegekraft, die mehr als sechs Monate da war, kann eine Primäre Pflegekraft sein. Bei uns hat jede Primäre Pflegekraft eine zugeordnete Pflegekraft (AN). Du kannst dich als zugeordnete Pflegekraft melden, nachdem du einen Patienten kennengelernt hast, meistens wenn die Primäre Pflegekraft nicht da ist. Wenn sie nämlich nicht da ist, hat die zugeordnete Pflegekraft die Möglichkeit, den Patienten zu betreuen. Wenn wir die Zuweisungen machen, ist die erste Priorität, dass jeder Patient eine Primäre Pflegekraft hat, danach kommt, wer gestern da war, und dann kriegen alle Patienten ihre zugeordneten Pflegekräfte. Wir kriegen alle unsere Zuweisung im Sinn der Primären Pflege, und die Schichtleitung der ersten Schicht druckt eine Liste aus. Das ist ganz einfach. Nach mehreren Jahren haben wir das System mit den Farben aufgegeben. Das System war nicht schlecht. Wir haben das Farbgruppensystem ungefähr zehn Jahre lang benutzt. Aber nachdem wir die elektronische Krankenakte hatten, merkten wir, dass es eine Menge Arbeit kostete und nichts brachte. Wir hatten mit Crossover-Patienten zu tun, die bei einer späteren Einweisung in eine andere Farbgruppe kamen. Obwohl wir versuchten, sie zu kontaktieren, waren es die Familien, die die Veränderung durchsetzten. Sie bestanden auf derselben Primären Pflegekraft.

Beispiel 6: Wir sahen, dass es Arbeit kostete, das Farbsystem ohne viel Nutzen aufrechtzuerhalten. Wir sind Pflegekräfte, also lieben wir unsere Schubladen, Farben, Teams usw., weil sie uns die Illusion von Ordnung geben. In gewisser Weise schadete es unserem übergeordneten Ziel mehr als es ihm nutzte. Die Frage war: „Was halten der Patient und die Familie für das Beste, und was hält die Primäre Pflegekraft für diese Familie für am besten?“

Beispiel 7: Als wir anfingen, haben wir, weil wir nicht genau wussten, was wir da taten, frisch Examinierte aus Mangel an Erfahrung nicht als Primäre Pflegekräfte eingesetzt, so dass sie im ersten Jahr keine Primären Patienten hatten. Jetzt, nachdem so viele von uns fest darin verankert sind, weisen wir auch ihnen Primäre Patienten zu. Sie wissen vielleicht noch nicht, wie die ersten Anzeichen einer Sepsis aussehen, aber weil sie ihre Patienten kennen, sind sie schneller in der Lage zu erkennen, dass irgendwas nicht stimmt. Sie sagen, so kriegen sie schneller einen umfassenden Eindruck.

9.2 Persönliche Vorstellung

Die Erfahrung zeigt, dass für den Aufbau einer Beziehung die Vorstellung der Primären Pflegekraft gegenüber dem Patienten und der Patientin entscheidend ist. Die richtige Sprache ist wichtig, wenn es um die Vermittlung des Engagements geht, das die Primäre Pflege ausmacht. Wichtig dabei ist immer, dass die Primäre Pflegekraft irgendwann die Worte sagt: „Ich bin Ihre Primäre Pflegekraft.“ Diese Worte vermitteln beiden Seiten, der Pflegekraft und der zu pflegenden Person, dass diese bestimmte Pflegekraft die Verantwortung für die Übernahme und Ausführung dieser Funktion übernommen hat.

Viele Unternehmen haben Briefe oder Merkzettel eingeführt, die zusätzlich zur Ergänzung (nicht zum Ersatz) der verbalen Vorstellung verwendet werden können. Diese Briefe oder Karten enthalten sowohl den Namen der betreffenden Primären Pflegekraft wie den Umstand, dass diese Primäre Pflegekraft die Verantwortung übernommen hat, der erste Ansprechpartner für den Patienten/die Patientin und die Familie zu sein, wenn es um grundsätzliche Fragen, um das Wohlbefinden oder um Beistand geht. Im Folgenden einige Beispiele für verbale Vorstellungen und Einführungen durch erfahrene Primäre Pflegekräfte.

Beispiel 1: Wir sagen ungefähr: „Ich bin Ihre Primäre Pflegekraft, und das bedeutet, dass jedes Mal, wenn Sie hier sind, idealerweise ich dafür zuständig bin, für Sie zu sorgen und mich für Sie einzusetzen. Ich bin Ihr Beistand, ich werde Sie und Ihre Familie unterstützen und alle Ihre Fragen beantworten. Wenn ich nicht da bin, wird sich irgendwer aus unserer Farbgruppe um Sie kümmern.“ Es gibt nichts Schriftliches, wir machen das alles von Person zu Person.

Beispiel 2: Am Anfang bestand die größte Herausforderung darin, unsere Leute dahin zu bringen zu sagen: „Ich bin Ihre Primäre Pflegekraft." – das über die Lippen zu bringen. Ich weiß gar nicht, warum das für die Pflegekräfte am Anfang so schwer war, inzwischen ist es jedenfalls einfach. Einige Patienten haben Gedächtnisprobleme. Wenn ich deren Primäre Pflegekraft bin, sage ich es ihnen immer wieder und sage es ihnen so lange, bis sie meinen Namen wissen oder mich mit „Hi" und meinem Namen ansprechen. Sie verstehen nicht immer, warum es so wichtig ist, dass sie meinen Namen kennen, aber ich weiß es. Ich weiß, wenn sie desorientiert und verwirrt sind und sich Sorgen wegen irgendwas machen, dass es dann gut ist, wenn sie den Namen derjenigen Person kennen, die über sie und ihren Zustand am besten Bescheid weiß.

Beispiel 3: Wenn ich mich als Primäre Pflegekraft persönlich vorgestellt und die Leute begrüßt habe (ich meine nicht die ‚Willkommen im Krankenhaus'-Rede), erkläre ich ihnen die Primäre Pflege. Wenn ich nicht weiß, was sie schon verstanden haben, erkläre ich ihnen zuerst, dass sie die Option haben, mich als ihre Primäre Pflegekraft zu haben. Ich erkläre ihnen meine Funktion und sage, solange wir, Sie und ich, hier sind, sorge ich für Sie. Ich erkläre ihnen, dass ich, wenn ich nicht da bin, mit den anderen Pflegekräften kooperiere und denen sage, was Ihre Vorlieben sind, was Sie brauchen, um gut versorgt zu werden, solange Sie hier sind. Durch die Bank kriegst du daraufhin ein kollektives Aufatmen der Familien zu hören, egal aus welchem Grund sie hier sind.

9.3 Funktionsstärkung Primärer Pflegekräfte

Auch wenn die verbale Vorstellung und Einführung in die Primäre Pflege absolut unerlässlich ist, können zusätzliche Bemühungen zeigen, ein wie starker Rettungsanker eine Primäre Pflegekraft für die zu pflegenden Personen und ihre Familien sein kann. Dabei muss man im Auge behalten, dass die Primäre Pflege für die meisten Patienten und Patientinnen sowie Familien etwas komplett Neues darstellt und dass es sehr hilfreich sein kann, sie wieder und wieder auf deren Praxis und Bedeutung hinzuweisen.

Maßnahme 1: Wenn ich im Haus bin und sehe, dass einige meiner Primären Patienten auch da sind, versuche ich immer, mit ihnen zu reden, um die Primäre Beziehung wieder zu beleben. Ich versuche, ihnen dadurch ein besseres Gefühl zu geben und ihnen zu vermitteln, dass ich von einem ganzheitlichen Ansatz ausgehe und mich nicht einfach nur um ihre physische Gesundheit kümmere, sondern auch um ihre mentale und emotionale Gesundheit. Wir haben in den Interviews herausgefunden, dass die Patienten durchaus mitbekommen, dass wir uns um sie kümmern, dass wir mit ihnen kommunizieren und dass wir uns die Zeit nehmen zuzuhören und die Dinge zu erklären.

Maßnahme 2: Wir haben es so eingerichtet, dass wir unsere Patienten nach den OPs in ihren Zimmern aufsuchen können. Das stärkt die Verbindung zur OP-Pflegefachkraft, weil wir nun sagen können: „Ich habe mich zehn Stunden lang um Sie gekümmert… und Sie haben nichts davon bemerkt." Das stärkt wiederum die Beziehung.

Maßnahme 3: Wir haben die Wandtafeln (die Whiteboards) in den Patientenzimmern so umgestaltet, dass es einen speziellen Platz für die Primäre Pflegekraft ebenso gibt, wie für die Pflegekraft, die an diesem Tag Dienst hat. Außerdem nennen wir während der Übergabe am Bett immer den Namen der Primären Pflegekraft, um noch einmal darauf hinzuweisen, wer das ist und dass wir in Kontakt stehen. Wir haben dort auch einen Platz für den Primären Therapeuten eingerichtet und weiteres mehr.

Maßnahme 4: Für eine OP werden die Patienten durch eine Reihe verschiedener Orte gebracht. Deshalb haben wir einen Primäre Pflegekraft-Pass entwickelt, eine kleine gefaltete Karte aus Pappe. Darauf stehen die Namen der Primären Pflegekraft und der anderen Primär Versorgenden. Dieser Pass begleitet den Patienten durch alle Versorgungsräume wie den Operationsraum und den Aufwachraum. Er enthält persönliche Informationen, etwa Antworten auf Fragen danach, welche Probleme oder Prioritäten die Patienten haben. Das ermöglicht es allen, irgendwelche wichtigen Dinge über den Patienten zu erfahren. Es gehört zu den Aufgaben der Primären Pflegekraft, etwas über den Menschen und das, was für ihn wichtig ist, zu erfahren.

9.4 Aufgabe und Bedeutung zugeordneter Pflegekräfte

Wie in den meisten Konzeptionen der Primären Pflege richtet sich auch die Einbindung der zugeordneten Pflegekräfte danach, dass die Kontinuität der Patient/Pflegekraft-Beziehung optimal sichergestellt wird. Es gibt verschiedene Methoden, die zugeordneten Pflegekräfte so einzusetzen, dass die Beziehung zu der zu pflegenden Person und die klinische Versorgung in Abwesenheit der Primären Pflegekraft am besten aufrechterhalten wird. Das reicht von einer Zuordnung der zugeordneten Pflegekraft aus einer anderen, der Schicht der Primären Pflegekraft entgegengesetzten Schicht über eine zweite zugeordnete Pflegekraft aus derselben Schicht, um auch in Zeiten der Abwesenheit der Primären Pflegekraft präsent zu sein, bis hin zu vielen anderen Kombinationen. Das SB-Gremium muss entscheiden, was auf ihrer Station am besten funktioniert, damit ihr System der Zuweisung zugeordneter Pflegekräfte für die Patienten und Patientinnen möglichst wenig personelle Veränderungen mit sich bringt.

Beispiel 1: Die zugeordneten Pflegekräfte stellen eine große Hilfe dar, besonders beim Schichtwechsel. Einige Mitarbeiter meinten, dass besonders komplexe Patienten keine Primären Pflegekräfte haben dürften, die nachts arbeiteten. Meine Stationsleitung entschied sich, zunächst offenzulassen, ob eine Primäre Pflegekraft auch eine sein kann, die nachts arbeitet oder nicht. Wenn eine Pflegekraft aus der Nachtschicht die Primäre Pflegekraft ist, besagt eine inoffizielle Übereinkunft, dass tagsüber eine starke Pflegekraft den nächtlichen Kommunikationsleerlauf ausgleicht, um die Primäre Pflegekraft zu unterstützen. Einige Leute meinten nun, dass es in diesem Fall zwei Primäre Pflegekräfte geben müsse, aber meine Stationsleitung war strikt dagegen. Sie sagte, dass zwei Primäre Pflegekräfte dem Sinn der Primären Pflege komplett entgegenlaufen würden. Stattdessen haben wir nun eine starke zugeordnete Pflegekraft.

Beispiel 2: Nur einige wenige zugeordnete Pflegekräfte innerhalb einer Farbgruppe zu haben, hat nicht funktioniert. Alle Mitglieder einer Farbgruppe können Zugeordnete sein, und die Kollegialität zwischen den Gruppen ist bei uns sehr gut. Wir haben eine große Kontinuität bei den Zuweisungen, wenn die Primäre Pflegekraft nicht da ist.

9.5 Die elektronische Krankenakte

Die Verwendung der elektronischen Patientenakte (EPA) vereinfacht die reibungslose Übergabe und eine lückenlose Versorgung und ermöglicht der Primären Pflegekraft eine effektive Übermittlung persönlicher Informationen, Präferenzen sowie des Pflegeplans an alle, die mit der Pflege und Versorgung dieser zu pflegenden Person zu tun haben.

Beispiel 1: Als bei uns die elektronische Patientenakte eingeführt wurde, hieß es, wenn früher etwas auf dem Kardex stand, steht es jetzt eben auf dem „Sticker"-Bildschirm der EPA. Es steht da nicht auf Dauer und muss auch nicht perfekt geschrieben sein, weil es keine dauerhafte Aufzeichnung ist. Es ist eine Möglichkeit etwas festzuhalten, das nur jetzt gebraucht wird. Ärzte, Pflegekräfte, Therapeuten, jeder ...; wenn du die Dokumentation des Patienten öffnest, kommst du auf die erste Seite, so dass die Kollegen der anderen Dienste, wenn sie das lesen, die Möglichkeit haben, von dem zu profitieren, was die Primäre Pflegekraft mitzuteilen hat. Wenn ich meine Pflegestudierenden anleite, sage ich ihnen immer, dass sie, wann immer sie etwas Neues über den Patienten herausfinden, diesen Knopf drücken sollen und ihre Informationen einfach auf diesen „Sticker" schreiben und mir auch sofort schicken sollen. Sonst könnte der Patient irgendwann sagen: „Himmel nochmal, ich habe euch hundert Mal gesagt, dass ich keinen Apfelsaft mag, warum hört mir denn keiner zu?"

Beispiel 2: Wenn wir die Primäre Pflegekraft eines Patienten werden, nehmen wir eine Beziehung zu dem Patienten auf und geben in die EPA ein, was wir Schnappschuss bzw. eine kommunikative Momentaufnahme nennen. Da können wir dann alle die Primären Pflegekräfte aus dem ganzen Haus sehen, die und wann sie mit diesem Patienten auf anderen Stationen oder in anderen Abteilungen schon mal gearbeitet haben.

Beispiel 3: In unserer EPA hat jeder Patient ein Behandlungsteam – den behandelnden Arzt, meistens der einweisende Arzt; und was du dann machst, du schreibst dich als seine Primäre Pflegekraft oder zugeordnete Pflegekraft dazu ein. Diese Information folgt dem Patienten bei jeder neuen Einweisung, so dass bei einer Neuaufnahme, solange sie im System ist, jeder sich reinklicken und nachsehen kann, wer in welcher Funktion tätig ist. Der Patient hat eine Primäre Pflegekraft auf der Intensivstation (ICU), eine Primäre Pflegekraft auf der Station und sogar eine in der Infusionsambulanz.

Beispiel 4: Wenn ein Patient unserer Ambulanz aus dem Krankenhaus entlassen wird, schickt uns die stationäre Fachabteilung eine Nachricht über die EPA, damit wir Bescheid wissen. Dann können wir mit ihm telefonisch einen Termin für die Nachbereitung verabreden. Wenn unser Ambulanz-Patient wiederaufgenommen werden muss, kann die Schichtleitung die Station verständigen, auf die der Patient wahrscheinlich kommt, damit dort die Zuweisung einer Primären Pflegekraft entsprechend vorbereitet wird. Wir arbeiten immer mehr mit dieser Kommunikationsschleife zwischen Krankenhaus und Ambulanz. Wenn unser Name als Teil des betreuenden Teams in der EPA steht, und dieser bestimmte Arzt eine Nachricht eingibt, dann werden wir automatisch davon benachrichtigt, was die Visite ergeben hat.

9.6 Interprofessionelle Kommunikation und Übergabe

Die Primäre Pflege hebt den professionellen Status der Pflegekräfte als gleichberechtigte Mitglieder des professionellen Gesundheitsteams. Das geht viel weiter als die berühmte „Pflegekraft des Tages“, die in einer Patientenvisite oder im Rahmen einer interprofessionellen Besprechung auftritt. Die Primäre Pflegekraft kann sich viel kenntnisreicher und vertrauenswürdiger für die Patienten und Patientinnen einsetzen und über seine oder ihre Fortschritte und Präferenzen kommunizieren und dem Arzt Hinweise auf benötigte Verschreibungen oder Anordnungen geben.

Beispiel 1: In unseren Kurvenblättern gibt es einen Bereich für Mitteilungen der Primären Pflegekräfte. Wir haben herausgefunden, dass es oft die kleinen vom Patienten ausgehenden Dinge sind, die wirklich helfen. Etwa wenn ein Elternteil sagt: „Wow, die wissen hier schon, dass meine Tochter ihre Medizin am liebsten mit Schokoladensirup einnimmt.“

Beispiel 2: Ich glaube, das Wichtigste, was wir als Primäre Pflegekräfte machen können, ist, bei der verbalen Kommunikation zu helfen, weil sonst so viel verloren geht. Wir können den Familien bei der Kommunikation helfen, damit sie wissen, welche Fragen sie stellen müssen, und damit jeder versteht, wie der Plan ist. Wenn eine Familie eine Primäre Pflegekraft oder eine interprofessionelle Gruppe als Primäres Team hat, die sich für sie einsetzen, dann kriegt die Familie das mit, was wir auch an den Befragungen zur Patientenzufriedenheit sehen können.

Beispiel 3: Im präoperativen Bereich haben wir, gestützt auf unsere CREW- und Relationship-Based Care-Initiative, ein „Prä-OP-zu-OP“-Übergabe-Kommunikationstool entwickelt. Die Prä-OP-Pflegefachkraft und die OP-Pflegefachkraft gehen im Beisein des Patienten das Übergabe-Kommunikationstool durch. Wir sagen dem Patienten: „Was wir machen, ist: Wir gehen Ihren Versorgungsplan vor Ihren Augen durch. Bitte sagen Sie uns, wenn es noch irgendwas gibt, wenn wir irgendwas vergessen haben, oder wenn Sie irgendwelche Bedenken haben.“ Und das hilft wirklich bei der Patientenzufriedenheit, weil wir den Patienten besser kennenlernen und die Familie besser informiert ist, und sie unsere Partner sein können. Nach dem Eingriff haben wir eine Entlassungs-Nachbesprechung im OP-Raum. Alle Beteiligten werden gefragt, was gut war und wo es ein, dem Aufwachraum zu meldendes rotes Zeichen gibt. Gab es irgendwas, was nicht ok war? Manche Probleme sind materialbedingt, aber es geht immer um den Patienten: was war gut, was hätten wir besser machen können? Wir haben diese Regelung gemeinsam mit dem CREW-Ressourcenmanagement entwickelt und waren froh, dass wir es hatten, bevor es mit der Primären Pflege losging. Wenn wir die Nachbesprechung und die Abmeldung gemacht und den Patienten geweckt haben, geben wir einen telefonischen Bericht durch; und bringen danach den Patienten in den Aufwachraum, wo wir eine persönliche Übergabe machen.

Beispiel 4: Wir sind einsame Spitze, wenn es darum geht, wie viele Dienste durch unsere Abteilung gehen, sodass unsere Primäre Pflegekraft immer wieder als Kommunikationsgenie fungieren muss, um alle im selben Film zu halten, um die Umgebung für die Familientreffen zu schaffen und das zu machen, was wir witzigerweise „Krawallmachen“ nennen. Bei uns Primären Pflegekräften läuft es die ganze Zeit aufs Krawallmachen für unsere Patienten hinaus. Als Lehrkrankenhaus mussen wir uns natürlich auf die Lernumgebung einstellen und dabei immer für einen sicheren und offenen Platz für die Familien sorgen, und zugleich das erklären und übersetzen, was gerade passiert.

Beispiel 5: Wir haben eine Triage-Funktion in unserer Ambulanz, die wir in die Primäre Pflege integriert haben. Wenn eine Kollegin einen Anruf von einem meiner Primären Patienten bekommt, der ein Problem hat, ist eine durchgehende Kommunikation wichtig. Also sorgt die Triage-Pflegekraft im Augenblick der Not für die pflegerische Kontinuität und führt eine telefonische Befragung durch, um die Probleme zu dokumentieren. So können wir den Austausch mit der Primären Pflegekraft und dem Team nachverfolgen. Dadurch bleibt die Primäre Pflegekraft im Geschäft. Wenn du als Primäre Pflegekraft am nächsten Tag zurückkommst, kannst du alles nachverfolgen und sehen, was geholfen hat.

Manchmal ist die Bedeutung einer Primären Pflegekraft als Sammlerin, Bewahrerin und Vermittlerin wichtiger Patienteninformationen unschätzbar, wie das folgende Beispiel zeigt.

Beispiel 6: Die Primäre Pflege gibt vielen Patienten eine Stimme, die sonst nicht für sich selbst sprechen könnten. Wir haben viele Kinder mit Cerebralparesen, die wegen Missbrauchs in beschützter Obhut oder in einer Pflegefamilie sind, wobei die Primären Pflegekräfte sicherstellen können, dass die Ärzte Bescheid wissen. Wenn etwa der Sozialarbeiter im Urlaub ist, sorgt die Primäre Pflegekraft dafür, dass jeder weiß, worum es bei dem Kind geht, wie seine Ausgangslage ist und wo für ein elternloses Kind die möglichen Fallstricke und Verletzlichkeiten liegen.

9.7 Emotionale Belastung Pflegender

Die Pflege und Versorgung einiger Patienten und Patientinnen sowie der Familien kann aus bestimmten Gründen sehr herausfordernd sein, die von hohen gesundheitlichen Anforderungen der zu pflegenden Person über den Missbrauch von Personen oder in Familien bis zu persönlichen Umständen im Leben der Pflegekraft selbst reichen können. Die besseren kollegialen Beziehungen auf Stationen, in denen die Primäre Pflege praktiziert wird, können in belastenden Fällen ein großer Vorteil sein.

Beispiel 1: Die Funktion der zugeordneten Pflegekraft ist noch wichtiger, wenn die Patienten oder Familien eine besondere Herausforderung darstellen. Wenn die Primäre Pflegekraft einmal eine Nacht von dieser Herausforderung frei braucht, ermöglicht sie ihr diese. Bei bestimmten Familien haben wir schnell begriffen, dass wir bei der Primären Pflegekraft auf Zeichen von Burnout achten müssen. Wenn das passiert, müssen ihr andere Patienten zugewiesen werden. Achtet darauf, „eure Reichtümer gut zu verteilen". Es ist einfach zu sagen: „weist die schwierigen Fälle den vier Pflegekräften zu, die damit umgehen können", aber wir denken inzwischen anders. Die kollegiale Unterstützung ist in solchen Situationen sehr wichtig. Und dass wir unseren neu Examinierten Mut machen, indem wir ihnen sagen, dass man vor solchen Patienten nicht zurückschrecken muss, das machen wir jetzt schon regelmäßig. Wenn wir ihnen solche Familien als Primäre Pflegekräfte anvertrauen, dann ist das ein Schritt hin, um zu sagen, dass man diesen Familien dieselbe Pflege zukommen lassen muss wie allen anderen.

Beispiel 2: Vor einigen Jahren starben zwei gute Freunde von mir und meine Großeltern innerhalb weniger Monate, und dazu hatte ich noch neun Patienten, die mir sehr nahestanden, die ich jahrelang gepflegt hatte, und alle starben innerhalb dieser sechs oder acht Monate. Die Erholung von dem allen kam sehr langsam, bis ich wieder imstande war, einen der schwierigeren Fälle als Primäre Pflegekraft zu übernehmen. Und ohne, dass ich das überhaupt bemerkte, wiesen mir die Stationsleitung, die stellvertretende Stationsleitung und die sie vertretenden Schichtleitungen, die alle über meine Verluste Bescheid wussten, Kinder mit Knochenbrüchen zu, Kinder mit Diabetes, mit Tonsillitis, Kinder mit Blinddarmentzündungen und ganz allmählich auch wieder die komplexeren Fälle. Ich hatte ein ganzes Jahr lang nicht einmal bemerkt, dass sie mir von sich aus die weniger komplexen Patienten überließen. Dann erst bemerkte ich, dass ich nicht mehr mit dieser Angst zum Dienst kam wie vorher. Man kann das nicht quantifizieren, weil es sehr viel mit Intuition zusammenhängt auf unserer Station, wie das gemacht wird, die Rücksichtnahme auf die einzelnen Personen.

Beispiel 3: Wir haben jede Menge problematische Sozialfälle, und manchmal wäre es leichter, sich gar nicht erst um den Patienten zu kümmern, weil er so schwierig ist. Aber das sind vermutlich genau die, die die Primäre Pflege nötiger haben als die einfacheren Fälle, weil sie Kontinuität und Begleitung brauchen. Was sie wirklich brauchen, ist, gehört und verstanden zu werden.

9.8 Bereitschaft zur kontinuierlichen Anpassung

Auf Stationen mit Primärer Pflege ist es wichtig, ihren Einfluss zu messen, ein Auge für die Ergebnisse zu haben und sich immer für begründete Veränderungsversuche bereit zu sein. Die elektronische Patientenakte (EPA) ist ein klassischer Anlass, sich einmal hinzusetzen und darüber nachzudenken, wie die Primäre Pflege auf Ihrer Station funktioniert. Als ein neues Werkzeug bringt sie neue Herausforderungen und bietet neue Möglichkeiten. Es könnte sich maximal lohnen herauszufinden, wie man Herausforderungen begegnen sollte und wie man die Möglichkeiten nutzt, die bestmögliche Pflege und Versorgung anzubieten. Aber auch ohne ein solches Hilfsmittel ist es sinnvoll, von Zeit zu Zeit die Art und Weise zu überprüfen, wie die Primäre Pflege auf Ihrer Station funktioniert und sie ggf. anzupassen. Aber unabhängig von Ihren Entscheidungen oder den anzustrebenden Veränderungen, sollten Sie darauf achten, dass alle mitmachen, so dass festgestellt werden kann, ob das System nicht funktioniert oder eben nur Einzelne innerhalb des Systems.

Beispiel 1: Ich denke, das Wichtigste überhaupt ist, offen zu sein. Wenn Sie Hindernisse oder Möglichkeiten sehen, tragen Sie sie der Stationsleitung vor. Bringen Sie alles zur Sprache, auch wenn die Dinge gut laufen. Wichtige Ideen gehen oft verloren, weil man denkt, sie seien nicht möglich.

Beispiel 2: Wenn etwas nicht funktioniert, ändern wir es, und wir benutzen die Ergebnisse unserer Befragungen, um zu entscheiden, wie wir es machen. Ich gebe zu, dass es in den letzten Monaten eine Art Stillstand gab, weil wir dachten: „Alles läuft gut, alles ist in Ordnung." Aber wir sehen auch, dass wir jederzeit daran arbeiten müssen, weil es sich um einen lebendigen atmenden Organismus handelt. Wenn du bei der Idee stehenbleibst, dass alles, was du geschaffen hast, perfekt ist, heißt das, dass du selbst stehenbleibst, weil es immer etwas gibt, das man annehmen und verändern kann.

9.9 Zustimmung vom Team

Der Widerstand gegen die Primäre Pflege hängt oft von der Art ab, wie sie der Gruppe vorgeschlagen wird. Das ist eine Zeit der Nachdenklichkeit und Genauigkeit. Das folgende Beispiel veranschaulicht beides aufs Beste.

Beispiel 1: Es gab zwei wirkliche Schlüsselmomente bei der Entwicklung der Primären Pflege auf unserer Station. Der erste war, als wir uns hinsetzten und über alles das sprachen, was nicht funktionierte – all die fortgesetzten Hindernisse - und wir uns wirklich einmal darauf konzentrierten. Wir sprachen alle unsere laufenden Initiativen durch und machten uns Sorgen über Dinge wie: „Werden die Leute auch dieses noch akzeptieren nach all den anderen Problemen?" Oder: „Sieh dir all diese Hindernisse an: diese riesige Station, eine Belegschaft, die nicht gerade dafür gemacht zu sein scheint ..." Wir beschlossen „realistisch" zu sein.

Und dann, eines Tages entschieden wir stattdessen uns hinzusetzen und uns auszumalen, wie die Primäre Pflege in einer idealen Welt für uns aussehen würde. Wir sagten uns aber auch, dass es nicht nötig sein würde, das Rad neu zu erfinden. Wir beschlossen, mit dem anzufangen, was wir hatten, und uns zu fragen, wie es einmal *sein könnte,* und begannen, es uns auszumalen. Wir beschlossen, alles, was uns im Weg stand, zu vergessen und einfach danach zu fragen, was wir *tun* konnten. Von diesem Augenblick an änderte sich die ganze Dynamik in der Gruppe, und wir hatten plötzlich so viele neue Ideen. Es ist so einfach, sich immer nur auf die Schwierigkeiten zu stürzen und was alles vielleicht nicht funktioniert, aber als wir erst einmal diese mentalen Sperren beiseitegeschafft hatten, wurde die Sache aufregend und die Idee war wieder zu sehen. Vorher hatten wir sie zwar direkt vor unseren Augen gehabt, aber hatten sie nicht sehen können, weil wir nur an die Hindernisse dachten. Das war ein echter Wendepunkt für uns.

Der zweite Punkt war, glaube ich, dass die Leute sich gerne auf die negativen Aspekte runterziehen lassen. Wieder fragten wir uns: “Wie sollen wir das den Leuten verkaufen?“ Wir fingen an, über die fünf oder sechs Leute nachzudenken, die, wie wir wussten, am schwersten zu knacken sein würden – das war, als wir darüber nachdachten, wann wir versuchen sollten, mit unserer Präsentation für die Mitarbeiter rüberzukommen. Da hatte Jennifer plötzlich die Idee, uns aufzufordern, stattdessen an die zu denken, die das Ganze auf jeden Fall aufregend finden würden. Konzentriere deine Energie auf diejenigen, die sich begeistern lassen, weil dies eine positive Haltung erzeugt. Und wieder veränderten wir den Fokus. Als wir unsere Präsentation vor dem Team machten, konzentrierten wir uns tatsächlich auf die, die sich begeistern konnten. Wir hatten immer noch Fragen und Bedenken, die zu besprechen und zu klären waren, es gab immer noch Pessimisten und Neinsager, aber jetzt sind sogar die, die anfangs nur schwer zu erreichen waren, auf ihre Weise doch ein Teil des Ganzen geworden.

Beispiel 2: Eine unserer Pflegekräfte sprach darüber, welche Bedeutung es für sie hatte, eine Primäre Pflegekraft zu sein. Wir sind hier alle so begeistert, dass keiner auf die Idee kommen würde zu sagen: „Ich nicht, ich will keine Primäre Pflegekraft sein.“ Wir sprachen über die Verbindung mit den Patienten und wie wichtig wir für ihren gesamten Versorgungsplan sind. Ich habe keinen gesehen, der nur dabeigesessen und gesagt hätte: „Nein, ich möchte das nicht tun.“ Vielleicht haben einige gedacht, dass sie es lieber anders machen würden, als es vorgeschlagen wurde, aber alle haben gedacht: „Ja, das ist cool. Das will ich auch.“ Sich tatsächlich klarzumachen, was es für andere Menschen bedeutet – wie wir davon profitieren, das ist das Allergrößte.“

Beispiel 3: Ich glaube, der Knackpunkt, um Akzeptanz zu erreichen, ist sicherzustellen, dass alle beteiligt sind. Bei jeder Art Veränderung gibt es Widerstand, also kommt es darauf an, alle zu beteiligen. Wir haben sogar die Disponenten mit einbezogen und unsere Pflegehelferinnen. Auf diese Weise fühlen alle sich als ein Team. Die ganze Station fühlt sich einbezogen. Es ist tatsächlich so, dass, als wir mit dieser Sache angefangen haben, auch ganz andere Veränderungen ins Laufen gekommen sind, die noch mehr Widerstandsfähigkeit in die Sache reingebracht haben. Deshalb: jeden mit einbeziehen, jeden sich einbringen lassen, so dass alle involviert und sichtbar beteiligt sind, das hat wirklich geholfen.

Beispiel 4: Alles, was für die Patientensicherheit getan wird, ist ein „Muss“. Also haben wir, als wir die Primäre Pflege einführten, eine Menge Gründe dafür gehabt.

Wir haben ihnen genau gesagt, warum. Wir haben auf die Zahlen hingewiesen und auf die Patientenreaktionen. Den Leuten zu zeigen, dass es funktioniert, ist wirklich ein guter Weg, Akzeptanz zu erreichen.

Beispiel 5: Anfangs, scheint mir, wurde die Primäre Pflege als einfach eine Sache mehr gesehen, die wir machen sollten. Aber seit wir erstmal gemerkt haben, dass das unsere Sache ist, sind die Leute eher stolz und fühlen sich verantwortlich für etwas, das ihnen gehört und das sie geschaffen haben, statt dass es ihnen übergestülpt wurde. Und dann, weil wir eine Ambulanz sind, wo es keine unmittelbaren Beweise dafür gibt, dass es funktioniert – und ob es in der Ambulanz überhaupt funktionieren kann – haben wir uns nur umso mehr dafür eingesetzt. Du bist der erste, der es macht: Geh voran, zeig uns den Weg.

9.10 Fragen zur Reflexion

- Welches System der Patientenzuweisung würde auf Ihrer Station oder in einer Abteilung, die Sie gut kennen, am besten funktionieren? Wenn Sie ein Zuweisungssystem kennen, das auf einer Station, wo die Primäre Pflege praktiziert wird, gut funktioniert, beschreiben Sie es und teilen Sie mit, was Sie von dem System wissen.
- Warum ist es so wichtig, dass die zu pflegende Person und die Familie den Namen ihrer Primären Pflegekraft kennen?
- Wie wichtig ist die Kommunikation bei der Übergabe im Gesundheitswesen im Allgemeinen? Welches sind die am ehesten patientenzentrierten Übergabemethoden, die Sie kennen oder von denen Sie gehört haben?
- Geben Sie Beispiele für eine hocheffektive interprofessionelle Zusammenarbeit, die Sie erlebt haben. Was hat sie so effektiv gemacht, besonders mit Blick auf die Rolle der Pflegekraft?

Die Primäre Pflege ist der Bezugsrahmen für eine von beiden Seiten vertrauensvoll geführte Beziehung zwischen einer Pflegekraft und einem Patienten und unterstützt somit die Heilung ebenso wie die Gesundheit. (Judy Blauwet, RN; BSN; MPH; FACHE; NE-BC; Sr. VP of Hospital Operations/CNO, Avera McKennan Hospital, Avera McKennan Nursing erhielt 2015 zum vierten Mal in Folge die Auszeichnung ‚Magnet‘).

10 Partnerschaften im Pflegeteam der Primären Pflege

Eines der Markenzeichen der Primären Pflege ist die Eindeutigkeit, mit der die examinierten Pflegekräfte die Verantwortung für die Entscheidungsfindung in der Pflege mit Blick auf die pflegerische Versorgung des Patienten und der Patientin übernehmen. Es ist die einzigartige Aufgabe und Verantwortung dieser examinierten Pflegekräfte, dass sie bevollmächtigt sind, über Art und Umfang der von den betroffenen Menschen benötigten pflegerischen Versorgung zu bestimmen und darüber, in welchem Umfang die Pflege an andere Pflegekräfte delegiert werden kann (Koloroutis, 2004).

Die Primäre Pflegekraft definiert den Bedarf und die Prioritäten der betroffenen Personen und der Familie mit dem Ziel, einen individualisierten Pflegeplan zu erstellen. Einiges von dieser Pflege kann an zugeordnete Pflegekräfte, Gesundheits- und Krankenpflegehelferinnen (LPN= Licensed Practical Nurses), Pflegeassistenten, Pflegetechniker und andere Beteiligte delegiert werden. Dabei muss klar zwischen den Tätigkeiten einer examinierten Pflegekraft und einer Gesundheits- und Krankenpflegehelferin (RN und LPN) unterschieden und in Übereinstimmung mit den gesetzlichen Regelungen vorgegangen werden. Die Primäre Pflege bringt Klarheit in die Zuständigkeiten und in Bezug auf die wichtige Aufgabe, für gleichbleibend zuverlässige Beziehungen zu sorgen.

Eine Struktur für die Beziehungen aller an der Pflege und der Versorgung Beteiligten untereinander aufzubauen, ist eine komplexe und kritische Führungsaufgabe. Die examinierten Pflegekräfte arbeiten in der Regel isoliert voneinander, sie verfügen über keine Assistenzen und bieten auch keine an. Die von Marie Manthey zuerst in den 1980ern beschriebene Notwendigkeit von paarweisen oder partnerschaftlichen Beziehungen (Manthey, 1989) ist nach wie vor eine Strategie, die die Pflegenden in eine Praxis der Zusammenarbeit führt und zugleich die Rollenklarheit und eine geeignete Delegation unterstützt (Forstrom & Weydt, 2008).

10.1 Paarweise und partnerschaftliche Zuweisungen

Direkt Pflegende, die dauerhaft zusammenarbeiten, erreichen in ihrem unmittelbaren Arbeitsumfeld folgende positive Effekte:

- Eine Zunahme der Leistungsfähigkeit durch natürliche Synergien (das Personal berichtet von 25 % weniger Arbeitsbelastung und Stress).
- Eine bessere Kenntnis der gegenseitigen Kompetenzen als Grundlage für das Delegieren.
- Die Gelegenheit zu fortdauerndem Lernen und zur Verbesserung der partnerschaftlichen Fähigkeiten.
- Eine bessere Kommunikation im Team und zwischen den Schichten und Stationen (mehr als 50 % der sicherheitsrelevanten Ereignisse gehen auf Kommunikationsfehler zurück).
- Ein stärkeres gegenseitiges Engagement und die Fähigkeit, mit komplexen Sachverhalten fertig zu werden (lebenswichtig für erfolgreiche Teams in hochgradig komplexen Versorgungsbereichen).

Um diese Vorteile zu veranschaulichen, beziehen wir uns auf drei Zuweisungsmethoden beim Einsatz von Hilfspersonal in der klinischen Versorgung. Jede Methode weist Vorteile und Nachteile auf.

- **Stationsbasierte Zuweisungen** erfolgen, wenn die Hilfskräfte allen oder den meisten examinierten Pflegekräften auf der Station zuarbeiten, anstatt Anweisungen nur von einer oder zwei Personen zu erhalten. Normalerweise führen die Hilfskräfte jeden Tag dieselben sich wiederholenden Tätigkeiten aus, als ob diese – im Gegensatz zu denen der, die Gesamtverantwortung tragenden, examinierten Pflegekraft – die ihnen zustehenden Arbeiten wären. Ein Beispiel dafür ist das Messen und Aufzeichnen der vitalen Funktionen sämtlicher Patientinnen und Patienten auf der Station, eine mehr tätigkeitszentrierte als patientenzentrierte Tätigkeit. In diesem Szenario sollten die examinierten Pflegekräfte eher nicht kritisch darüber nachdenken müssen, ob nicht besser sie die Vitalzeichen bestimmter zu pflegender Personen im Blick haben sollten.
- **Paarungen** werden definiert als Zusammenarbeit einer examinierten Pflegekraft mit einer Pflegehilfskraft, einer Gesundheits- und Krankenpflegehelferin, einem Techniker oder einer anderen Hilfskraft. Diese Paarungen bleiben für die jeweilige ganze Schicht, aber nicht notwendigerweise für nachfolgende Schichten bestehen.
- **Partnerschaften** bedeuten, dass eine examinierte Pflegekraft ständig mit einer anderen spezifischen Pflegehilfskraft arbeitet. Diese beiden arbeiten frei-

willig miteinander, indem sie ihre Dienstpläne, wenn möglich, koordinieren. Sie gehen die Verpflichtung einer gesunden zwischenmenschlichen Beziehung ein, wobei die examinierte Pflegekraft die Autorität/Zuständigkeit hat, die gemeinsamen Entscheidungen zu treffen. Sie stimmen darin überein, das Wissen des anderen zu fördern.

Sowohl in der partnerschaftlichen wie in der Paarbeziehung stehen die Teammitglieder dem Patienten und der Patientin gegenüber in einer gemeinsamen Verantwortung und sind bestrebt, die gegenseitigen Leistungen zum ihrem Wohl zu fördern. Ein Beispiel: Wenn ein Patient oder eine Patientin gebadet werden soll, gibt es für ein Pflegeteam keine Verpflichtung, dass immer ein bestimmtes Teammitglied für das Baden zuständig ist – vorausgesetzt, dass beide Teammitglieder über das entsprechende Wissen, die Fähigkeiten und die Berufserlaubnis zur Verrichtung der jeweiligen Arbeit verfügen. Die Entscheidung hängt davon ab, dem Bedarf einer zu pflegenden Person in der gegebenen Zeit gerecht zu werden. Bei der partnerschaftlichen wie bei der Paarbeziehung kümmern sich die Teammitglieder um „unseren" Patienten bzw. „unsere" Patientin statt um „meine" oder „deine" zu pflegende Person – was eine wesentliche Veränderung im Denken darüber voraussetzt, wie die Zuweisungen und Entscheidungen gehandhabt werden.

Die Partnerschaft im Pflegeteam ist eine bewusst eingegangene nachhaltige Beziehung und bietet die beste Voraussetzung für die Lösung der hochvariablen und unbeständigen Patient/Pflegekraft-Beziehungen, die für die heutige Akut-Versorgung typisch sind. Es kann Zeiten geben, in denen die Teampartner nicht miteinander arbeiten, aber das ist die Ausnahme, nicht die Regel. Urlaube, Vertretungen und Krankheiten oder anderes können die Partnerschaft unterbrechen, aber die Partnerschaften sind so stabil, dass die Partner das Spezialwissen und die Arbeitsweise des anderen kennen, effektiv miteinander kommunizieren und gegenseitig die Entwicklung des jeweils anderen fördern. Die Teamarbeit und das Vertrauen werden intensiver gefördert. Ein bewusstes Team ist in der Lage, die zu pflegenden Personen und ihre Familien mit einer empathischen, kompetenten und klinisch und emotional sicheren Pflege zu versorgen. Wie Marie vor mehr als zehn Jahren sagte:

> Die Verwendung von Hilfspersonal muss aus einer Partnerschaft heraus oder auf partnerschaftliche Weise erfolgen. Dann sehen wir nicht eine Menge Leute herumlaufen und eine Menge Aufgaben erledigen, sondern wir integrieren sie in eine holistische Sicht auf die Pflege einer Gruppe von Patienten unter Leitung einer erfahrenen examinierten Pflegekraft. (Manthey, 2002)

10.2 Die Prinzipien der Delegation

Historisch gesehen hat der Einsatz von Gesundheits- und Krankenpflegehelferinnen jenseits der Grenzen ihrer Berufszulassung (Lizenz) und der Delegation eher tätigkeitsbasierter als wissensbasierter Entscheidungen zur Konfusion darüber beigetragen, welche Aufgaben und Verantwortung die Mitarbeitenden dieser Berufsgruppen haben – besonders examinierte Pflegekräfte.

Es muss daran erinnert werden: Examinierte Pflegekräfte tragen Verantwortung für ihre Entscheidungen und für das, was sie delegieren. Nicht verantwortlich sind delegierende Pflegekräfte für die einwandfreie Ausführung durch die Personen, an die sie Aufgaben übertragen haben. Diese sind selbst für ihr Handeln verantwortlich.

Die examinierte Pflegekraft ist allerdings bei einer Delegation von Aufgaben sowohl für eine angemessene Beurteilung und dafür verantwortlich, die Effektivität der delegierten Tätigkeiten durch Folgendes sicherzustellen:

- Sie kennt den gesetzlichen Zuständigkeitsbereich (scope of practice) einer examinierten Pflegekraft, einer Gesundheits- und Krankenpflegehelferin und der anderen Hilfskräfte.
- Die Arbeit passt zum Wissen und zu den Fähigkeiten der damit Beauftragten. Die delegierende Person darf keinen Grund haben anzunehmen, dass die beauftragte Person den Auftrag nicht sicher und erfolgreich ausführen wird.
- Sie stellt der beauftragten Person rechtzeitig alle Daten und Informationen zur Verfügung (geeignete Informationen zum Patienten/zur Patientin, Prioritäten, Fristen, wie die Arbeit auszuführen ist, sowie über Situationen, die der examinierten Pflegekraft von der beauftragten Person sofort anzuzeigen sind).
- Sie steht für Fragen der beauftragten Person jederzeit zur Verfügung.
- Sie stellt durch geeignete nachträgliche Maßnahmen sicher, dass die Arbeit zeitgerecht und effektiv durchgeführt wurde (Forstrom & Weydt, 2008).

Vertrauen und gegenseitiger Respekt in der Pflege entstehen, wenn die Partner als Teammitglieder wertgeschätzt werden, wenn ihre Beobachtungen und Hinweise erwünscht sind, und wenn ihre Ansichten über das Arbeitsumfeld gefragt sind und ernstgenommen werden. Die Beachtung der nachstehenden fünf Regeln der Delegation ist ein nützliches Hilfsmittel bei der Entscheidung über die Delegation:

- Die richtige Tätigkeit/Aufgabe
- Die richtigen Umstände

- Die richtige Person
- Die richtige Anweisung/Kommunikation
- Die richtige Supervision/Evaluation (National Council of State Boards of Nursing, 2005).

Wir sind der Meinung – und sie wird von der evidenzbasierten Praxis unterstützt –, dass jeder Plan zur Einführung der Primären Pflege ein System von Zuordnungen der Mitarbeitenden zu Partnerschaften beinhalten sollte, wo immer möglich. Den Nutzen davon haben beide, die betroffene Personengruppe und die Teammitglieder (Wessel et al., 2008).

10.3 Zusammenfassung

- Die Primäre Pflege bedeutet geregelte Funktionen und in Kombination mit der Kontinuität der Beziehungen ergeben sich die Vorteile.
- Die unmittelbar Pflegenden, die kontinuierlich zusammenarbeiten, erleben eine Steigerung der Leistungsfähigkeit, ein fortgesetztes Lernen, Verbesserungen im partnerschaftlichen Umgang sowie eine verbesserte Kommunikation im Team und innerhalb der Schichten und Stationen. Positive Effekte zeigen sich auch bei der Bewältigung komplexer Situationen durch das Team und hinsichtlich des Wissens um die Kompetenzen jedes Einzelnen.
- Sowohl in den partnerschaftlichen wie in den Paarbeziehungen sehen sich die Teammitglieder gegenseitig für die Patienten und Patientinnen verantwortlich und ziehen in deren Interesse den möglichsten Nutzen aus der Mitwirkung jedes Einzelnen.
- Auch wenn die examinierten Pflegekräfte in partnerschaftlichen oder Paarbeziehungen die Verantwortung für das, was sie delegieren, tragen, sind sie nicht für die fehlerfreie Durchführung durch den Beauftragten verantwortlich. Die Beauftragten tragen selbst die Verantwortung für das, was sie tun.

10.4 Fragen zur Reflexion

- Bedenken Sie oder diskutieren Sie mit anderen die Vorteile gleichbleibender Pflegeteams.
- Vergleichen Sie Paarbeziehungen und partnerschaftliche Beziehungen, wägen Sie beides gegeneinander ab, bis Sie die Unterschiede benennen können.

Ich weiß noch, als wir zu dieser Reise aufbrachen, kannte ich nur die Gruppenpflege, und die Primären Pflegekräfte, die schon Erfahrungen damit gemacht hatten, konnten in Tränen ausbrechen, wenn sie davon erzählten. Ich liebe meine Primären Patienten. Wenn sie, frisch eingeliefert, in anderen Abteilungen liegen, gehe ich zu ihnen, um sie zu begrüßen. Ich begrüße sie auf der ICU: Wir kümmern uns echt um unsere Primären Patienten, weil wir eine so enge Verbindung mit ihnen eingehen. (Kirsten Roblee, BSN, RN, OCN Primäre Pflegekraft im OSUCCC-James)

11 Methoden zur Vertiefung und Weiterentwicklung der Primären Pflege

Förderung der Primären Pflege

Wird die Primäre Pflege gefördert und bewusst weiterentwickelt, kann sie ein machtvoller Faktor bei der professionellen Entwicklung neuer Pflegekräfte und bei der Stärkung der Professionalität erfahrener Pflegekräfte sein. Das erreicht man am besten durch Reflexion und Austausch. Wenn die Pflegekräfte regelmäßig dazu aufgefordert werden, die wichtigsten Pflegeprobleme und Pflegeinterventionen zu benennen, mit denen sie konfrontiert sind, werden sie sich der Wichtigkeit des kritischen Denkens und der im Rahmen des Pflegeprozesses von ihnen zu treffenden Entscheidungen mehr und mehr bewusst. Dabei ist die regelmäßige Durchführung von Fallbesprechungen ein entscheidendes Hilfsmittel, um die Primäre Pflege lebendig zu erhalten. Es gibt kaum eine andere formelle tägliche Praxis, die ähnlich erfolgreich ist.

Wenn die Führungskräfte, die Lehrenden und die Praxisanleitenden sich in zwanglosen Runden mit den Mitarbeitenden zusammensetzen, können sich Fragen zur Reflexion und Stimulierung der Denkprozesse für die Pflegekräfte als sehr erfolgreich erweisen. Hier folgen einige wenige Beispiele für Fragen, die sich auf die unabhängige Rolle professioneller Pflegekräfte beziehen. (Wählen sie eine oder zwei davon aus. Ihr Ziel ist es zu inspirieren, nicht abzufragen.)

- Für welche Patienten und Patientinnen sind Sie gegenwärtig die Primäre Pflegekraft? Berichten Sie von einem bestimmten Fall.
- Welches sind für Sie die wichtigsten Pflegeprobleme (oder Pflegediagnosen), die Sie erkannt haben?
- Berichten Sie von den wichtigsten Pflegemaßnahmen, die Sie bei einer bestimmten pflegebedürftigen Person ergreifen, und wie die Person darauf reagiert.
- Auf welche Nebenwirkungen oder Komplikationen achten Sie besonders?

- Was haben Sie über Ihren Primären Patienten oder Ihre Primäre Patientin und die Familie erfahren, das Ihnen erlaubt hat, deren Pflege zu personalisieren?
- Was planen Sie – falls überhaupt – dem Arzt bzw. der Ärztin vorzuschlagen?
- Welche anderen Berufsgruppen oder Dienste haben Sie für die Pflege dieser zu pflegenden Person in Anspruch genommen?
- Worauf sind Sie als Primäre Pflegekraft mit Blick auf die Pflege dieses Patienten oder dieser Patientin stolz?

Zusätzlich zu den Reflexionen sollten die Pflegekräfte dazu motiviert werden, jede Gelegenheit zu nutzen, um dem Patienten oder der Patientin den Namen der für sie zuständigen Primären Pflegekraft in Erinnerung zu rufen und die Funktion der Primären Pflegekraft zu betonen. Beispielhaft sei genannt:

- Der Name der Primären Pflegekraft (und die der Primären Ansprechpartner anderer Berufsgruppen) sollten auf einer Wandtafel stehen (Beispiele in Anhang D).
- Führen Sie eine kleine Befragung bei der Entlassung des Patienten oder der Patientin durch, um festzustellen, ob er/sie den Namen seiner/ihrer Primären Pflegekraft kennt, weil dieses eine wichtige Komponente für die Einschätzung der Effektivität der Beziehung ist (Beispiele in Anhang H).
- Nutzen Sie die Schichtübergaben oder interprofessionellen Visiten als Gelegenheiten, um die Funktion und die Bedeutung der Primären Pflegekraft und der Patient/Pflegekraft-Beziehung zu betonen.
- Übergeben Sie der zu pflegenden Person und/oder der Familie bei der Aufnahme einen Brief oder eine Visitenkarte mit dem Namen der Primären Pflegekraft und einer Beschreibung ihrer Funktion.
- Falls telefonische Nachfragen durchgeführt werden, sollten dies nach Möglichkeit die Primären Pflegekräften erledigen.

War die pflegerische Versorgung in einem komplexen Fall besonders erfolgreich, ist zu überlegen, ob die Primäre Pflegekraft nach der Entlassung oder Verlegung des Patienten/der Patientin um eine kurze Fallpräsentation gebeten wird. Dies motiviert nicht nur zum Lernen innerhalb der Kollegenschaft, sondern dient auch dazu, die besten Methoden bekannt zu machen, was sich besonders für jüngere Pflegekräfte als hilfreich erweist.

Für die Führungskräfte

- Sorgen Sie auch weiterhin für regelmäßige Treffen des SB-Gremiums (wenigstens einmal im Monat) mit möglichst vielen Beteiligten. Das Gremium kann dabei auch andere Aufgaben übernehmen, im Mittelpunkt sollte aber immer die weitere Verbesserung der Primären Pflege stehen.

- Nehmen Sie an jeder SB-Sitzung wenigstens kurz teil. Oft werden die Kollegen und Kolleginnen Ihnen eine erwünschte Zeit und Dauer für Ihre Anwesenheit vorschlagen. Wenn Sie verhindert sind, verabreden Sie ein Treffen mit der/dem Vorsitzenden innerhalb der folgenden Woche für eine nachträgliche Information und erkundigen Sie sich, was man von Ihnen benötigt.
- Nutzen Sie Mitarbeiterbesprechungen, um zu betonen, dass Sie den Plan zur Einführung der Primären Pflege durch Mitglieder des SB-Gremiums ausdrücklich begrüßen und ihn unterstützen. Vermitteln Sie Ihre Erwartung, dass jedes Mitglied des Stationsteams oder der Abteilung bereit ist, dem Plan zu folgen und Sie zu informieren, was gegebenenfalls dafür benötigt wird. Betonen Sie besonders, dass Sie davon ausgehen, dass die Primäre Pflege die Pflege auf ein höheres Niveau heben und die Zufriedenheit der Mitarbeitenden steigern wird.
- Sorgen Sie dafür, dass der Bericht des SB-Gremiums ein fester Bestandteil der Mitarbeiterbesprechungen wird, um die neuesten Maßnahmen zu besprechen und den Plan voll umzusetzen.
- Bei den Treffen zur Einschätzung des bereits Erreichten fordern Sie die Kollegen und Kolleginnen auf: „Erzählen Sie von dem Patienten, dessen Primäre Pflegekraft Sie waren, und inwiefern Ihre Beziehung zu einer Verbesserung geführt hat.“ Oder: „Geben Sie uns ein Beispiel für eine Patientin, für die Ihre Entscheidungen bezüglich der Pflege sich positiv ausgewirkt haben.“ Oder: „Wodurch hat sich die Primäre Pflege nachhaltig auf die interprofessionelle Zusammenarbeit ausgewirkt?“
- Beginnen Sie die Mitarbeiterbesprechungen mit einer Geschichte über die Primäre Pflege, die sich auf folgende Gesichtspunkte beziehen könnte:
  - Verlesen Sie den bewegenden Brief eines Patienten, der eine für ihn sinnvolle Pflege beschreibt.
  - Berichten Sie über eine Ihnen gegenüber gemachte Äußerung einer Patientin oder Familienangehörigen zu deren Primärer Pflegekraft.
  - Erzählen Sie von der Ihnen zu Ohren gekommenen Bemerkung eines Patienten, in der die Versorgung durch einen Techniker oder eine Pflegehilfskraft lobend erwähnt wird.
  - Bitten Sie jemanden um eine Erfolgsgeschichte, in der es um die Pflege einer Primären Patientin mit besonderen oder komplexen Beeinträchtigungen geht (wie Aggressivität, Ängste, Verwirrtheit, Rückzugsverhalten).
  - Bitten Sie jemanden um eine Geschichte, in der es um die Zusammenarbeit mit einem Arzt/einer Ärztin geht, die dem Patienten wirklich geholfen hat.

- Wenn Sie eine Patientenvisite machen, stellen Sie, wenn Sie sich vorgestellt haben, Fragen wie: „Wie ist die Pflege für Sie bisher gelaufen?“ Gehen Sie bei den Antworten mehr in die Tiefe. „Wer ist Ihre Primäre Pflegekraft? Hat Ihre Primäre Pflegekraft Ihnen in einer schwierigen Situation geholfen? Erzählen Sie mir etwas davon. Was können wir tun, um Ihre Pflege zu verbessern? Gibt es jemanden, von dem ich wissen sollte, dass er Ihnen geholfen hat?“
- Fragen Sie in der Ärzteschaft nach, ob sie eine Primäre Pflegekraft benennen können, die bei einem Ihrer Patienten oder Patientinnen etwas Entscheidendes beigetragen hat. Fragen Sie nach, wie die pflegerische Versorgung die medizinische Versorgung besser unterstützen kann. Fragen Sie weiter nach, inwiefern sich die Zusammenarbeit und/oder die Kollegialität seit Einführung der Primären Pflege verbessert haben.
- Nehmen Sie gemeinsam mit der Leitung Ihres SB-Gremiums an den Sitzungen des Lenkungsausschusses oder anderer Leitungsgremien teil und helfen Sie den Leitenden, die laufenden für Ihre Station gemessenen Ergebnisse vorzutragen.

Wir haben wieder und wieder festgestellt, dass die innere Einstellung der Führungskräfte gegenüber der Primären Pflege den Ausschlag dafür gibt, ob sie blüht und gedeiht oder ob sie versickert und versiegt. Jedes Engagement für die Primäre Pflege beginnt mit einer starken Überzeugung, einer nachhaltigen Bejahung, einer Ermutigung und Bestärkung durch den oder die „Chief Nurse Executive“, das ist die Pflegedienstdirektion bzw. die Geschäftsführung Pflege.

> Wir fingen an zu verstehen, dass die der Primären Pflege zugrundliegenden Prinzipien mehr waren als nur das Konzept einer Zuweisung oder eines Pflegesystems. Sie waren vielmehr der konzeptuelle Bezugsrahmen für eine professionelle Pflegepraxis. (Joyce C. Clifford, RN, PHD, FAAN, Pionierin der Primären Pflege)

12
Primäre Pflege im Kontext von Bildung, Forschung und Praxis

Maria Mischo-Kelling

Das vorliegende Buch von Susan Wessel und Marie Manthey stellt eine Weiterentwicklung des pflegerischen Organisationssystems (kurz Pflegesystem) "Primary Nursing – Primäre Pflege" dar. Das ursprüngliche Konzept erschien in drei deutschsprachigen Auflagen (bei Huber bzw. Hogrefe Verlag). In dieser aktuellen Auflage wird anhand ausgewählter Praxisbeispiele dargestellt, warum die Einführung der Primären Pflege im Akutkrankenhaus für die zu versorgenden Menschen und ihre Angehörigen, für die Beziehungen der Pflegekräfte untereinander und zu anderen Gesundheitsberufen, insbesondere zu den Ärztinnen und Ärzten sinnvoll ist.

12.1 Einleitung

Die Primäre Pflege bietet die Möglichkeit, einen „sicheren Hafen" für die zu versorgenden Menschen und ihre Familien zu schaffen. Für die Pflegekräfte bietet sie die Möglichkeit, die eigene Arbeit als sinnvoll zu erfahren. Die Autorinnen betonen immer wieder die Themen „Patientensicherheit" und „psychologische Sicherheit". Letztere ist insbesondere mit Blick auf die Pflegekräfte aller Qualifikationsniveaus von Bedeutung, um kreative, situationsangemessene Lösungen in einer immer komplexer werdenden, sich schneller wandelnden Umwelt finden zu können.

Die Primäre Pflege entstand in einer Zeit des Pflegenotstands (**Kap. 2**). Heute sieht sich der Pflegeberuf dem Bericht "The State of World's nursing" (SOWN-Report) der World Health Organization (WHO, 2020) zufolge weltweit mit einem Personalmangel konfrontiert. Dieser hat sich durch die im Frühjahr 2020 von der

WHO ausgerufenen Corona-Pandemie weiter verschlimmert. Wurde der Pflegenotstand vor der Pandemie im SOWN-Report auf 5,9 Millionen geschätzt, verschärft sich dieser je nach zugrunde gelegtem Szenario auf sieben bis 11,3 Millionen Pflegekräfte (Buchan et al., 2022). Eine wichtige Maßnahme zur Bewältigung des weltweiten Pflegenotstands besteht laut SOWN-Report in einer akademischen Erstausbildung, damit die Pflegekräfte den heutigen sowie den zukünftigen weltweiten Herausforderungen im Gesundheitswesen gerecht werden können. Wie der SOWN-Report deutlich macht, hat Deutschland im weltweiten Vergleich hier noch einiges aufzuholen.

Andere globale Entwicklungen, z.B. die Digitalisierung, die die Gesellschaft und die Arbeitswelt insgesamt betreffen, werden ebenso wie eine umfassende Vollakademisierung der Pflege in Deutschland nicht im gebotenen Umfang vorangetrieben. Pflegenotstand und Digitalisierung sind nur zwei Themen, die sich heute und in Zukunft darauf auswirken, wie pflegerische Dienstleistungen in den Pflegepraxisfeldern erbracht werden können. Sie haben Einfluss darauf, welche pflegerischen Organisationssysteme sich in den diversen Praxisbereichen durchsetzen bzw. weiterentwickelt werden können. Weitere Entwicklungstrends sind u.a. der weltweite Anstieg alter und hochalter Menschen, chronische Erkrankungen, Multimorbidität, die zunehmende Verlagerung der Versorgung vom Krankenhaus in die Gemeinde und die interprofessionelle Zusammenarbeit (Ewers & Lehmann, 2020; Jacobs et al., 2022).

Der Bildung kommt in allen Gesundheitsberufen eine Schlüsselrolle bei der Bewältigung dieser Herausforderungen zu. Deshalb thematisiert **Kapitel 12.2** die Veränderungen im Bildungsbereich aufgrund veränderter Berufsgesetze. Letztere umreißen den Autoritäts- und Zuständigkeitsbereich der Pflege, ausführlich nachzulesen in Mischo-Kelling (2012), der je nach Pflegesystem unterschiedlich wahrgenommen werden kann. In **Kapitel 12.3** wird der englisch- und deutschsprachige Forschungstand zu pflegerischen Organisationsformen bzw. -systemen mit Schwerpunkt auf der Primären Pflege dargelegt. Erfahrungen mit der Umsetzung der Primären Pflege zeigen, dass der Schaffung eines professionellen Arbeitsumfelds eine zentrale Rolle zukommt. Hierauf weisen Wessel und Manthey wiederholt hin. Deshalb skizziere ich in **Kapitel 12.4** zwei unterschiedliche Ansätze, die das Thema Pflege als Profession in Organisationen aufgreifen: Professionelle Praxis-Modelle im Kontext der Magnet-Hospital Bewegung und der Ansatz des Practice-Development (Praxisentwicklung). Beide Ansätze können bei der Umsetzung der Primären Pflege genutzt werden, um deren Potenziale für die zu pflegenden Menschen und ihre Familien auszuschöpfen. Das **Kapitel 12.5** gibt einen Ausblick.

12.2 Entwicklungen im Bereich der Pflegebildung

Seit der Veröffentlichung der dritten Auflage des Buchs Primary Nursing im Jahr 2011 hat sich im Bereich der Pflegebildung im deutschsprachigen Raum einiges getan. Diese Veränderungen tangieren den Autoritäts- und Zuständigkeitsbereich der Pflege. Das Krankenpflegegesetz (KrPflG) vom 16. Juli 2003 und das Altenpflegegesetz (AltPflG) vom 25. August 2003 sahen jeweils im § 4, Abs. 6 eine Modellklausel vor, die „der zeitlich befristeten Erprobung von Ausbildungsangeboten, die der Weiterentwicklung der Pflegeberufe unter Berücksichtigung der berufsfeldspezifischen Anforderungen dienen sollen…" (Bundesministerium der Justiz, 2003a, 2003b).

Verstärkt wurde diese Modellklausel im Pflege-Weiterentwicklungsgesetz vom 28. Mai 2008, in dem ausdrücklich die Hochschulausbildung erwähnt wird (Robert Bosch Stiftung, 2013). Über diese Modellklausel war es möglich, Pflegestudiengänge zu entwickeln und zu erproben. Im Jahr 2012 veröffentlichte der Wissenschaftsrat seine Empfehlung, wonach 10 bis 20 % eines Ausbildungsjahrgangs der betrachteten Gesundheitsberufe (Pflege inkl. Altenpflege, Hebammen, Physiotherapie, Ergotherapie, Logopädie) eine akademische Qualifizierung erhalten sollten. Die Bachelor-Studiengänge sollten primär qualifizierend und patientenorientiert sein und die Studierenden für die unmittelbare Patientenversorgung qualifizieren (Geschäftsstelle des Wissenschaftsrats, 2012).

Auf betrieblicher Ebene macht die Veränderung in der Qualifikationsstruktur der in der Pflege beschäftigten Personen spätestens seit 2004 Überlegungen erforderlich, wie dieses Personal eingesetzt werden kann, sodass die jeweils erworbenen Kompetenzen den zu pflegenden Menschen zugutekommen. Solche Überlegungen hat es in Bezug auf die Umsetzung der Primären Pflege (Mischo-Kelling & Schütz-Pazzini, 2007) ebenso gegeben wie mit Blick auf den Qualifikationsmix. Dieser spielt beim Personaleinsatz eine immer wichtigere Rolle. Er scheint in den letzten Jahren international eher kostengetrieben als am Pflegebedarf der zu versorgenden Menschen orientiert gewesen zu sein (Becker, 2018; Weiner, 2022). Ungeachtet dessen ist es notwendig, sich mit den Möglichkeiten und Grenzen von Pflegesystemen auseinanderzusetzen sowie mit dem aus dem geltenden Berufsgesetz abgeleiteten Autoritäts- und Zuständigkeitsbereich der Pflege. Der Handlungsspielraum der unterschiedlich qualifizierten Pflegekräfte wird durch das gewählte Pflegesystem und durch die inhaltliche (Aus-)Gestaltung der einzelnen Kernelemente bestimmt (Mischo-Kelling, 2012).

Im KrPflG (Bundesministerium für Justiz, 2003a) wurde erstmals auf Kompetenzen abgehoben. Damit wurde eine Abkehr von einer verrichtungsorientierten

Ausbildung vollzogen. Im Unterschied zur gesetzlichen Lage von 2003 wird die Kompetenzorientierung im PflBG und der entsprechenden PflAPrV stärker ausdifferenziert (Jürgensen & Dauer, 2021). Mit erheblicher Verspätung wird eine Entwicklung nachvollzogen, die in der beruflichen Bildung seit Ende der 1980er Jahre diskutiert, im Hochschulbereich mit dem 1999 angestoßenen Bologna-Prozess europaweit verankert und 2005 im novellierten Berufsbildungsgesetz abgesichert wurde (Euler, 2020).

Unabhängig vom Ort der Ausbildung sollen Auszubildende und Studierende am Ende ihrer Erstausbildung bzw. ihres Studiums in der Lage sein, Pflegeprozesse selbständig zu steuern und zu gestalten. Fraglich ist, ob den Pflegeauszubildenden bzw. -studierenden im Rahmen der gesetzlich vorgegebenen praktischen Ausbildung in Höhe von 2.500 Stunden entsprechende Lernmöglichkeiten angeboten werden. Die auszubildenden Gesundheitsunternehmen sind gefordert, ein entsprechendes Lern- und Arbeitsumfeld zu schaffen. Das in der Berufspraxis liegende „Potenzial für Bildungsprozesse" wird nach Bohrer (2020) bislang eher unzureichend genutzt. Zu einer ähnlichen Einschätzung kommen Dehnbostel und Gießler (2023). Sie stellen fest, dass die Praxis noch erheblichen Verbesserungsbedarf hat, um den Anforderungen einer kompetenzorientierten Ausbildung zu entsprechen. Sie beziehen sich auf den Ausbildungsreport 2015 der Gewerkschaft Ver.di. Eine weitere Verschlechterung wird auch im Ausbildungsreport 2021 von Ver.di festgestellt.

Die Verschlechterung hängt u.a. davon ab, ob die Auszubildenden vor Ort von Praxisanleiterinnen an ihre beruflichen Aufgaben herangeführt werden. Die 3.304 Befragten gaben zu 43,7% an, dass dies „selten" oder „nie" der Fall gewesen sei (Ver.di, 2021, S. 29).

Das seit dem 1. Januar 2020 geltende PflBG, die Vorbehaltsaufgaben nach § 4 sowie die in § 5 und § 37 beschriebenen Ausbildungsziele legen eine Organisation der pflegerischen Arbeit nahe, nach der statt einzelner Tätigkeiten, sowohl für die berufsfachschulisch als auch hochschulisch Ausgebildeten, die Patienten und Patientinnen im Zentrum stehen sollten. Die Notwendigkeit, bei der Organisation der pflegerischen Arbeit diese vom zu pflegenden Menschen aus zu denken und zu gestalten, wird umso zwingender, wenn die vom Gesetzgeber für beide Gruppen vorgeschriebenen zu erwerbenden Kompetenzen betrachtet werden.

Bei meinen Recherchen zur Primären Pflege im Zeitraum 2010–2023 bin ich nur auf ein Krankenhaus gestoßen, dass im Rahmen der Umsetzung der Primären Pflege auch die berufliche Ausbildung so umgestellt hat, dass schon in der Ausbildung Kompetenzen für die Übernahme der beiden komplementären Funktionen, die der primären Pflegekraft und die der zugeordneten Pflegekraft vermittelt werden. Mit Blick auf die Kernelemente der Primären Pflege wurden insgesamt 21 Kompetenzen ermittelt, die im Rahmen der Fach-, Methoden- sowie der sozialen und personalen Kompetenzen als wichtige zu erwerbende Kompetenzen identifiziert wurden (Reichert, 2012; Holzleitner, 2015). Die hier entwickelten Ideen lassen sich auf die Vorgaben des PflGB übertragen.

Die vom Wissenschaftsrat (Geschäftsstelle des Wissenschaftsrats, 2022) veröffentlichte „HQGplus-Studie zu Hochschulischen Qualifikationen für das Gesundheitssystem – Update" zeigt, dass das vom Wissenschaftsrat 2012 formulierte Ziel, 10 bis 20 % eines Jahrgangs auf akademischem Niveau auszubilden, in den vergangenen Jahren nicht erreicht worden ist. In einer Sondererhebung des Bundesinstituts für berufliche Bildung (BIBB) wurde für das Jahr 2020 eine Akademisierungsquote von 1,7 % über alle Studienformate und eine von 0,78 % bezogen auf primärqualifizierende Studiengänge ermittelt. Im Jahr 2021 lag die Akademisierungsquote für alle Studienformate bei 1,75 % und für die primärqualifizierenden Studiengänge bei 0,82 % (Meng et al., 2022). Die zu beobachtende, relativ langsam voranschreitende (Teil-)Akademisierung muss bei der Implementierung und Ausgestaltung der Primären Pflege im Blick behalten werden.

Zusammengefasst sollen Ausbildung und Studium die Lernenden zum lebenslangen Lernen befähigen. Dies bedeutet, dass die in der beruflichen und akademischen Erstausbildung angebahnte Kompetenzentwicklung mit der Einmündung ins Berufsleben fortgesetzt wird. Die Verantwortung für die Weiterentwicklung der erworbenen Kompetenzen geht dann auf das Praxisfeld über. Hier gilt es, ein Arbeitsumfeld zu schaffen, in dem die in der Ausbildung und im Studium erworbenen Kompetenzen abgefordert und kontinuierlich weiterentwickelt werden. Das Pflegesystem der Primären Pflege bietet nicht nur während der praktischen Erstausbildung einen geeigneten Rahmen für die Kompetenzentwicklung, es ermöglicht auch die anschließende Weiterentwicklung der einmal erworbenen Kompetenzen im Sinne eines lebenslangen Lernens. Die Pflegekräfte sind aber auch selbst gefordert, sich nicht nur für die eigene Kompetenzentwicklung zu engagieren, sondern auch für die Weiterentwicklung des eigenen Berufs bzw. der Profession. Die Primäre Pflege erlaubt ein professionelles Arbeiten, in dessen Mittelpunkt die Beziehungen zum zu pflegenden Menschen und zu seinen Angehörigen stehen. Die vier Kernelemente des Pflegesystems werden vor diesem Hintergrund inhaltlich gestaltet. Eine wichtige Rolle spielen in diesem Zusammenhang die Pflegeführungskräfte und die Teams. Hierauf gehen Wessel und Manthey im vorliegenden Buch wiederholt ein.

In **Kapitel 3** erläutern die Autorinnen, was die Primäre Pflege im Kern ist und welche Handlungs- und Entwicklungsmöglichkeiten sie enthält. Ob diese ausgeschöpft werden, ist keine Frage des Pflegesystems, sondern eine Frage danach, was die Menschen aus dem System machen.

In **Kapitel 12.3** wird der Wissens- und Forschungsstand zu Pflegesystemen mit Schwerpunkt auf der Primären Pflege zusammentragen.

12.3 Wissens- und Forschungsstand zu pflegerischen Organisationssystemen

Das vorliegende Buch ist in der englischen Erstausgabe 2015 erschienen. Meine eigenen Erfahrungen mit der Umsetzung der Primären Pflege liegen fast 14 Jahre zurück. Aus diesem Grund interessierte mich, wie sich der Wissens- und Forschungsstand zur Primären Pflege in der Zeit von 2010 bis 2023 verändert hat.

12.3.1 Englischsprache Studien zur Primären Pflege

Die Autorinnen machen in **Kapitel 3** darauf aufmerksam, dass in der Fachliteratur nicht immer klar zwischen Pflegesystemen, Pflegeorganisationsmodellen und Professionellen Praxismodellen (PPM) unterschieden wird. Deshalb grenzen sie die drei Begriffe voneinander ab (S. 39). Ganz allgemein verweisen Pflegesysteme wie Gruppen- bzw. Bereichspflege oder Primäre Pflege nach Louis (2022) auf unterschiedliche Formen der Arbeitsteilung und Koordination. Für Manthey sind die Kernelemente *Entscheidungsfindung, Arbeitszuweisung, Kommunikation und Management der Pflege* Bestandteil eines jeden Pflegesystems. Im Unterschied zur dritten Ausgabe wird in der aktuellen Ausgabe beim ersten Kernelement neben der Verantwortung für die Entscheidungsfindung auch die Verantwortung für Beziehungen hervorgehoben. Der für die Primäre Pflege so bedeutsame Personenbezug wird dadurch unterstrichen. Wichtig ist, dass die Bedeutung dieser vier Elemente je nach zugrunde gelegtem Pflegesystem eine andere sein kann. Auch die inhaltliche und organisatorische Ausgestaltung kann erheblich variieren. Daraus ergibt sich, dass sich die Qualität der pflegerischen Versorgung selbst innerhalb des Pflegesystems der Primären Pflege von Station zu Station, von Praxisbereich zu Praxisbereich stark unterscheiden kann. Bei meiner Recherche zum Pflegesystem Primäre Pflege interessierte mich, welche der vier Elemente im Fokus von Studien stehen. Worauf führen die Studien ihre Ergebnisse in Bezug auf die Pflegenden und/oder in Bezug auf die zu pflegenden Menschen zurück? Ist es ein bestimmtes Element oder tragen alle vier Elemente zu den Ergebnissen bei? Welche Forschungslücken bestehen? Mein Rechercheansatz in Datenbanken wie Pub-

Med, CINAHL, EBSCO, Wiley-Online und Springerlink zu den Begriffen „nursing care delivery model, nursing care delivery system, Pflegesystem, pflegerisches Organisationsystem“ etc. gleicht eher einer orientierenden Recherche. Er hat nicht den Anspruch einer systematischen Recherche, wie er für verschiedene Review Formen gefordert wird.

12.3.1.1 Heterogene Studiendesigns und Ergebnisse

Es fällt auf, dass der Begriff „Primary Nursing“ in der englischsprachigen Forschungsliteratur unterschiedlich verstanden und verwendet wird (Fairbrother et al., 2015; Nadaeu et al., 2017; Butler et al., 2019; Prentice et al., 2021). Die Studiendesigns zu Pflegesystemen allgemein und speziell zur Primären Pflege sind sehr heterogen und kaum miteinander vergleichbar. Es gibt Studien, die den Fokus in Bezug auf das jeweils untersuchte Pflegesystem bzw. auf zu vergleichende Pflegesysteme mehr auf die Patientenzufriedenheit und/oder auf weitere Patientenergebnisse legen.

Wiederum andere Studien konzentrieren sich stärker auf die Zufriedenheit der Pflegekräfte. Bei der Evaluation von Pflegesystemen stehen häufig arbeitsbezogene Merkmale wie Zufriedenheit, Stress oder Burnout im Vordergrund (Rantanen et al., 2016). Moura und Mitautoren (2020) untersuchten an zwei Zeitpunkten, vier und sieben Monate nach der Implementierung der Primären Pflege den Zusammenhang zwischen Primärer Pflege und „missed nursing care“ (etwa Versäumnisse bei der Pflege). Mattila und Kollegen (2014) kommen in ihrem systematischen Review zu dem Ergebnis, dass eine Evaluation von Primärer Pflege ein komplexes Unterfangen ist. Ihr Review gibt Hinweise auf positive Effekte in Bezug auf den Patienten, die Pflegekräfte, die Organisation und in Bezug auf die Kosten. Trotz sich zum Teil widersprechender Studienergebnisse gibt es immer wieder Hinweise, dass die Primäre Pflege zu einer verbesserten Patientenversorgung führt (Cocchieri et al., 2021; Guo et al., 2022; Gonçalves et al., 2023).

12.3.1.2 Einschätzung der Umsetzung von Primärer Pflege

Ein anderes Forschungsinteresse besteht darin herauszufinden, wie die Primäre Pflege umgesetzt worden ist, wo es Lücken gibt und wo Verbesserungspotenzial besteht. In diese Gruppe von Studien fällt die von Nadeau und Mitautoren (2017), die mittels eines selbstentwickelten Fragebogens herausfinden wollten, wie die Patienten/Familien und die Pflegekräfte auf einer pädiatrisch hämatologisch-onkologischen Station die auf der Station umgesetzte Primäre Pflege wahrnehmen und wie zufrieden sie sind. Sie beobachteten, dass bei der auf der Station praktizierten Selbstzuweisung von Patienten manche Patienten ohne ein Team bestehend aus primärer oder sekundärer Pflegekraft waren. Diese Beobachtung wurde auch in der Studie bestätigt und verweist auf die Notwendigkeit, den Entwicklungsstand der Primären Pflege kontinuierlich zu evaluieren und auf der Basis der gewonnenen Erkenntnisse weiterzuentwickeln. Wessel und Manthey gehen hierauf in den Kapiteln 4 und 5 ein.

Selten wird in Studien erforscht, wie die vier Kernelemente im untersuchten Pflegesystem realisiert werden. Cocchieri und Kollegen (2023) entwickelten in ihrer Studie eine Primary Nursing-Checkliste, die sich auf die vier zentralen Elemente von Primärer Pflege bezieht. Mittels dieser Checkliste wollten sie die Compliance der Stationen bei der Umsetzung von Primärer Pflege evaluieren. Ein weiteres Ziel war, Ansatzpunkte für Verbesserungspotenziale zu finden. In einer Studie von Naef, Ernst und Petry (2019) wird die Implementierung von PN in einem großen Schweizer Universitätsspital anhand unterschiedlichster Daten untersucht. Auch hier kommt ein validiertes Instrument zum Tragen, das IzEP© (Instrument zur Erfassung von Pflegesystemen), mittels dessen der Entwicklungsstand einer Station eingeschätzt werden kann.

Vereinzelt finden sich Hinweise, wie die einzelnen Elemente in den untersuchten Settings konkret umgesetzt werden. In ihrer qualitativen Studie auf einer Neonatologischen Intensivstation untersuchten Anne Korhonen und Mari Kangasniemi (2014) die Erfahrungen von Primären Pflegekräften mit der Beendigung der (Arbeits-)Beziehung zu den Eltern von ihnen zugeordneten Frühgeborenen. Die Arbeitsbeziehungen zu den Eltern und Frühgeborenen erstrecken sich in der Regel über einen längeren Zeitraum. Dem Geschehen in den Beziehungen wurde den Autorinnen zufolge bisher wenig Aufmerksamkeit gewidmet. Die Erfahrungen der sieben befragten Pflegekräfte wurden mittels narrativer Interviews erhoben und einer narrativen Analyse unterzogen. Die Analyse konzentrierte sich auf die Beendigung der Patient/Pflegekraft-Beziehung, d.h. der Beziehung zu den Eltern und den Frühgeborenen. Die Analyse ergab drei unterschiedliche Formen der Beendigung der o.g. Beziehung. Die verbindende Handlungsweise bestand in der „Regulierung der Pflegebeziehung". Die Beendigung wurde einmal durch das Herstellen von Distanz erreicht, durch das Schaffen einer Verbindung sowie durch den Aufbau von Nähe und Verbindung. Die Studie macht deutlich, dass die Beziehungsgestaltung und deren Beendigung im gleichen Pflegesystem unterschiedlich ausfallen kann. Weiter zeigt sie die Notwendigkeit auf, dass die Fähigkeit zur Beziehungsgestaltung immer wieder kritisch reflektiert werden muss, damit diese den betroffenen Patienten wie den Pflegekräften zugutekommt. In einer weiteren qualitativen Studie von Korhonen und Kangasniemi (2013), diesmal auf einer pädiatrischen onkologischen Abteilung, wurde durch die Befragung aller in der Versorgung involvierten Gruppen, Pflegekräfte, Ärzte und Familien deutlich, dass das in der Abteilung praktizierte Pflegesystem der Primären Pflege recht konfus ausgestaltet wurde. Es entsteht der Eindruck, dass keine Auseinandersetzung mit den einzelnen Kernelementen stattgefunden hat, z.B. mit der Arbeits- und Patientenzuweisung oder hinsichtlich dessen, wie lange die Beziehung zu den Eltern und dem Kind währen soll, wie diese konkret gestaltet wird und welche Bedeutung dem Thema Kontinuität zukommt. Auch diese Studie unterstreicht die Notwendigkeit einer stetigen Überprüfung der Umsetzung des Systems, um wissensbasierte Anhaltspunkte für die Weiterentwicklung oder eine Anpassung der Primären Pflege an sich ändernde Rahmenbedingungen zu erhalten.

Alberto Dal Molin (Dal Molin et al., 2018) haben in einem italienischen 400-Betten Krankenhaus in ihrer Vorher-Nachher Studie die Auswirkungen der Primären Pflege in Bezug auf sensitive Patientenergebnisse, auf mitarbeiter- und organisationsbezogene Ergebnisse untersucht. Für die Ergebnismessung kamen verschiedene Skalen zum Einsatz, z.B. die Newcastle Satisfaction with Nursing Scales, die Nurse Competence Scale oder das Diagnostic Thinking Inventory (Dal Molin et al., 2018). Das Forschungsteam konnte in vielen untersuchten Bereichen Verbesserungen feststellen. Es beobachtete, dass die Schulung vor der Einführung von Primärer Pflege sich positiv auf die mitarbeiter- und organisationsbezogenen Ergebnisse auswirkte. Weiter weisen sie darauf hin, dass eine dritte Datenerhebung nach sechs Monaten notwendig sei, um die Langzeitwirkung von Primärer Pflege erfassen zu können (Dal Molin et al., 2018).

12.3.1.3 Einfluss von Ökonomisierung und Akademisierung

Das seit Ende der 1960er Jahre existierende Pflegesystem der Primären Pflege wird neben dem Pflegesystem der Funktionspflege, der Gruppen- bzw. Bereichspflege und der ganzheitlichen Pflege mittlerweile zu den traditionellen Pflegesystemen gerechnet (Hovenga, 2020). Je nach Autoren werden noch weitere Pflegesysteme wie Case-Management genannt. In den 1990er Jahren führte die weltweite Ökonomisierung der nationalen Gesundheitssysteme in den Gesundheitsunternehmen zu Restrukturierungs- und Reorganisationsmaßnahmen unterschiedlichster Art, zu einer stetigen Verweildauerreduzierung und zu einer Verdichtung der Versorgungsprozesse. Diese Entwicklungen und insbesondere Budgetrestriktionen haben in den letzten 30 Jahren in vielen Ländern dazu geführt, dass examiniertes Pflegepersonal abgebaut und durch gering qualifiziertes Personal ersetzt wurde. Parallel zu diesen Entwicklungen kam es in der zweiten Hälfte des 20. Jahrhunderts weltweit infolge des Wechsels von einer krankenhausbezogenen hin zu einer akademischen Erstausbildung in der Pflege vermehrt zu Veränderungen in der Qualifikationsstruktur in den Pflegeteams und in der Anzahl des verfügbaren Personals. Dieser Wechsel in der Pflegeausbildung erfolgte seit den 1960/70er Jahren in den europäischen Ländern in unterschiedlicher Geschwindigkeit. Deutschland hat sich für ein ausgesprochen langsames Tempo entschieden. Eine Folge ist, dass Deutschland im weltweiten Vergleich hinter sogenannte Entwicklungsländer zurückfällt (SOWN-Report) und Gefahr läuft, den Anschluss an internationale Entwicklungen auf breiter Ebene zu verlieren. Vor diesem Hintergrund sollten neue Pflegesysteme den Veränderungen in der Gesundheitsversorgung und in der Qualifikationsstruktur des Pflegepersonals Rechnung tragen. Begriffe wie Skill- und Grade-Mix kennzeichnen diese Entwicklung (McCormack & McCance, 2010, 2017). Ein Grund, warum die Primäre Pflege von einigen Pflegewissenschaftlern und -wissenschaftlerinnen als überholt betrachtet wird, könnte der Umstand sein, dass die Primäre Pflege in der englischsprachigen Literatur immer wieder fälschlich als ein System diskutiert wird, dass ausschließlich von examinierten Pflegekräften umgesetzt werden kann (Hovenga, 2020). Mit ihrem Partner-in-Practice Modell widerlegt Marie Manthey diese Annahme (**Kap. 10**).

12.3.1.4 Hybride Systeme und Corona-Pandemie

Beispiele für den Einsatz von hybriden Pflegesystemen werden im Zusammenhang mit der Bewältigung der Corona-Pandemie beschrieben (Prentice et al. 2022). Balluck, Asturi und Brockman (2020) berichten über ihre Erfahrung mit einem geplanten Wechsel von der Primären Pflege zur Gruppenpflege als Antwort auf den plötzlichen Anstieg von an Corona erkrankten Patienten und Patientinnen eines aus 25 Krankenhäusern bestehenden Gesundheitsverbunds. Bei diesem Wechsel wurde die Rolle der Primären Pflegekraft als diejenige beibehalten, die die Pflege der zu pflegenden Menschen koordiniert und für diese als primäre Kontaktperson fungiert. Es änderte sich die Arbeitszuweisung. Anstelle der Patientenzuweisung wurden der Primären Pflegekraft eine Gruppe von „Räumen“ oder „Patienten und Patientinnen“ zugewiesen. Die Primäre Pflegekraft sollte den aus Pflegekräften mit unterschiedlichsten Qualifikationen bestehenden Teams die anfallenden Aufgaben auf der Basis ihrer Kompetenzen zuweisen. Zur Absicherung des Veränderungsprozesses stützten sich die Pflegeführungskräfte auf zwei Veränderungsmanagementmodelle, auf ADKAR (Awareness, Desire, Knowledge, Ability, Reinforcement), das auf der individuellen Ebene ansetzt und auf CLARC

(Communicator, Liasion, Advocate, Resistence Manager, Coach), dass die Rollen der Führungskräfte im Veränderungsprozess beschreibt. Den Autorinnen zufolge konnte damit den Herausforderungen während der Pandemie begegnet werden. Der von ihnen umgesetzte Krisenplan eines kurzfristigen Wechsels von der Primären Pflege in die Gruppenpflege scheint sich bewährt zu haben. Die Autorinnen machen dies am erreichten Ziel einer sicheren Personalbesetzung fest.

In einer anderen Studie wurde ebenfalls der Wechsel von der Primären Pflege in ein anderes Pflegesystem während der COVID-19 Pandemie untersucht. Ziel der qualitativen Studie von Geltmeyer und Kollegen (2022) war, die Sichtweisen und Erfahrungen eines Intensivpflegeteams mit einem neuen Pflegemodell, der Gruppenpflege, während der COVID-19-Wellen zu erkunden. In Belgien, wo die Studie stattfand, wurde in vielen ICUs die Gruppenpflege zur Kompensation des Personalmangels wiedereingeführt. Die Intensivpflegekräfte wurden in diesem Modell von Pflegekräften aus anderen Bereichen des Krankenhauses unterstützt. In dem untersuchten Krankenhaus erhielten die Pflegekräfte die Möglichkeit, sich mittels eines Europäischen E-Learning Tools auf die neue Aufgabe vorzubereiten. Die Intensivpflegekräfte wurden im Rahmen von drei Treffen befragt, welche Aufgaben an Pflegekräfte, die sie in der Pflege unterstützen sollten, delegiert werden könnten. Der Einsatz der unterstützenden Pflegekräfte auf der ICU konnte einen Tag betragen oder sich auf freiwilliger Basis über einen längeren Zeitraum erstrecken. Für die unterstützenden Pflegekräfte, die von Stationen kamen, auf denen die Primäre Pflege praktiziert wurde, war die Arbeitszuteilung nach Aufgaben eine neue Erfahrung. Das untersuchte 1048-Betten Krankenhaus hatte 58 Intensivbetten für Kinder und Erwachsene. Während der zweiten COVID-19-Welle wurden Betten für Verbrennungspatienten in Intensivbetten umgewandelt und ICU-Untereinheiten gebildet. Im gesamten, aus diversen Untereinheiten bestehenden Intensivbereich wurde das neue Pflegesystem der Gruppenpflege umgesetzt. Von Januar bis März 2021 wurden insgesamt 40 halbstrukturierte Interviews durchgeführt. Die Befragten setzten sich aus 12 unterstützenden Pflegekräften, 17 Fachpflegekräften, sieben Stationsleitungen und vier Ärzten und Ärztinnen zusammen. Ein über alle Gruppen hinweg wichtiges Thema war das „Sicherstellen einer sicheren, qualitativ hochwertigen Versorgung" (Geltmeyer et al., 2022, S. 5). Das Studienteam ermittelte fünf Erfahrungen, die mehr oder weniger in allen befragten Gruppen angesprochen wurden. Die übergreifende Erfahrung bezeichnete die Forschungsgruppe als *„den Überblick über die Praxis verlieren"*. Die anderen vier Erfahrungen lauteten *Umgang mit Unbekanntem, Erleben von Rollenambiguität, Probleme mit der Verantwortung und Mangel an Vertrauen* (Geltmeyer et al., 2022).

Anders als im Bericht von Balluck und Mitautoren (2020) war die Umstellung von der Primären Pflege auf die Gruppenpflege während der Pandemie in der Studie von Geltmeyer (2022) nicht von Erfolg gekrönt. Sie führte zu Chaos und Zweifel unter den Pflegekräften. Sie erzeugte unter den Pflegekräften wie unter den Pflegeführungskräften Verunsicherungen. Aber auch dieser Wechsel zeigt, wie wichtig Rollenklarheit sowie Klarheit bezüglich des jeweiligen Aufgaben- und Zuständigkeitsbereichs für das gesamte Team ist. Dem Thema „Vertrauen" kommt für die Organisation der Pflege und dem Funktionieren der Zusammenarbeit eine wichtige Rolle zu. Geltmeyer und Mitautoren (2022) heben hervor, dass sich Vertrauen auf persönlicher und beruflich-professioneller Ebene entwickeln muss. Ihnen zufolge wird eine solche Entwicklung durch Stabilität gefördert. In wenigen Fällen beobachteten sie, dass wachsendes Vertrauen zwischen Fachpflegekraft und unterstützender Pflegekraft zu einer Form von geteilter Verantwortung führen kann. Weiter unterstreicht das Forschungsteam, dass nicht davon ausgegangen werden kann, dass jede Fachpflegekraft gleich gut Aufgaben delegieren kann. Vielmehr muss diese Kompetenz wie auch die Kompetenz zur Entscheidungsfindung und Kommunikation im Rahmen der Ausbildung vermittelt und erworben werden. Die Bedeutung der klinischen Führung wurde als weiterer wichtiger Aspekt erkannt, der in der Forschung zukünftig mehr Beachtung finden sollte. Abschließend weist das Forschungsteam auf den nicht zu unterschätzenden Einfluss der Pandemie auf das psychische Wohlbefinden insbesondere von jungen und unerfahrenen Pflegekräften hin. Auch in Nicht-Pandemiezeiten muss diesem Thema bei der Einführung neuer Pflegesysteme Aufmerksamkeit geschenkt werden (Geltmeyer et al., 2022).

12.3.1.5 Zusammenfassende Betrachtung

Obwohl die Primäre Pflege in der Literatur als zu bevorzugendes System der Erbringung pflegerischer Dienstleistungen betrachtet wird, muss die Datenlage in Bezug auf die Frage eines Zusammenhangs zwischen pflegesensitiven Patientenergebnissen und dem System der Primären Pflege als unzureichend betrachtet werden. Dennoch geben die Studien laut Gonçalves (Gonçalves et al., 2023) Hinweise über mögliche Vorteile der Primären Pflege, die in der Kontinuität der pflegerischen Versorgung, in der zu den Patienten und ihren Angehörigen aufgebauten Beziehung, in der Förderung der Selbstpflege und der Verringerung einer fehlenden Pflege (missed care) gesehen werden. Zusammengefasst ermöglicht die Primäre Pflege den Pflegekräften eine umfassende Entwicklung. Sie erlaubt, die Sinnhaftigkeit ihrer Arbeit zu erfahren und anhand konkreter pflegesensitiver Ergebnisse zu belegen. Umso mehr erstaunt es, dass die vier zentralen Elemente der Primären Pflege und ihre Auswirkung auf die zu pflegenden Menschen bisher nicht umfassend untersucht worden sind. Die Ergebnisse der englischsprachigen Studien zeigen, dass die Funktionsweise von Pflegesystemen ganz allgemein von vielfältigen Faktoren beeinflusst wird, die ihrerseits Einfluss auf die Ergebnisse haben (Hovenga, 2020). Sie verweisen darüber hinaus auf einen großen Entwicklungs- und Forschungsbedarf.

12.3.2 Deutschsprachige Arbeiten und Studien

In dem betrachteten Zeitraum 2010 bis 2023 finden sich im deutschsprachigen Raum nur wenige Studien und Erfahrungsberichte, die sich mit dem Pflegesystem der Primären Pflege befassen, z.B. Krause (2013), Hoja, Schierack und Luntz (2019). Vereinzelt können Hinweise zur Primären Pflege der Literatur zum Stationsmanagement entnommen werden (Leschinger & König, 2018).

12.3.2.1 Rolle von Berufsverbänden

Bevor ich mich den wenigen Studien zuwende, sollen die Aktivitäten des Deutschen Berufsverbands für Krankenpflege (DBfk) und der Deutschen Fachgesellschaft für Psychiatrische Pflege (DFPP) erwähnt werden. Die Primäre Pflege ist ein Anliegen des „Deutschen Netzwerks Primary Nursing“ im DBFK. Das Netzwerk hat verschiedene Arbeiten rund um das Thema Primäre Pflege herausgegeben, u.a. eine Liste von 27 primär wissenschaftlichen Qualifikationsarbeiten, die bis ins Jahr 2017 reichen und von denen sechs in den betrachteten Zeitraum fallen (DBfK, 2017).

Neben dem Netzwerk des DBfK hat sich die Deutsche Fachgesellschaft Psychiatrische Pflege (DFPP) intensiv mit dem Thema Primäre Pflege/Bezugspflege im Rahmen verschiedener Tagungen auseinandergesetzt. Die Fachgesellschaft hat 2021 ein von der AG „State of the Art“ erarbeitetes Positionspapier Primary Nursing/Bezugspflege herausgegeben (DFPP, 2021). Aus den Vorgaben des PflBG folgert die AG, dass die Umsetzung des Gesetzes ein entsprechendes Pflegesystem erfordert. Ein solches System ist die Primäre Pflege. Die Fachgesellschaft bezieht sich im Positionspapier auf die Kernelemente von Marie Manthey. Sie berücksichtigt dabei auch die Betonung der Verantwortung der Primären Pflegekraft für die Beziehungsgestaltung.

12.3.2.2 Forschungslage zu Pflegesystemen

Vereinzelte Studien haben sich mit Organisationssystemen in der Pflege befasst. Ein Gutachten und zwei Projekte sollen hier Erwähnung finden, auf die ich bei meinen wiederholten Recherchen eher zufällig gestoßen bin.

Verbreitung von Pflegesystemen

In einer vom Hessischen Sozialministerium in Auftrag gegebenen Studie zur Situation in der Pflege in hessischen Akutkrankenhäusern, ging es um die Frage eines Zusammenhangs zwischen Personalsituationen und Ergebnissen in Bezug auf die zu versorgenden Menschen und die Pflegekräfte. Das von Braun und Kollegen (2014) erstellte Gutachten basiert auf einem Literaturreview, einer schriftlichen Befragung von Leitungen und von Pflegenden sowie auf qualitativen Fallstudien. Das Forschungsteam bediente sich eines systemtheoretischen Modells des Versorgungssystems. Hier sollen die wichtigsten Ergebnisse mit Blick auf Pflegesysteme, insbesondere in Bezug auf die Primäre Pflege skizziert werden. Bezüglich der Stationsorganisation sieht das Ergebnis des Literaturreviews wie folgt aus: „..., dass es trotz Einschränkungen bei der Übertragbarkeit der Ergebnisse Hinweise darauf gibt, dass Faktoren wie geringe Stationsgröße, geringe Hierarchie, gute (interdisziplinäre) Zusammenarbeit oder das System des „Primary Nursing" in einem positiven Zusammenhang zur Ergebnisqualität auch in deutschen Krankenhäusern stehen könnten. Diese und weitere Merkmale werden in Magnet-Krankenhäusern gezielt genutzt, um die Arbeitsbedingungen so zu gestalten, dass Kliniken von Pflegenden als attraktive Arbeitgeber wahrgenommen werden" (Braun et al., 2014, S. 25).

Die Befragungsergebnisse von 27 Krankenhäusern öffentlicher, freigemeinnütziger und privater Trägerschaft weisen darauf hin, dass in den untersuchten Abteilungen (Innere Medizin, Chirurgie und Geriatrie) die Bezugspflege am häufigsten praktiziert wird. Die Funktionspflege findet sich hiernach in vier Krankenhäusern in der Inneren Medizin und in drei Krankenhäusern in der Chirurgie. Die Auswertung weist darauf hin, dass mehrere Pflegesysteme in vier Krankenhäusern in der Inneren Medizin und ebenfalls in vier Krankenhäusern in der Chirurgie gleichzeitig existieren. Die Primäre Pflege scheint zum Befragungszeitpunkt in den befragten Häusern keine nennenswerte Rolle zu spielen (Braun et al., 2014, S. 38).

Bei den qualitativen Feldstudien auf vier Stationen (Chirurgie/Geriatrie) in zwei Krankenhäusern stieß das Forschungsteam auf das Phänomen „nicht mehr kompensierbare Arbeitsspitzen" (Braun et al., 2014, S. 81). Sie schreiben, dass die Bereichspflege sich unterstützend auf die Arbeitsbedingungen auswirkt. Allerdings wird dieser positive Effekt reduziert, wenn die Bereiche zu groß sind und/oder die Pflegekräfte hin und her wechseln müssen (Braun et al., 2014). Das Forschungsteam unterstreicht in den Schlussfolgerungen die Bedeutung, die den Throughput-Faktoren (z.B. das vorhandene Pflegesystem) für die Arbeitsbelastungen der Pflegenden und für das Outcome der geleisteten Pflege zukommt. Sie verweisen auf die Primäre Pflege, die den Pflegekräften andere Möglichkeiten in Bezug auf den Handlungs- und Entscheidungsspielraum bietet, sowie andere Möglichkeiten der Einbindung von unterschiedlich qualifiziertem Pflegepersonal (Braun et al., 2014).

Kompetenzentwicklung

Im Projekt „Arbeitsprozessintegrierte Kompetenzaktivierung und – entwicklung in der Pflege“ (AKiP), ein vom Bundesministerium für Bildung und Forschung (BMBF) gefördertes Projekt, wurden drei für die Kompetenzentwicklung wichtige Ebenen in den Blick genommen: die Führungsebene, die Ebene der Mitarbeiter und Mitarbeiterinnen in der Pflege und die Arbeitsorganisation. Im Rahmen des Projektes wurde das Konzept einer „in betriebliche Arbeitsprozesse integrierten Kompetenzaktivierung und –entwicklung“ in der Pflege entwickelt, erprobt und sektorenübergreifend ausgerichtet (Larsen et al., 2018, S. 13). Im Kern ging es um berufliche Gestaltungskompetenz. Diese benötigen Menschen, die in ihrem Arbeitsbereich von Innovationen betroffen sind. Von ihnen wird explizit oder implizit erwartet, dass sie ihre über die Berufsjahre im Arbeitsprozess bewährten Routinen hinterfragen und diese je nach Innovation abwandeln und neue Kompetenzen zur Bewältigung neuer Arbeitssituationen erwerben. Diese Kompetenzen müssen in konkreten Arbeitssituationen erworben werden. Der Kompetenzerwerb ist auf personelle Voraussetzungen angewiesen (Handlungsfähigkeit, -bereitschaft und Zuständigkeit) sowie abhängig von institutionellen Rahmenbedingungen (Schwarz et al., 2018). In einem der Praxisprojekte, einem Krankenhaus, wurde vom Krankenhausvertreter die Primäre Pflege als Innovation ausgewählt. Auf der Mitarbeiterebene ging es im Kontext der Primären Pflege um die Übergabe am Bett (Schwarz et al., 2018). Die Auswertung der im Projekt gewonnenen Ergebnisse zur Innovation durch Primäre Pflege zeigt anschaulich, dass die Einführung der Primären Pflege für Führungskräfte mit vielfältigen und individuell unterschiedlich ausgeprägten Lernprozessen verbunden ist. Bezüglich der Mitarbeiterebene wurden in dem betroffenen Krankenhaus sechs Pflegekräfte an zwei Zeitpunkten interviewt. Auch auf dieser Ebene konnte eine Kompetenzentwicklung angestoßen werden. Im Projektverlauf zeigte sich, dass Patientenerfordernisse in den Interviews zum Zeitpunkt t1 eine untergeordnete Rolle spielten, während diese zum Zeitpunkt t2 stärker in den Mittelpunkt rückten (Lauxen, 2018). Die Untersuchung der die Kompetenzentwicklung beeinflussenden Faktoren (Lernformat, Alter, Qualifikationsniveau und Betriebszugehörigkeit) ergab, dass mehr als die Hälfte der 40 Befragten die angebotenen Lernformate nutzte (Lauxen, 2018).

Das Projekt belegt, dass Innovationen ihren Weg in die Praxis finden können. Damit die für den Transfer von Innovationen in die Praxis erforderlichen Gestaltungskompetenzen erworben werden können, müssen Organisationen „einen entsprechenden Boden" vorhalten, das heißt, entsprechende strukturelle, prozessurale und kulturelle Rahmenbedingungen. Weiter gilt es, die Betroffenen frühzeitig aktiv in die Umsetzung der geplanten Innovationen einzubeziehen und Lernformate bereitzustellen, die es ihnen erlauben „Arbeitsanforderungen umfassend zu analysieren, Handlungsspielräume bei deren Bewältigung zu identifizieren und auf dieser Basis neue Handlungsoptionen zu entwickeln und aktiv zu nutzen, also berufliche Gestaltungskompetenz zu entwickeln" (Hagman et al., 2018, S. 147).

Umsetzung der Primären Pflege

Beim dritten Projekt handelt es sich um ein Modellprojekt im Rahmen der „Qualitätsoffensive Altenpflege/Primary Nursing in der Langzeitpflege", initiiert aufgrund eines Beschlusses des Stadtrats der Landeshauptstadt München. Neben der Umsetzung der Primären Pflege in Institutionen der Altenpflege sollte untersucht werden, welchen Beitrag zur Qualitätssteigerung „ein fachlicher Austausch als auch die Integration akademisch gebildeter Pflegender" im Bereich der Altenpflege leisten kann. Das Projekt Primary Nursing startete 2015 und endete 2019. Von den sieben Einrichtungen unterschiedlicher Trägerschaft, die dual Studierende während der praktischen Ausbildung einsetzen, haben zwei Einrichtungen an dem Projekt teilgenommen. In der von Andrea Kerres und Johannes Kemser durchgeführten Begleitforschung wurden unterschiedliche Forschungsmethoden (quantitativ/qualitativ) eingesetzt (Kemser & Kerres, 2019). Auf der Basis des in der Ist-Stand Erhebung im Sommersemester 2015 identifizierten Fort- und Weiterbildungsbedarfs, insbesondere im Bereich der Kommunikation, wurden von Pflegepädagogik-Studierenden im Wintersemester 2015/16 Schulungskonzepte entwickelt, wovon eines vom Sozialreferat ausgewählt wurde. Dieses Schulungskonzept sah für das Team bestehend aus Primary Nurse, Associate Nurse und Assistant Nurse unterschiedliche Aufgaben vor. Die Primary Nurse hat in diesem Modell die Planungs- und Durchführungsverantwortung, wohingegen den beiden anderen Funktionen die Durchführungsverantwortung zugewiesen wird.

Weitere Befragungen (schriftlich/mündlich) fanden jeweils in den Sommersemestern 2017, 2018 und 2019 mit unterschiedlichen Personengruppen statt. Die Erfahrungen mit dem Gesamtprojekt sind gemischt. Es wurde deutlich, dass nicht generell davon ausgegangen werden kann, dass sich die Pflegequalität durch Primary Nursing erhöht. Weiter wird die Schlüsselfunktion der Primary Nurse betont und auf die qualifikatorischen Voraussetzungen eingegangen. Kemser und Kerres

(2019) sehen in dieser Rolle eher die akademisch qualifizierte Pflegende, die ein primärqualifizierendes Studium absolviert hat, während sie die Funktion der Associate Nurse eher bei der berufsschulfachlich qualifizierten Pflegekraft sehen. Unabhängig davon gehen sie davon aus, dass beiden Personengruppen kontinuierliche Fortbildungen angeboten, strukturierte Fallbesprechungen im Sinne der kollegialen Beratung ermöglicht werden sollten und dass die Primary Nurse Unterstützungsangebote im Bereich Führung benötigt. Das Projekt zeigte weiter, dass die Führungsrolle der Wohnbereichsleitung bei der Einführung von Primary Nursing einem starken Wandlungsprozess unterworfen ist.

Primary Nursing ist laut Aussage der Referentin einer der teilnehmenden Einrichtungen machbar, weshalb das System in allen Häusern der Einrichtung umgesetzt werden soll. Kemser und Kerres (2019) sehen in verschiedenen Bereichen Handlungsbedarf. Exemplarisch wird hier die Führung genannt. Sie muss hinter dem Konzept stehen und wissen, dass die Umsetzung Zeit benötigt. Sie empfehlen eine Umsetzung des Originalkonzepts in den ersten drei Jahren, möglichst eine wissenschaftliche Begleitung und erst dann ggf. eine Anpassung.

Einschätzungsinstrumente

Dass die Entwicklung im Pflegesystem Primäre Pflege ein zentrales Thema ist, zeigen Studien, in denen das Instrument zur Erfassung von Pflegesystemen, IzEP© zum Einsatz kommt. Dieses Instrument wurde von einer Arbeitsgruppe (AG) aus Deutschland, Österreich und der Schweiz entwickelt, die aus dem Netzwerk Primary Nursing des DBfK hervorgegangen ist. Ziel der AG war es, ein Instrument zu entwickeln, das in der Lage ist, Pflegesysteme von der Funktionspflege bis zur Primären Pflege umfassend zu evaluieren (zum Entwicklungsprozess, Abderhalden et al., 2006). Beim IzEP© handelt es sich um ein modularisiertes, wissenschaftlich fundiertes und validiertes Instrument, mittels dessen der Umsetzungsgrad von Pflegesystemen entlang der Merkmale *Arbeitsorganisation, Pflegeprozess, Kommunikation und Rollenverständnis* erfasst werden kann. Das Instrument orientiert sich an den Kernelementen der Primären Pflege und liegt inzwischen als IzEP© Modell 3.0 vor (https://www.izep.info/ziele-von-izep/). Darüber hinaus können Merkmale der Station und des Personals, d.h. die Rahmenbedingungen der untersuchten Praxisbereiche, und die Outcomes der geleisteten Pflege gemessen werden. Als Gesamtmodell entspricht es einem Struktur-Prozess-Ergebnis-Modell. Es besteht aus einem Fragebogenset (mündlich/schriftlich) und einer Dokumentenanalyse. Für die Auswertung hat die AG die Software IzEP©-Soft entwickelt. Das Instrument wurde inzwischen in deutschen, österreichischen und schweizerischen Kliniken eingesetzt, d.h. auf mehr als 620 Organisationseinheiten (Dobrin Schippers, 2015), um den Umsetzungsgrad eines Pflegesystems entlang der o.g. Merkmale zu ermitteln. Zur Ermittlung des Umsetzungsgrads, ausgedrückt in Patientenorientierung, wird eine Punktzahl (Score) ermittelt, der zwischen 0 (kein System erkennbar) und 100 % (= ideal-theoretisierte Bezugspflege) liegt. Der Score für die Funktionspflege bewegt sich im Bereich 10 bis 40 %, der für die Bereichspflege bei 40 bis 75 %. Ein Wert ab 76 % weist auf die Umsetzung der Primären Pflege hin (Handel et al., 2011). Nach den Erfahrungen der AG weist ein Gesamtscore von über 82% darauf hin, dass die Primäre Pflege in dem untersuchten Bereich (Station etc.) nachhaltig umgesetzt zu sein scheint. Dass in der Praxis Werte über 90 % erreicht werden, erachten die Entwickler und Entwicklerinnen als eher unwahrscheinlich (Dobrin Schippers, 2015). Das IzEP© wurde durch Timpe und Berg (2022) erneut validiert.

Ausführlich beforscht wurde die Implementierung der Primären Pflege im Universitätsspital Zürich (USZ), die hier Bezugspflege genannt wird. Das USZ orientiert sich bei der Bezugspflege an den vier zentralen Elementen der Primäre Pflege. Nach Handel und Kollegen (2011) wurde die Bezugspflege prozessbegleitend von 2004–2008 auf 37 Stationen aus verschiedenen Gründen unterschiedlich eingeführt. Idealerweise sollte ein Krankenhaus eine vollständige Umsetzung anstreben, da Mischformen problematisch sind. Die Evaluation der Bezugspflege erfolgte im USZ mit Hilfe des IzEP©s in 2009 und 2010. Von den evaluierten 37 Abteilungen praktizierten über die Hälfte, d.h. 23 Abteilungen (62,1%) die Bezugspflege. In den anderen 14 Abteilungen wurde zum damaligen Zeitpunkt die Bereichs- oder Zimmerpflege durchgeführt. Der Umsetzungsgrad aller Abteilungen lag zwischen 65 und 88 % (Handel et al., 2011). In einer anderen Studie im USZ (Fröhlich et al., 2013) wird über die Umsetzung der Bezugspflege auf drei Intensivstationen (insgesamt 65 Betten) berichtet. Auch hier kam IzEP© im Rahmen eines Vorher-Nachher-Vergleichs zum Einsatz. Das Bezugspflegekonzept wurde für diesen Bereich angepasst. Es berücksichtigt bestehende Rahmenbedingungen wie Fluktuationsraten und die Verweildauer der Patienten und Patientinnen sowie die Dienstplanregelung. Neben der Rolle der Bezugspflegenden und der vertretenden Pflegenden wurden weitere wichtige Rollen für die Teammitglieder wie z.B. die Rolle der Gruppenleitung oder die der Pflegeexpertin geklärt. Die Überprüfung der Situation auf drei von sechs ausgewählten Intensiveinheiten erfolgte zweimal vor der Implementierung der Bezugspflege, wobei acht Monate zwischen t^0 und t^1 lagen, und einmal nach der Implementierung. Der Zeitraum zwischen t^1 und t^2 betrug 10 Monate. Auf allen drei untersuchten Intensiveinheiten wurden Veränderungen in der Patientenorientierung entlang der Dimensionen Orientierung am Konzept, Verantwortung und Kontinuität, Pflegeprozess, Kommunikation und Rollenverständnis beobachtet. Insgesamt konnten mit Hilfe des IzEP© der

Veränderungsprozess und die erreichten Veränderungen von t^0 bis zu t^2 in den genannten Dimensionen aufgezeigt und Entwicklungspotenziale identifiziert werden. Es zeigte sich, dass die Bezugspflege in der Intensivpflege möglich ist.

Dobrin Schippers (2015) überprüfte die Umsetzung der Primären Pflege auf 14 Stationen und in zwei Tageskliniken des Psychiatrischen Dienstes Thurgau mit Hilfe von IzEP©. Ziel war, den erreichten Stand der Umsetzung der Primären Pflege zu untersuchen und stationsspezifische Verbesserungspotenziale zu erkunden. Die Ergebnisse wurden von den Führungskräften zur Festlegung von Weiterentwicklungsschwerpunkten genutzt. Bei dieser Überprüfung zeigte sich erneut, dass eine Mischform zwischen Bereichs- und Bezugspflege weder die Erwartungen der Patienten noch die der Pflegekräfte erfüllt. Mischformen zeichnen sich dadurch aus, dass sie ressourcenintensiv sind. Die Arbeit unterstreicht, dass die Primäre Pflege ein sich entwickelndes System ist, bei dessen Umsetzung den Pflegeführungskräften eine Schlüsselrolle zukommt.

Hannah Köpper (2023) hat in ihrer Untersuchung die IzEP-Daten von 576 Stationen aus Alteneinrichtungen, Krankenhäusern und Reha-Einrichtungen in Deutschland, Österreich und der Schweiz analysiert, die in einem Zeitraum von 12 Jahren erhoben wurden. Sie interessierte sich für den Zusammenhang zwischen den Rahmenbedingungen und der Patientenorientierung der Arbeitsorganisation. Bei den Rahmenbedingungen, worunter Patientenmerkmale, einrichtungsbezogene Kriterien, Merkmale des Pflegeteams und unterstützende Strukturen gefasst wurden, zeigte die Analyse, dass die Patientenorientierung mit der Anzahl der in Vollzeit beschäftigten examinierten Pflegekräfte steigt. Zwischen Verweildauer und Patientenorientierung scheint es ebenfalls einen Zusammenhang zu geben. Je kürzer die Verweildauer, desto geringer offenbar die Patientenorientierung. Die Gesamtbettenzahl einer Einrichtung und die einer Station wirken sich auf die Patientenorientierung ebenso aus wie die Dokumentationsform (Papier oder elektronisch) und Unterstützungsangebote in Form von Fortbildungen, Supervision oder Coaching. Weiter scheint das Alter der zu pflegenden Menschen eine wichtige Rolle zu spielen. Nach Köpper (2023) nimmt die Patientenorientierung bei zu pflegenden Menschen über 65 Jahren ab.

In einem anderen Projekt, in dem es um die „Entwicklung und Erprobung eines kriteriengeleiteten Bewertungs- und Gestaltungsverfahrens für die Stationsorganisation im Krankenhaus (KH)" ging, wurde im Auftrag der Bundesanstalt für Arbeitsschutz und Arbeitsmedizin das Verfahren „Stationsorganisation – analysieren, bewerten und gestalten" entwickelt. Das Verfahren wurde in sechs Universitätskrankenhäusern auf insgesamt 134 Stationen erprobt (www.baua.de/dok/5199248). Laut Projektteam erlaubt das Verfahren, die Stationsorganisation

„unter arbeitsorganisatorischen Gesichtspunkten durch die Pflegebereichsleitungen und -teams selbst“ zu beurteilen.

„Das Verfahren ist von Pflegekräften, Pflege- sowie Pflegebereichsleitungen mitentwickelt und erfolgreich erprobt worden, entsprechend praxisbezogen ist es geraten. Es handelt sich um ein modular aufgebautes Instrument, bestehend aus insgesamt 14 thematischen Bausteinen, das einfach anzuwenden ist“ (Stab & Hacker, 2016, S. 5).

Mit Blick auf die vier Kernelemente der Primären Pflege sind die Bausteine II „Pflegesystem“, III „Pflegeprozess“, IV „Informationsflussgestaltung“ und VII „Entscheidungs- und Beratungsmöglichkeiten“ hervorzuheben. Auch dieses Instrument erlaubt eine erste Einschätzung der Ist-Situation, um Entwicklungsprozesse in Richtung Primärer Pflege zu initiieren.

12.3.2.3 Zusammenfassende Betrachtung

Die wenigen deutschen Arbeiten und Studien weisen auf das im Pflegesystem der Primären Pflege enthaltende Entwicklungspotenzial für die Pflege als Beruf und Profession hin. Im Gutachten spielt die Bezugspflege eine zentrale Rolle. Gleichwohl betrachtet das Forschungsteam die Primäre Pflege als Pflegesystem mit besseren Handlungsmöglichkeiten für die beruflich Pflegenden. Diese Handlungsmöglichkeiten werden in den beiden anderen Projekten konkret erfahren. Beide Projekte zeigen, dass die Primäre Pflege ein auf Entwicklung angelegtes Pflegesystem ist. Dies wird in den Arbeiten, in denen das IzEP© zum Einsatz gekommen ist, unterstrichen. Deutlich wird der hohe Forschungsbedarf. Es liegen nur vereinzelte Untersuchungen über die Umsetzung von Pflegesystemen vor. Empirische Untersuchungen zur Ausgestaltung der vier Kernelemente der Primären Pflege und ihre Auswirkung auf die Qualität der Pflege der zu pflegenden Menschen sowie auf die Zufriedenheit der Pflegenden fehlen.

Um die Primäre Pflege in einem Gesundheitsunternehmen nachhaltig verankern zu können, bedarf es umfassender betrieblicher Ansätze. In **Kapitel 12.4** werden zwei international viel beachtete Ansätze skizziert.

12.4 Ansätze zur Gestaltung eines professionellen Praxisumfelds

In der internationalen Pflegeliteratur werden mit Blick auf die Verankerung und Förderung der professionellen Rolle der Pflege und ihre Anerkennung als Profession auf betrieblicher Ebene zwei Ansätze diskutiert. Ich werde zunächst auf die Magnet-Hospital-Bewegung und damit zusammenhängend auf Professionelle Praxismodelle (PPM) eingehen. Danach werden der zweite Ansatz einer Praxisentwicklung (PD) und die damit verbundenen Bemühungen skizziert, eine personenzentrierte Versorgung in die Praxis zu implementieren.

12.4.1 Magnet-Hospitals und Professionelle Praxismodelle

Unter dem Begriff ‚Professionelle Praxismodelle' (Mischo-Kelling, 2012) werden zielgerichtete organisationsbezogene Entwicklungsstrategien der Pflege als Teil der Unternehmensstrategie gefasst. Ein PPM ist ein wichtiger Baustein des Magnet Modells bestehend aus den Komponenten „Transformative Führung", „Strukturelles Empowerment", „Exemplarische Professionelle Praxis", „Neues Wissen, Innovation und Verbesserung" und „Empirische Ergebnisse zur Qualität". Diesen Komponenten werden insgesamt 14 Kräfte zugeordnet. In der letzten Fassung des Magnet Modells sind globale Themen, die die Pflege und die Gesundheitsversorgung beeinflussen, den fünf Modellbestandteilen übergeordnet (https://www.nursingworld.org/organizational-programs/magnet/magnet-model/). Zu den globalen Themen gehören bspw. der weltweite Pflegenotstand, die COVID-19-Pandemie und ihre Folgen, Klimafragen oder das Thema Katastrophen. Hinter der Komponente „Exemplarische professionelle Praxis" verbergen sich fünf Kräfte, eine davon ist ein PPM (Kraft 5) (https://www.nursingworld.org/organizational-programs/magnet/magnet-model/).

Allgemein wird davon ausgegangen, dass ein PPM den Pflegekräften eine Orientierung für ihre Praxis bietet und dazu beiträgt, die häufig unsichtbare Arbeit der Pflege sichtbar zu machen (Duffy, 2016). Aus diesem Grund kommt dem PPM bei der Gewinnung, Einstellung, Einführung von Pflegepersonal in ein Unternehmen und für deren professionelle Weiterentwicklung eine wichtige Rolle zu (Glassman, 2016; Winslow et al., 2019).

Wessel und Manthey (**Kap. 3**) beziehen sich mit Blick auf ein PPM wie auch andere Autoren und Autorinnen auf das American Nurses Credentialing Center (ANCC). Laut Joy Parchment versteht das ANCC unter einem PPM „eine schematische Darstellung eines Systems, einer Theorie oder eines Phänomens, die darstellt, wie Pflegekräfte ihre Praxis verstehen, wie sie kommunizieren und sich professionell weiterentwickeln, um den von der Organisation zu versorgenden Menschen die bestmögliche Pflege anzubieten" (ANCC, 2017, S. 158, zitiert in Parchment, 2022, S. 268).

Woraus ein PPM konkret besteht bzw. was seine charakteristischen Merkmale sind, darüber finden sich in der Literatur unterschiedliche Angaben. Slatyer und

Kollegen (2016) haben in ihrem Review insgesamt 38 PPM identifiziert. Folgende nachstehende Elemente waren diesen PPMs unabhängig von ihrer theoretischen Begründung gemeinsam:

1. Führung
2. Unabhängige Pflegepraxis und eine auf Zusammenarbeit setzende Praxis
3. Umfeld (Rahmenbedingungen)
4. Forschung/Innovation
5. Weiterentwicklung und Vergütung des Pflegepersonals
6. Patientenergebnisse.

Als weitere Elemente eines PPM nennt Parchment (2022) einen theoretischen Bezugsrahmen, Werte und Überzeugungen der Pflege, ein Pflegesystem, auf Zusammenarbeit setzende Beziehungen, autonome Entscheidungsfindung und Anerkennung/Wertschätzung. Während in der Übersichtsarbeit von Slatyer und Kollegen (2016) das Element Pflegesystem nicht erwähnt wird, wird dieses in einer anderen Arbeit als „care delivery model" bezeichnet (Basol et al., 2015).

Wie Parchment weisen auch Slatyer und Mitautoren (2016) auf ein wichtiges Element von PPMs hin, den theoretischen Bezugsrahmen. Auf die Beziehungsbasierte Pflege nach Koloroutis (2011), die Wessel und Manthey in Kapitel 3 skizzieren, wird in den von Slatyer und Kollegen untersuchten PPMs wiederholt hingewiesen. Wessel und Manthey beschreiben die Beziehungsbasierte Pflege als ein Modell für eine kulturelle Transformation in einem Krankenhaus bzw. einem Gesundheitsunternehmen. Innerhalb der Beziehungsbasierten Pflege wird über das Pflegesystem der Primären Pflege sichergestellt, dass der Patient und seine Familie der Ausgangspunkt des pflegerischen Handelns und der Zusammenarbeit mit anderen Berufsgruppen ist.

Aus der Literatur zu PPMs wird deutlich, dass ein einmal entwickeltes PPM nicht ein für alle Mal gilt. Vielmehr bedarf es einer kontinuierlichen Evaluation und Weiterentwicklung. Von den 38 überprüften PPM im Review (Slatyer et al., 2016) haben 28 den Prozess der Entwicklung, 29 den der Implementierung beschrieben und weitere 26 waren in Ansätzen evaluiert worden. Um die Magnet Anerkennung zu erhalten und bei der Neuakkreditierung wiederzubekommen, müssen die Krankenhäuser bzw. Gesundheitsunternehmen nachweisen, wie das PPM umgesetzt wird (Basol et al., 2015). Nach Creta und Gross (2020) bietet ein PPM einen Orientierungsrahmen für die professionelle Weiterentwicklung. Mit Hilfe des PPM kann ein Unternehmen darlegen, welche Erwartung es an die professionelle Weiterentwicklung einer Pflegekraft hat und welche Angebote und Möglichkeiten der professionellen Weiterentwicklung es einer Pflegekraft bietet.

Um die Akzeptanz und Übernahme eines PPM in die tägliche Praxis zu erleichtern, bedarf es einer klaren Sprache, eingängiger Schulungsangebote und der aktiven Einbeziehung der Pflegekräfte bei der Entwicklung und Weiterentwicklung eines PPM (Slatyer et al., 2016; Schaffner et al., 2016; Winslow, 2019). Hier kommt dem im Kapitel 5 von Wessel und Manthey beschriebenen Stationsberatungsgremium (SBG) eine herausragende Rolle zu.

Doleman und Twigg (2022) bauen in ihrem Scoping Review auf der Arbeit von Slatyer und Autorenteam (2016) auf, um die Entwicklung, Umsetzung und Evaluation von PPM in der Zeit von 2016 bis 2022 im Krankenhausbereich zu erkunden. Wie die Ergebnisse zum Thema Entwicklung zeigen, variieren die Vorgehensweise, der gewählte theoretische Bezugsrahmen und die Anzahl der Komponenten, aus denen das PPM besteht. Die am häufigsten genannten Elemente waren Zusammenarbeit, Forschung und Innovation, Führung sowie ein gesundes Arbeitsumfeld (Doleman & Twigg, 2022). Interessant ist, dass explizite Hinweise auf ein Pflegesystem nicht mehr zu finden sind. Auch in diesem Review wird die Bedeutung pflegetheoretischer wie auch anderer theoretischer Ansätze für die Entwicklung und Umsetzung eines PPM festgestellt. Weiter wird die Notwendigkeit einer starken Führung und einer aktiven Einbeziehung der Pflegekräfte unterstrichen, damit sich im PPM das, was Pflegekräfte während ihrer Arbeit tun und die im Unternehmen geteilten professionellen Handlungsweisen widerspiegeln. Doleman und Twigg erwähnen eine Studie aus den Niederlanden. Diese belegt, wie wichtig die Schaffung eines professionellen und gesunden Arbeitsumfelds ist. Bloemhof (Bloemhof et al., 2021) beschreiben, wie sie ein PPM entwickelt, implementiert und evaluiert haben. Dieses Modell orientiert sich am „Excellente Zorg“ Programm des niederländischen Pflegeberufsverbands, dass wiederum von den Arbeiten zum Magnet Modell inspiriert wurde. Das Ziel des „Excellente Zorg“ Programms ist vergleichbar mit dem des Magnet Programms. Es geht darum, „qualifiziertes Pflegepersonal anzuziehen, zu binden und zu halten und die Qualität der Patientenversorgung sicherzustellen ...“ (Bloemhof et al., 2021, S. 4920).

Das Thema Magnet Hospitals ist in der deutschsprachigen Literatur immer wieder aufgegriffen worden. Über das EU-weite Projekt Magnet4Europe ist es nun auch in deutschen Kliniken angekommen. An diesem Projekt sind 20 deutsche Krankenhäuser an 19 Standorten beteiligt. Insgesamt nehmen sechs europäische Länder an dem Projekt teil. Hierzu gehören neben Deutschland Belgien, Irland, Norwegen, Schweden auch das Vereinigte Königreich. Die hohe Beteiligung von Universitätskliniken fällt länderübergreifend auf (https://www.magnet4Europe.eu/intervention-sites.html). Mich interessierte, welche Hinweise auf den

Webseiten der deutschen am Magnet4Europe Projekt teilnehmenden Krankenhäuser zur Organisation der Pflege zu finden sind. Hierzu habe ich mir die Webseiten von 12 der beteiligten 19 Krankenhäuser angesehen. Auf der Webseite eines Krankenhauses wird angegeben, dass die Pflege in Form der Bereichspflege erbracht wird, und ein weiteres Krankenhaus nennt das Case-Management. Alle 12 Krankenhäuser haben sich auf den Magnet Weg gemacht, um ein attraktives Arbeitsumfeld für Pflegekräfte zu schaffen, sie zu gewinnen und an sich zu binden.

Die Geschichte von Magnet Hospitals und der PPM zeigt, dass die ersten Magnet-Krankenhäuser sich bei der Entwicklung eines attraktiven und magnetisierenden Arbeitsumfelds auf das Pflegesystem der Primären Pflege stützten. Dass ein Pflegesystem den Rahmen für professionelles Arbeiten schaffen, aber auch behindern kann, scheint in der heutigen Diskussion um Magnet Hospitals eher in den Hintergrund getreten zu sein oder nicht mehr eigens erwähnt werden zu müssen (Mischo-Kelling, 2012).

12.4.2 Praxisentwicklung und Person-Centred Care

Ein anderer Trend, der ebenfalls Auswirkung auf die Organisation und Erbringung von Gesundheitsdienstleistungen einschließlich pflegerischer Dienstleistungen hat, ist der Ruf nach einer personenzentrierten Gesundheitsversorgung. Die Idee, dass sich ein Gesundheitssystem an den zu versorgenden Menschen ausrichten soll, wird auf internationaler Ebene seitens der WHO durch vielfältige Programme unterstützt und findet ihren Niederschlag in politischen Erklärungen auf internationaler, europäischer, nationaler, regionaler und kommunaler Ebene. Eine Personenzentrierung sollte sich auch in den Handlungsweisen der verschiedenen Gesundheitsberufe widerspiegeln. Wichtige Konzepte in diesem Zusammenhang sind Empowerment, Partizipation und Shared decision making. Im Bereich der Gesundheitsversorgung haben sich verschiedene Ansätze herausgebildet, wie die „Personenzentrierung" in die Praxis umgesetzt werden kann (Nolte et al., 2020). Mit Blick auf die Pflege werde ich kurz auf den eng mit der Praxisentwicklung (PD) verbundenen Ansatz von Brendan McCormack und Tanya McCance eingehen.

12.4.2.1 Praxisentwicklung

PD ist aus den Erfahrungen mit der Primären Pflege entstanden. Bei PD handelt es sich um einen von Hochschule/Pflegewissenschaft und Praxis gemeinsam verfolgten Ansatz. Er enthält Elemente der Professions-, Personal-, Dienstleistungs-

und Organisationsentwicklung, die je nach verfolgter Thematik unterschiedlich akzentuiert werden. Im Zentrum dieses Ansatzes steht der Wandel von einer mehr ‚technokratischen zu einer mehr emanzipatorischen Praxisentwicklung' und einer stärker personenzentrierten Gesundheitsversorgung (McCormack et al., 2004). Die PD entwickelte sich im Vereinigten Königreich vor dem Hintergrund der Erfahrungen, die mit Nursing Development Units in den 1980er Jahren, insbesondere in Oxford gemacht wurden. Diese sogenannten „Pflegeentwicklungsstationen" waren nach dem Pflegesystem der Primären Pflege nach Manthey organisiert (Binnie & Titchen, 2003). Sie können laut McCormack (2022) als Labore betrachtet werden, in denen dieses Pflegesystem getestet und erste Ansätze einer systematischen PD entwickelt und erprobt wurden. Insbesondere diejenigen, die in einer personenbezogenen Pflege einen wichtigen Schritt zur Erreichung einer hohen Pflege- und Versorgungsqualität sahen, sahen in der Primären Pflege ein attraktives System der Organisation der pflegerischen Arbeit. Die Umsetzung der Primären Pflege im damaligen britischen Pflegekontext sahen sie hingegen als alles andere als einfach an. In ihrem Buch „Freedom to Practice" beschreiben Alison Binnie und Angie Titchen (2003), dass in der Literatur der 1980er Jahren drei verschiedene „Praxisformen" im Sinne von Vorgehensweisen diskutiert wurden. Diese bezeichnen sie als „traditionelle, individualisierte und patientenzentrierte Pflege". Sie verstehen diese als Idealtypen, als zu erreichende Endprodukte, wonach die pflegerische Arbeit ausgerichtet wird. Alle drei Praxisformen basieren auf unterschiedlichen Werten, philosophischen sowie sozialen Einflüssen. Während die traditionelle Pflege tätigkeitsorientiert ist und die Qualifikation der einzelnen Pflegekraft keine große Rolle spielt, rücken bei der individualisierten und insbesondere bei der patientenzentrierten Pflege die zu pflegenden Menschen und ihre Erfahrungen mit der Krankheit in den Mittelpunkt. Beide Praxisformen setzen voraus, dass die Pflegekraft eine Beziehung zu den zu pflegenden Menschen aktiv aufbaut und gestaltet. Die individualisierte Pflege beschränkte sich in der damals im UK verbreiteten Gruppenpflege in der Regel auf eine Schicht. Sie bot den Pflegenden wenig Raum für „fürsorgliche Beziehungen" und für eine „echte" individualisierte Pflege. Der Aufbau von Beziehungen wird nach Binnie und Titchen (2003) durch das Fehlen einer *„verlässlichen Kontinuität"* unweigerlich verhindert. Das Erreichen einer patientenzentrierten Pflege ist in Bezug auf die Patient/Pflegekraft-Beziehung mehr noch als bei der individualisierten Pflege auf eine verlässliche Kontinuität angewiesen und darauf, dass die im Rahmen dieser Beziehung getroffenen pflegerischen Entscheidungen auch wirklich eingehalten und nicht in der nächsten Schicht wieder außer Kraft gesetzt werden. Die Primäre Pflege ermöglicht mit Blick auf die Patient/Pflegekraft-Beziehung eine verlässliche Kontinuität. Durch die Übertragung von Verantwortung für die pflegerische Entscheidungsfindung, erhält die Primäre Pflegekraft die Möglichkeit, den gesetzlich vorgegebenen pflegerischen Autoritäts- und Zuständigkeitsbereich im Rahmen der o.g. Beziehung zu gestalten.

Den britischen Kolleginnen und Kollegen wurde schnell klar, dass die über die Primäre Pflege mögliche Praxis einer patientenzentrierten Pflege nicht über Nacht entsteht. Sie geht vielmehr mit Entwicklungsprozessen einher, die die einzelne Pflegekraft, das Pflegeteam, die Führungskräfte und die Organisation, d.h. das Krankenhaus als Ganzes betreffen. Hier setzt PD ein, die von einem umfassenden und kontinuierlichen Entwicklungsprozess ausgeht. Anfänglich wurde PD in Zusammenhang mit Bildungsmaßnahmen, Forschungsmaßnahmen und im Rahmen von Audits verwendet (McCormack et al., 2013). Die weitere Entwicklung konzentrierte sich auf die wissenschaftlich-theoretische Begründung und auf die Entwicklung methodischer Vorgehensweisen. Die Arbeiten zur PD wurden insbesondere in Nordamerika und Australien aufgegriffen, und es wurde eine *International Practice-Development Collaborative* (IPDC) gegründet, eine Gemeinschaft bestehend aus Personen aus der Praxis (Praxisentwicklerinnen und -entwicklern, Forschenden, Lehrenden und Sozialunternehmerinnen und -unternehmern) sowie von Organisationen, die über die Expertise verfügen, aktives Lernen in der Praxis, Evidence und Forschung miteinander zu verbinden, um eine personenzentrierte Praxis und Kultur der Gesundheitsversorgung zu erreichen (https://www.fons.org/library/journal-about-ipdc). In der zweiten Auflage des Buchs *Practice Development in Nursing and Healthcare* werden neun Prinzipien vorgestellt, von denen meines Erachtens die ersten drei in Bezug auf die Umsetzung der Primären Pflege wichtig sind. Sie lauten:

1. Prinzip 1: PD zielt darauf ab, eine personenzentrierte und evidenzbasierte pflegerische Versorgung zu erreichen (...).
2. Prinzip 2: PD lenkt die Aufmerksamkeit auf die Ebene des Mikrosystems, d.h. auf die Ebene, wo ein Großteil der Gesundheitsversorgung erfahren und erbracht wird (...).
3. Prinzip 3: PD integriert arbeitplatzbezogenes Lernen mit dem Fokus auf aktives Lernen in formale Systeme, die das Lernen am Arbeitsplatz ermöglichen, um die pflegerische Versorgung zu transformieren (McCormack et al. 2013, S. 5)

Des Weiteren werden 19 Schlüsselmethoden der PD erwähnt, wovon ich mit Blick auf die Umsetzung der Primären Pflege folgende hervorheben möchte: „den Fokus der PD klären“, „Werte klären“, „eine gemeinsame Vision entwickeln“, „auf

Zusammenarbeit setzende Beziehungen entwickeln", ein partizipatorisches Engagement entwickeln, den Übergang/die Transition fördern, hohe Herausforderung und hohe Unterstützung anstreben" sowie „sich selbst und die Teilnehmenden" (d.h. das Team und die von der PD betroffenen Berufsgruppen) kennen (McCormack et al., 2013, S. 7). Im Zentrum von PD steht eine personenzentrierte Kultur. Um eine solche zu erreichen, orientiert sich das Handeln der PD an drei miteinander in Beziehung stehenden Bezugsrahmen:

- Einen konzeptuellen Bezugsrahmen für die PD
- Einen theoretischen Bezugsrahmen für eine personenzentrierte Praxis
- Einen Bezugsrahmen, um den Prozess der PD zu begleiten und zu dokumentieren (McCormack et al., 2013).

An dieser Stelle möchte ich auf die zentrale Rolle der Facilitatoren bei der PD hinweisen. Im Unterschied zu PD setzen Wessel und Manthey auf Shared Governance, geteilte Führung, und heben hier insbesondere die Rolle des SBG und der Führungskräfte bei den zu leistenden Entwicklungsprozessen hervor (s. **Kapitel 5 und 6**). In der PD unterstützen die Facilitatoren die Teams bei der von ihnen zu leistenden Entwicklungsarbeit und in ihrem Veränderungsprozess. Hierbei greifen sie auf die oben genannten PD-Methoden zurück.

Mit dem Erscheinen des Buchs „Praxisentwicklung in der Pflege" (Frei et al., 2009) wird die Frage der Praxisentwicklung im deutschsprachigen Raum aufgegriffen. Wie einem neueren Buch zum Thema zu entnehmen ist, steht eine intensive Auseinandersetzung mit diesem Ansatz noch aus (Palm, 2022). Im nächsten Abschnitt möchte ich auf das Ziel von PD eingehen, eine personenzentrierte Kultur in der Gesundheitsversorgung zu erreichen.

12.4.2.2 Personenzentrierte Pflege bzw. Gesundheitsversorgung

Was ist eine personenzentrierte Kultur bzw. was ist mit Personenzentrierung konkret gemeint? Ein Blick in die Literatur zeigt, dass es hierzu viele Vorstellungen gibt. Es finden sich wiederholt Hinweise auf Vorläufer der Person-Centred-Care-Bewegung. Diese verweisen in der Pflege auf Florence Nightingale, in der Psychologie auf Carl Rogers und in der Medizin auf Michael Balint (Morgan & Yoder, 2012; Byrne et al., 2020). Mit der Veröffentlichung des weltweit rezipierten Berichts des Institute of Medicine (2001) *Crossing the Quality Chasm: A New Health System in the 21st Century* gewann die „person-centred care" an Zugkraft. Alle in die Gesundheitsversorgung involvierten Gruppen wurden aufgefordert, sechs Ziele zu verfolgen. Diese bestanden darin, die Gesundheitsversorgung so zu gestalten, dass sie für die zu versorgenden Menschen sicher, wirksam (im Sinne von wissensbasiert), patientenzentriert, zeitnah, effizient (im Sinne der Vermeidung von Verschwendung) und angemessen ist (IOM, 2001).

Was die Pflege betrifft, werden in diesem Zusammenhang immer wieder die Arbeiten von Brendan McCormack und Tanja McCance erwähnt. Sie haben 2010 einen theoretisch und empirisch begründeten pflegerischen Bezugsrahmen für eine personenzentrierte pflegerische Versorgung vorgelegt und diesen in den Folgejahren weiter beforscht. Diesen Bezugsrahmen möchte ich kurz beschreiben. Er verdient eine intensivere Auseinandersetzung, die an dieser Stelle nicht geleistet werden kann.

Der im Pflegekontext entstandene Bezugsrahmen besteht aus vier einander von außen nach innen umgreifenden Kreisen, die vier Domänen beschreiben. Diese sind: die Voraussetzungen, das Umfeld der Pflege/der Versorgung, personenzentrierte Prozesse und erwartete Ergebnisse (McCormack & McCane, 2010). In der zweiten, 2017 erschienenen Auflage heißt die Domäne im äußeren Kreis weiterhin Voraussetzungen. Im nächstfolgenden inneren Kreis befindet sich die Domäne des Pflege- bzw. Versorgungsumfelds, gefolgt vom dritten Kreis, in dem personenzentrierte Prozesse im Mittelpunkt stehen. Der vierte, innerste Kreis ist die Domäne der personenzentrierten Ergebnisse. Letztere lauten: gute Erfahrungen mit der Pflege, Beteiligung an der Pflege, Gefühl des Wohlbefinden und das Vorhandensein einer gesundheitsförderlichen Kultur. Um diese Ziele zu erreichen, braucht es einiges. Die Domäne ‚Voraussetzungen' konzentriert sich auf Eigenschaften der Pflegekräfte, die als wichtig für eine personenzentrierte Pflege erachtet werden. Allgemein sollte eine Pflegekraft fachlich kompetent sein, sich selbst kennen, Klarheit über ihre eigenen Überzeugungen und Werte haben, interpersonelle Fähigkeiten ausgebildet haben und sich ihrem Beruf bzw. ihrer Profession verpflichtet fühlen. McCance und McCormack (2017) beziehen sich auf einen Kompetenzbegriff, der neben dem, in der Ausbildung erworbenen Wissen, die am Arbeitsplatz gemachten Erfahrungen ebenso berücksichtigt wie die Fähigkeit der jeweiligen Pflegekräfte, ihr Wissen und ihre Erfahrungen zu nutzen. Alle in der Domäne Voraussetzungen genannten Punkte werden als gleichermaßen wichtig erachtet und bedürfen aufgrund einer sich kontinuierlich verändernden Welt einer stetigen Weiterentwicklung. Damit eine Pflegekraft die in der Ausbildung bzw. im Studium erworbenen Kompetenzen zum Nutzen der zu pflegenden Menschen in der konkreten Pflege realisieren kann, wird dem Praxisumfeld, dem Ort der unmittelbaren Erbringung pflegerischer Leistungen eine wichtige Bedeutung zugewiesen. Im Praxisfeld sammelt eine Pflegekraft berufliche Erfahrungen. Der Einfluss des Praxisumfelds auf die Leistungsfähigkeit der einzelnen Pflegekräfte und der von Teams wird immer wieder betont. Er zeigt sich u.a. in der Fähigkeit der Pflegekräfte, ihr Wissen und ihre Erfahrungen im beruflichen Handeln zu nutzen. McCormack und McCance (2017) nennen sieben Punkte, die in Bezug auf das Umfeld wichtig sind. Hierzu gehören ein angemessener Skill-Mix, Systeme, die eine geteilte Entscheidungsfindung erlauben, gute Beziehungen zwischen den Mitarbeitenden, das Teilen von Macht, unterstützende Organisationsformen, Potenzial für Innovationen, das Eingehen von Risiken und das physische Umfeld. Die gegenwärtige Diskussion in der deutschen Pflegelandschaft über Skill- und Grade-Mix, insbesondere in Bezug auf die berufsschulfachlich und die akademisch qualifizierte Pflegekraft, die einer „Werte-Hierarchie" von Aufgaben gleicht, lässt sich schwer mit dem von McCance und McCormack (2017) vertretenen Verständnis von Skill- und Grade-Mix im Kontext einer personenzentrierten Versorgung vereinbaren. Eine kritische Reflexion könnte darüber hinaus zu einem nicht-hierarchischen Verständnis der in diesem Buch beschriebenen Funktionen einer Primären und der zugeordneten Pflegekraft führen.

Dem Arbeitsumfeld kommt für das Erreichen der personenzentrierten Ergebnisse eine in der Forschung inzwischen gut belegte zentrale Rolle zu. Umso mehr erstaunt es, dass Hinweise zu Pflegesystemen nur in der 1. Auflage des Buchs Person-Centred Nursing, Theory and Practice (McCormack & McCance, 2010) zu finden sind. Ihnen zufolge stellen die Gruppenpflege und die Primäre Pflege wichtige Entwicklungen dar, um Machtverhältnisse in der Pflege und stereotype hierarchische Beziehungen neuzugestalten.

12.4.3 Zusammenfassung

Beide Ansätze, PPM im Kontext von Magnet-Hospitals und PD im Kontext von personenzentrierter Pflege bzw. Versorgung, haben ihren Ausgangspunkt im Pflegesystem der Primären Pflege. In beiden Ansätzen wird die Primäre Pflege als grundlegendes Pflegesystem nicht mehr ausdrücklich betont. Wessel und Manthey weisen auf die unterschiedliche Bedeutung der Begriffe Pflegesystem, Pflegeorganisationsmodell und PPM hin. In der von ihnen vertretenen beziehungsbasierten Pflege nimmt die Primäre Pflege eine Schlüsselrolle ein, da diese einen Rahmen für die Gestaltung von Beziehungen zum zu pflegenden Menschen und seiner bzw. ihrer Familie, zu sich selbst und zu Kolleginnen und Kollegen der eigenen Berufsgruppe sowie anderer Berufsgruppen bildet (Koloroutis, 2011). Diese Beziehungen sind Schnittstellen, wo sich die Ideen von McCormack und McCance mit denen von Wessel und Manthey treffen.

12.5 Ausblick

Die Primäre Pflege als Bestandteil eines PPM, als Gegenstand von PD und Mittel für eine personenzentrierte Pflege und Versorgung kann als notwendige Voraussetzung dafür gelten, dass die Pflege im Zuge der Digitalisierung Anschluss an die neueren Diskussionen zur Organisation der Arbeit im Gesundheitswesen findet (Amelung et al., 2020; Porschen-Hueck et al., 2020; Lux & Matusiewicz, 2022; Merke, 2022). Begriffe wie operative Dezentralisierung, Selbstorganisation, Partizipation, Empowerment, Netzwerke, Heterogenität, Diversität, Agilität, Holokratie oder flache Hierarchie bilden ein radikal neues Mindset aller im Gesundheitswesen Beschäftigten und setzen den Erwerb von sogenannten Future Skills voraus. Ehlers (2021) teilt letztere in individuell-entwicklungsbezogene, individuell-objektbezogene und organisationsbezogene Future Skills ein. Unter Future Skills fassen Maeda und Socha-Dietrich (2021) mit Blick auf eine personenzentrierte Gesundheitsversorgung drei Kompetenzgruppen: Fähigkeiten für eine personenzentrierte Kommunikation und Zusammenarbeit, Fähigkeiten zur Bewältigung komplexer Aufgaben und Fähigkeiten zur Förderung einer positiven Arbeitskultur. Vor dem Hintergrund dieser Diskussionen bietet das Pflegesystem der Primären Pflege einen Rahmen, der bei konsequenter Ausbuchstabierung der vier Kernelemente – so wie Wessel und Manthey diese in diesem Buch beschreiben – die Pflegenden gut auf die zukünftige Arbeitswelt vorbereitet und ihnen erlaubt „die Zukunft in die eigenen Hände zu nehmen“.

Nachwort

Die Bedeutung hinter dem Satz: „Ich bin Ihre Primäre Pflegekraft"
Eine Patientin in einem ambulanten chirurgischen Zentrum berichtete von einer Erfahrung, die zeigt, wie wichtig es sein kann, eine Primäre Pflegekraft zu haben, eine die dir sagt: „Ich bin hier, und ich werde mich um Sie kümmern."

Marietta beschreibt ihre Pflegekraft Theresa als „freundlich und durchaus vertrauenerweckend", aber irgendetwas fehlte. „Entweder sie hat meine Nervosität nicht bemerkt oder sie hatte keine Zeit herauszufinden, was mit mir los war." Nachdem sie Marietta ein paar Fragen nach ihrer gegenwärtigen Verfassung gestellt hatte, sagte Theresa: „Sie arbeiten im Krankenhaus, stimmt's? Sie kommen mir bekannt vor." Marietta sagte ihr, dass sie tatsächlich im Krankenhaus arbeitete. Einen Moment schien es, als wollte Theresa den Versuch machen, näher auf Marietta einzugehen, aber dann ließ sie den Punkt genauso schnell wieder fallen. Es war für sie nicht mehr als ein bisschen Smalltalk. Für Theresa war alles Routine, einfach ein neuer Tag; sie hatte keinen Zugang zu Mariettas Angst und ihrem Sicherheitsbedürfnis. Als Marietta versuchte, das leichte Unwohlsein zu beschreiben, das sie gegenüber Theresa gehabt hatte, sagte sie: „Niemand hat mich gefragt, warum ich keine Sedierung wollte. Sie haben das akzeptiert und einfach weitergemacht und gesagt: ‚Dr. Right ist ein ruhiger Typ, er strahlt viel Sicherheit aus. Keine Sedierung ist bei ihm eine gute Wahl; dann haben Sie noch den ganzen Tag.' Ich bekam genau das, worum ich gebeten hatte, sodass ich eigentlich gar nicht weiß, warum ich mich beklage. ... Ich denke, ich habe mich einfach ein bisschen allein gelassen gefühlt."

Marietta erzählte weiter, dass man ihr alles erklärte und sie sich nicht gedrängt fühlte, aber sie beschrieb die Interaktion mit ihrem Gesundheitsteam, als ob man sie gar nicht wahrnehmen würde, als wenn es überhaupt nicht um sie ginge. Nachdem sie mit vier Personen gesprochen hatte (eine Verwaltungsangestellte, zwei

Pflegekräfte und eine Pflegehilfskraft stellte Marietta fest: „Niemand fragte, wie es mir geht, jedenfalls nicht so, dass ich das Gefühl hatte, sie wollten es wirklich wissen." Es gab keinerlei Nachfrage, ob irgendetwas sie beunruhigte, keine Bemerkung, die ihr gezeigt hätte, dass man sie als menschliches Wesen wahrgenommen hatte. Vielmehr sagte sie, sie fühlte sich genauso behandelt wie jeder andere auch, und es wurde mit keinem persönlichen Ton auf ihre besonderen Erfordernisse eingegangen.

Schließlich traf Marietta Sara, die zu ihr sagte: „Ich bin Ihre Primäre Pflegekraft, solange die Behandlung andauert. Ich werde die ganze Zeit bei Ihnen bleiben und sorge dafür, dass Sie sicher sind und alle Ihre Fragen beantwortet werden." Stellen Sie sich einen Stoßseufzer vor, so tief und voll, dass er Ihnen plötzlich zeigt, wie lange Sie im Grunde die Luft angehalten hatten. Marietta erlebte eine Veränderung, so als ob sie vorher nur ein Teil der Arbeitslast von jemandem gewesen wäre, und jetzt als menschliches Wesen gesehen würde. Sara übernahm die Verantwortung und ließ Marietta das wissen. Und genau damit – mit diesem einfachen Akt des ‚Haltens' – veränderte sich alles für Marietta.

Viele der Pflegekräfte, mit denen wir arbeiten, sind zunächst sehr zurückhaltend, wenn es um Sätze geht wie: „Ich übernehme die Verantwortung.", „Ich werde für Sie sorgen.", „Ich bin Ihre Primäre Pflegekraft." Es scheint etwas Beängstigendes zu haben, hervortreten zu sollen und sich selbst als diejenige oder denjenigen darzustellen, auf die oder den es ankommt, der den Unterschied macht. Und doch gibt es keine andere Lösung. Wenn Sie sich auf den Patienten einlassen, sich in seine Lage versetzen, dann heißt „Ich werde mich um Sie kümmern." genau genommen alles, während der Satz „Wir werden uns um Sie kümmern." einfach eine neutrale Phrase ist, die besagt, dass keiner von denen, deren Namen du weißt oder deren Nummer du kennst, sich tatsächlich um dich kümmert.

Anlässlich des International Forum on Quality and Safety in Health Care im Jahr 2009 hat sich der vormalige Direktor des Center of Medicare and Medicaid Services Don Berwick in diesem Zusammenhang sehr klar geäußert:

> Was mich in diesem Zusammenhang [bei dem Gedanken, der Patient zu sein] fertigmacht, ist die Erniedrigung, der Verlust der Selbstbestimmtheit, des eigenen Einflusses auf das, was mit mir geschieht. Es ist dieses Bild von mir als jemand in einem Krankenhaushemd, homogenisiert, anonymisiert, machtlos, nicht länger ich selbst. Wenn etwa eine junge Pflegekraft mich ‚Donald' nennt, ein Name, den ich nie benutze – ich heiße Don. Oder wenn der Doktor ‚wir' sagt: „Wir sind der Meinung," statt „Ich bin der Meinung," und damit das kleine Wörtchen ‚wir' wie einen Keil zwischen sich und mich treibt, zwischen seine und meine Person (Berwick, 2009).

Im Gesundheitswesen enthält das Wort ‚wir' wenig Trost für die Patienten und Patientinnen und Familien. „Wir werden uns um Sie kümmern," bedeutet, dass eine unübersehbare, namen- und gesichtslose Anzahl von Personen (oder eine Institution) ein gewisses Maß von Verantwortung für dein Wohlbefinden übernimmt. Wenn du ein Patient bist oder ein besorgtes Familienmitglied, ist dir wahrscheinlich klar, dass wenn ‚die' für dich weitgehend anonym sind, auch du für die wahrscheinlich eher anonym bist. Du würdest dir wünschen, dass jemand käme und sagte: „Ich bin für ein partnerschaftliches Verhältnis mit Ihnen verantwortlich, um herauszufinden, was für Sie wichtig ist. Ich werde dafür sorgen, dass Sie Ihren Pflegeplan verstehen, und ich stehe dafür ein, dass andere, die für Sie sorgen, sich an Ihren und meinen Plan halten, damit Sie gleichbleibend versorgt werden. Solange ich Ihre Primäre Pflegekraft bin, weiß jeder, der für Sie sorgt, was für Sie wichtig ist."

Die anspruchsvolle Rolle des „Ich" zu übernehmen, kann für eine Pflegekraft, die in der Primären Pflege neu ist, ein echtes Hindernis sein. Da muss oft erst ein anfänglicher Widerwille überwunden werden, um dieses Maß an Verantwortung zu übernehmen. Der Widerwille verschwindet jedoch mit der Zeit und weicht mit der Autonomie, die daraus erwächst, einer wirklichen Zufriedenheit. Heidi Nolan, eine Primäre Pflegekraft am UC Davis sieht es so:

> Ich glaube, dass solange sie nicht selbst erfahren haben, wie es ist, eine Primäre Pflegekraft zu sein, machen sie sich deswegen Sorgen – es ist die Angst vor dem Unbekannten. Aber wenn sie dann die Erfahrung machen, sehen sie die Vorteile für die Patienten und die Familien und für sich selbst als Pflegekräfte. Es ist wirklich etwas Besonderes, und vielleicht versteht man es erst, wenn man dieses Aha-Erlebnis hat, wenn man feststellt: „Oh, ja, jetzt weiß ich endlich, wovon du die ganze Zeit redest. Ich habe mich tatsächlich in diese Familie verliebt. Oder ich habe mich über mich selbst gefreut, weil ich es geschafft habe, dass dieses Kind genau das bekam, was es gebraucht hat, um das Krankenhaus verlassen zu können." Oder wenn du eine Schlacht für sie schlägst, wie nur du es konntest, weil du sie wirklich gekannt hast. Es gibt so viele solcher Aha-Momente, aber ehe man soweit ist, macht es einem erst einmal Angst.

Sicher, die Vorstellung, Verantwortung zu tragen, kann entmutigend sein. Aber auch wenn es für die Pflegekräfte auf Stationen, in denen die Primäre Pflege neu eingeführt wird, ganz normal ist, zuerst einmal die Verantwortungsübernahme abzulehnen: Nach der Einführung der Primären Pflege auf der Station ist es für die Primären Pflegekräfte genauso normal, dieses Pflegesystem standhaft zu verteidigen. Wenn die Menschen erst einmal ein Gefühl dafür haben, was eine hochqualifizierte Primäre Pflege leistet, dann sorgen sie lieber dafür, dass die Strukturen und Prozesse geeignet sind, eine kontinuierliche Zuweisung zu unterstützen. Wenn die Primären Pflegekräfte erstmal die Erfahrung des Empowerments (der Ermächtigung), der Autonomie und der tiefen Verbundenheit mit den Patienten und Patientinnen und den Familien gemacht haben und gesehen haben, dass sie in der Lage sind, die Patientenzufriedenheit weiter zu verbessern, als sie es jemals für möglich gehalten haben, werden sie auf entschiedenen Widerstand stoßen, wenn sie irgendetwas tun, was die Kontinuität dieser Beziehungen infrage stellt. Für viele Pflegekräfte, die einmal auf einer Station mit einer gut funktionierenden Primären Pflege gearbeitet haben, kommt der Gedanke, irgendwohin zu gehen, wo es keine Primäre Pflege gibt, gar nicht mehr infrage.

Unsere Gespräche mit Primären Pflegekräften auf der ganzen Welt haben uns gezeigt, dass die Pflegekräfte und die zu pflegenden Personen gleichermaßen von diesem Pflegesystem profitieren. Nachdem die Vorteile dieses Systems für alle Beteiligten in diesem Buch ausführlich besprochen wurden, haben wir in Interviews mit Primären Pflegekräften einige schöne Beispiele zu den Vorteilen für die Pflegekräfte selbst gesammelt.

> Gerade diejenigen, die sich zu Anfang auf meiner Station so entschieden dagegen gewehrt haben, sind inzwischen die größten Verteidiger der Primären Pflege. Ich habe Pflegekräfte für ihre Patienten bis an die Grenzen und noch darüber hinaus gehen sehen. Das ist menschliche Beteiligung, wenn du die Primäre Pflegekraft bist. Es gibt ganz klar Grenzen, die man als Pflegekraft nicht überschreiten möchte, aber sich persönlich einzubringen als Pflegekraft – etwa Familien besuchen, die zur NICU gegangen sind, oder auf das Begräbnis eines verstorbenen Patienten zu gehen und zur Familie – also dann sind wir wirklich ein Teil ihrer Familie. (Dena Uscio, BBA, RN, OCN)

> Die Pflegekräfte tauschen die Zuweisungen untereinander, damit sie ihre Primären Patienten haben können. Persönlich gesehen ist meine Arbeitszufriedenheit besser, weil ich die Menschen dann viel besser kennenlerne. Ich kriege ihre Zufriedenheit mit, ich sehe das Gute, das Schlechte. Und das hilft mir wirklich, ihnen eine wirkungsvolle Pflege zukommen zu lassen, sodass ich nicht jedes Mal, wenn meine Patientin wiederkommt, jede Zeile ihrer Geschichte im Detail erneut lesen muss, weil ich sie kenne. Natürlich gucke ich alles durch, aber so kann ich meinen Beruf viel effizienter ausüben. Es erleichtert die Arbeit und führt zu weniger Stress, wenn ich nicht jedes Mal zu jedem Patienten alles neu lesen muss. (Kathleen Fowler, BSN, RN)

Diese und andere Primäre Pflegekräfte haben verstanden, dass, wenn ihre Arbeit für sie selbst und für ihre Patienten und Patientinnen lebenserhaltend sein soll, sie sich in ihrer Arbeit wie im Leben als präsent und teilnehmend zeigen müssen, und dass es keine kraftvollere Wendung dafür gibt als: „Ich bin." Wer sagt: „Ich bin Ihre Primäre Pflegekraft," gibt damit zugleich zu verstehen, dass er voll und ganz zu seiner Arbeit steht.

Natürlich gibt es auch Platz für ein ‚Wir' in der Primären Pflege. Wir entwickeln eine Infrastruktur, die eine Primäre Beziehung von Patient/Patientin und Pflegekraft erlaubt. Wir kooperieren und arbeiten zusammen, um dafür zu sorgen, dass diese Beziehung gestärkt wird. Wir lernen und wachsen gemeinsam. Wir stehen auch als Team bereit, wenn es darum geht, dass eine Primäre Pflegekraft die nötige Hilfe bekommt, falls die Versorgung eines Patienten oder einer Familie problematisch wird. All diese Situationen setzen auf der Stations- oder Organisationsebene ein besonderes ‚Wir-Gefühl' voraus, und in jeder dieser Bedeutungen hilft dieses ‚Wir' dem Patienten, der Patientin und der Familie bei der Heilung.

Schließlich müssen der Patient oder die Patientin und die Familie, die sich in Ihrer Pflege ‚gehalten' und aufgehoben fühlen sollen, wissen, dass Sie ganz persönlich die Verantwortung für sie übernehmen. Sie müssen von Ihnen hören, dass Sie da sind, präsent sind, indem Sie sagen: „Ich bin." Und sie müssen Ihre Verpflichtung ihnen gegenüber in dem Satz hören: „Ich bin Ihre Primäre Pflegekraft."

Anhang

13 Literatur

Abderhalden, C., Boeckler, U., Dobrin Schippers, A., Feuchtinger, J., Schaepe, C., Schori, E. & Welscher, R. (2006). Ein Instrument zur Erfassung von Pflegesystemen (IzEP): Vorgehen bei der Instrumentenentwicklung. *PrInternet angewandte Pflegewissenschaft, 7-8*(6), 420–424.

Alpert, H.B., Goldman, L.D., Kilroy, C.M. & Pike, A.W. (1992). Toward an understanding of collaboration. *Nursing Clinics of North America, 27*(1), 47–59. https://doi.org/10.1016/S0029-6465(22)02748-7

Amelung, V.E., Eble, S., Sjuts, R., Ballast, T., Hildebrandt, H., Knieps, F., Lägel, R., Ex, P. & Afraz, F.C. (Hrsg.). (2020). *Schriftenreihe des Bundesverbandes Managed Care: Band 8. Die Zukunft der Arbeit: Im Gesundheitswesen*. MWV Medizinisch Wissenschaftliche Verlagsgesellschaft. https://doi.org/10.32745/9783954665372

ANCC (American Nurses Credentialing Center). (2008). *Magnet Recognition Program®*. ANCC Publishing.

Balluck, J., Asturi, E. & Brockman, V. (2020). Use of the ADKAR® and CLARC ® Change Models to Navigate Staffing Model Changes During the COVID-19 Pandemic. *Nurse leader, 18*(6), 539–546. https://doi.org/10.1016/j.mnl.2020.08.006

Basol, R., Hilleren-Listerud, A. & Chmielewski, L. (2015). Developing, implementing, and evaluating a professional practice model. *The Journal of nursing administration, 45*(1), 43–49. https://doi.org/10.1097/NNA.0000000000000153

Becker, E.M. (2018). Personalmix auf Station. In C. Bamberg, N. Kasper, M. Korff & R. Herbold (Hrsg.), *Moderne Stationsorganisation im Krankenhaus* (S. 97–106). Springer Berlin Heidelberg. https://doi.org/10.1007/978-3-662-57536-9_9

Berwick, D. (2009). At the International Forum on Quality and Safety in Health Care, Berlin, Germany. *BJM Quality and Safety, 18*(4). Verfügbar unter https://qualitysafety.bmj.com/content/18/4/e1.full

Binnie, A. & Titchen, A. (2003). *Freedom to practise: The development of patient-centred nursing*. Butterworth-Heinemann.

Bloemhof, J., Knol, J., van Rijn, M. & Buurman, B.M. (2021). The implementation of a professional practice model to improve the nurse work environment in a Dutch hospital: A quasi-experimental study. *Journal of advanced nursing, 77*(12), 4919–4934. https://doi.org/10.1111/jan.15052

Bohrer, A. (2020). Arbeitsgebundenes Lernen in den Gesundheitsfachberufen. In I. Darmann-Finck & K.-H. Sahmel (Hrsg.), *Springer Reference Pflege – Therapie – Gesundheit. Pädagogik im Gesundheitswesen* (S. 1–21). Springer.

Bond, S., Bond, J., Fowler, P. & Fall, M. (1991). Evaluating primary nursing. Part 3. *Nursing Standard, 38*(5), 36–39. https://doi.org/10.7748/ns.5.38.36.s41

Braun, B., Darmann-Finck, I., Stegmüller, K., Greiner, A.-D. & Siepmann, M. (2014). *Gutachten zur Situation der Pflege in hessischen Akutkrankenhäusern*. Hessisches Sozialministerium.

Buchan, J., Catton, H. & Shaffer, F. (2022). *Sustain and Retain in 2022 and Beyond: The Global Nursing Work Force and The COVID-19 Pandemic*. International Council of Nurses. Available from https://www.icn.ch/publications.

Bundesministerium der Justiz. (2003a, Juli). *Gesetz über die Berufe in der Krankenpflege – Krankenpflegegesetz – KrPflG*. Verfügbar unter https://www.bgbl.de/xaver/bgbl/start.xav?start=%2F%2F*%5B%40attr_id%3D%27bgbl103s1442.pdf%27%5D#__bgbl__%2F%2F*%5B%40attr_id%3D%27bgbl103s1442.pdf%27%5D__1683275641626

Bundesministerium der Justiz. (2003b, August). *Gesetz über die Berufe in der Altenpflege – Altenpflegegesetz – AltPflG*. Verfügbar unter https://www.bgbl.de/xaver/bgbl/start.xav?start=//*%5B@attr_id=%27bgbl103s1690.pdf%27%5D#__bgbl__%2F%2F*%5B%40attr_id%3D%27bgbl103s1690.pdf%27%5D__168379268627

Butler, M., Schultz, T.J., Halligan, P., Sheridan, A., Kinsman, L., Rotter, T., Beaumier, J., Kelly, R.G. & Drennan, J. (2019). Hospital nurse-staffing models and patient- and staff-related outcomes. *The Cochrane database of systematic reviews, 4*(4), CD007019. https://doi.org/10.1002/14651858.CD007019.pub3

Byrne, A.L., Baldwin, A. & Harvey, C. (2020). Whose centre is it anyway? Defining person-centred care in nursing: An integrative review. *PloS one, 15*(3), Article e0229923. https://doi.org/10.1371/journal.pone.0229923

Clemence, M. (1966). Existentialism: A philosophy of commitment. *American Journal of Nursing, 66*(3), 500–505. https://doi.org/10.2307/3419729

Cocchieri, A., Cesare, M., Anderson, G., Zega, M., Damiani, G. & D'agostino, F. (2023). Effectiveness of the Primary Nursing Model on nursing documentation accuracy: A quasi-experimental study. *Journal of clinical nursing, 32*(7–8), 1251–1261. https://doi.org/10.1111/jocn.16282

Creta, A.M. & Gross, A.H. (2020). Components of an Effective Professional Development Strategy: The Professional Practice Model, Peer Feedback, Mentorship, Sponsorship, and Succession Planning. *Seminars in oncology nursing, 36*(3), Article 151024. https://doi.org/10.1016/j.soncn.2020.151024

Dal Molin, A., Gatta, C., Boggio Gilot, C., Ferrua, R., Cena, T., Manthey, M. & Croso, A. (2018). The impact of primary nursing care pattern: Results from a before-after study. *Journal of clinical nursing, 27*(5–6), 1094–1102. https://doi.org/10.1111/jocn.14135

Dehnbostel, P. & Gießler, W. (2023). Arbeitsintegrierte Berufsqualifizierung in der Pflege: Lernen im Prozess der Arbeit in neuen Lernformen und erweiterten Lernorten. In M.A. Marchwacka (Hrsg.), *Handbuch Pflegebildung: Theorie – Empirie – Praxis* (S. 127–138). Hogrefe.

Deutscher Berufsverband für Pflegeberufe (DBfK). (2017). *Auswahl von wissenschaftlichen, Diplom-, Bachelor-, Master- und Promotionsarbeiten rund um Aspekte zu Primary Nursing (deutschsprachig)*. Verfügbar unter https://www.dbfk.de/media/docs/expertengruppen/netzwerk-primary-nursing/Auswahl-wissensch-Arbeiten-zu-PN-2017-11.pdf

Deutsche Fachgesellschaft für Psychiatrische Pflege (DFPP). (2021). *Primary Nursing/Bezugspflege in der psychiatrischen Pflege*. Verfügbar unter https://dfpp.de/primary-nursing-bezugspflege-in-der-psychiatrischen-pflege/

Dobrin Schippers, A. (2015). Systematische Weiterentwicklung der Bezugspflege. Psych. *Pflege Heute, 21*(2), 94–98. https://doi.org/10.1055/s-0035-1548595

Doleman, G. & Twigg, D. (2022). Development, implementation and evaluation of a Professional Practice Model: A scoping review. *Journal of nursing management, 30*(7), 3519–3534. https://doi.org/10.1111/jonm.13820

Duffy, J.R. (2016). *Professional practice models in nursing: Successful health system integration.* Springer. https://doi.org/10.1891/9780826126443

Edmundson, A. (2012). *Teaming: How organizations learn, innovate, and compete in the knowledge economy.* John Wiley & Sons, Inc.

Ehlers, U.D. (2021). Future Skills für die Welt von morgen: Das Future-Skills-Triple-Helix-Modell der Handlungsfähigkeit in emergenten Praxiskontexten. In Hochschulforum Digitalisierung (Hrsg.), *Digitalisierung in Studium und Lehre gemeinsam gestalten* (S. 355–373). Springer Fachmedien. https://doi.org/10.1007/978-3-658-32849-8_21

Eisler, R. & Potter, T. (2014). *Transforming interprofessional partnerships: A new framework for nursing and partnership-based health care.* Sigma Theta Tau International.

Euler, D. (2020). Kompetenzorientierung in der beruflichen Bildung. In R. Arnold, A. Lipsmeier & M. Rohs (Hrsg.), *Handbuch Berufsbildung* (S. 205–217). Springer Fachmedien Wiesbaden. https://doi.org/10.1007/978-3-658-19312-6_18

Ewers, M. & Lehmann, Y. (2020). Aus- und Weiterbildung geregelter Gesundheitsberufe in Europa – eine Betrachtung aus international vergleichender Perspektive. In I. Darmann-Finck & K.-H. Sahmel (Hrsg.), *Springer Reference Pflege – Therapie – Gesundheit. Pädagogik im Gesundheitswesen* (S. 1–18). Springer.

Fairbrother, G., Chiarella, M. & Braithwaite, J. (2015). Models of care choices in today's nursing workplace: where does team nursing sit? *Australian health review: a publication of the Australian Hospital Association, 39*(5), 489–493. https://doi.org/10.1071/AH14091

Felgen, J. (2007). *I2E2: Leading lasting change.* Creative Health Care Management.

Forstrom, S. & Weydt, A. (Eds.). (2008). *Work complexity assessment facilitator's manual.* Creative Health Care Management.

Frei, I.A., McCormack, B. & Spirig, R. (2009). *Praxisentwicklung in der Pflege.* Verlag Hans Huber.

Fröhlich, M.R., Becker, C., Handel, E. & Spirig, R. (2013). Die Implementierung von Bezugspflege im intensivpflegerischen Setting – Evaluation mit dem Instrument zur Erfassung von Pflegesystemen (IzEP). *Pflege, 26*(5), 357–367. https://doi.org/10.1024/1012-5302/a000318

Gardner, K.G. & Tilbury, M. (1991). A longitudinal cost analysis of primary and team nursing. *Nursing Economics, 9*(2), 97–104.

Geltmeyer, K., Neyrinck, D., Benoit, D., Malfait, S., Goedertier, H. & Duprez, V. (2022). Implementing mixed nursing care teams in intensive care units during COVID-19: A rapid qualitative descriptive study. *Journal of advanced nursing, 78*(10), 3345–3357. https://doi.org/10.1111/jan.15334

Geschäftsstelle des Wissenschaftsrates. (2012). *Empfehlungen zu hochschulischen Qualifikationen für das Gesundheitswesen. Drs. 2411-12.* Verfügbar unter https://www.wissenschaftsrat.de/download/archiv/2411-12.pdf?_blob=publicationFile&v=5

Geschäftsstelle des Wissenschaftsrates. (2022). *HQGplus-Studie zu Hochschulischen Qualifikationen für das Gesundheitssystem – Update. Quantitative und qualitative Erhebungen der Situation in Studium, Lehre, Forschung und Versorgung (Studienbericht) (Drs. 9541-22).* Verfügbar unter https://www.wissenschaftsrat.de/download/2022/9541-22.pdf?_blob=publicationFile&v=15

Glassman, K.S. (2016). Developing and Implementing a Professional Practice Model. *Nursing science quarterly, 29*(4), 336–339. https://doi.org/10.1177/0894318416662928

Gonçalves, I., Mendes, D.A., Caldeira, S., Jesus, É. & Nunes, E. (2023). The Primary Nursing Care Model and Inpatients' Nursing-Sensitive Outcomes: A Systematic Review and Narrative Synthesis of Quantitative Studies. *International journal of environmental research and public health, 20*(3), 2391. https://doi.org/10.3390/ijerph20032391

Guanci, G. (2007). *Feel the Pull: Creating a culture of Nursing Excellence.* Creative Health Care Management

Guo, Y., Song, Q., Cui, Y. & Wang, C. (2022). Clinical Effects of Primary Nursing on Diabetic Nephropathy Patients Undergoing Hemodialysis and Its Impact on the Inflammatory Responses. *Evidence-based complementary and alternative medicine, 2022*, Article 1011415. https://doi.org/10.1155/2022/1011415

Hagman, K., Adami-Burke, J., Schmidt, A., Plümpe, M. & Schug, E. (2018). Empfehlungen aus der Praxis: Lernformate zur arbeitsprozessintegrierten Förderung einer reflective practice. In U. Höhmann, O. Lauxen & L. Schwarz (Hrsg.), *Gestaltungskompetenzen im Pflegealltag stärken: Arbeitsprozessintegrierte Kompetenzentwicklung in der Pflege* (S. 147–196). Mabuse-Verlag GmbH.

Handel, E., Dobrin Schippers, A., Fröhlich, M. R. & Spirig, R. (2011). Fallverantwortung ist die Voraussetzung für die Patientenorientierte Pflege. *Competence, 2011*(3), 24–25.

Hoja, D., Schierack, S. & Luntz, J. (2019). Primary Nursing – ein zukunftsträchtiges Konzept für die Geburtshilfe? *Die Hebamme, 32*(04), 64–67. https://doi.org/10.1055/a-0953-4680

Holzleitner, M. (2015). Expertenschmiede Primäre Pflege. *PADUA, 10*(2), 115–117. https://doi.org/10.1024/1861-6186/a000243

Hovenga, E. (2020). *Measuring Capacity to Care Using Nursing Data*. Elsevier Science & Technology. Available from https://ebookcentral.proquest.com/lib/kxp/detail.action?docID=6134035

Institute of Medicine. (2001). *Crossing the Quality Chasm: A New Health System in the 21st Century*. National Academies Press.

Jacobs, K., Kuhlmey, A., Greß, S., Klauber, J. & Schwinger, A. (2022). *Pflege-Report 2022*. Springer. https://doi.org/10.1007/978-3-662-65204-6

Jürgensen, A. & Dauer, B. (2021). *Handreichung für die Pflegeausbildung am Lernort Praxis. Pflegeausbildung gestalten*. Bundesinstitut für Berufsbildung.

Kemser, J. & Kerres, A. (2019). *Abschlussbericht: Wissenschaftliche Begleitung ‚Qualitätsoffensive Stationäre Altenpflege/Primary Nursing'. Zeitraum 2015–2019*. Landeshauptstad München Sozialreferat. Verfügbar unter https://stadt.muenchen.de/dam/jcr:0fa99942-8eb1-4699-bfd6-1240afb48df4/Primary_Nursing_-_Abschlussbericht_28.05.2020.pdf

Koloroutis, M. (2002). *Re-Igniting the spirit of caring journal*. Creative Health Care Management.

Koloroutis, M. (Ed.). (2004). *Relationship-Based Care: A model for transforming practice*. Creative Health Care Management.

Koloroutis, M. (2011). Relationship-based Care. A model for transforming practice. In S. Wessel & M. Manthey (Eds.), *Primary Nursing – Person-centered care delivery system design*. Creative Health Care Management.

Koloroutis, M. & Trout, M. (2012). See me as a person: Creating therapeutic relationships with patients and their families. In S. Wessel & M. Manthey (Eds.), *Primary Nursing – Person-centered care delivery system design*. Creative Health Care Management.

Köpper, H. (2023). Messbar: Positive Effekte einer patientenorientierten Pflege. *Urologie, 62*(1), 77–80. https://doi.org/10.1007/s00120-022-02006-z

Korhonen, A. & Kangasniemi, M. (2013). It's time for updating primary nursing in pediatric oncology care: qualitative study highlighting the perceptions of nurses, physicians and parents. *European journal of oncology nursing: the official journal of European Oncology Nursing Society, 17*(6), 732–738. https://doi.org/10.1016/j.ejon.2013.04.001

Korhonen, A. & Kangasniemi, M. (2014). Nurses' narratives on termination of primary nursing relationship with parents in neonatal intensive care. *Scandinavian journal of caring sciences, 28*(4), 716–723. https://doi.org/10.1111/scs.12101

Krause, G. (2013). „Es muss anders werden, wenn es gut werden soll.“. *Psychiatrische Pflege Heute, 19*(01), 36–37. https://doi.org/10.1055/s-0032-1333400

Larsen, C., Dintelmann, Y., Kinsberger, K., Rehbein, T. & Höhmann, U. (2018). Fachlicher Hintergrund und Ziele des AKiP Projekts. In U. Höhmann, O. Lauxen & L. Schwarz (Hrsg.), *Ge-*

staltungskompetenzen im Pflegealltag stärken: Arbeitsprozessintegrierte Kompetenzentwicklung in der Pflege (S. 9–18). Mabuse-Verlag GmbH.

Lauxen, O. (2018). Aktivierung und Entwicklung beruflicher Gestaltungskompetenz in den Einrichtungen. In U. Höhmann, O. Lauxen & L. Schwarz (Hrsg.), *Gestaltungskompetenzen im Pflegealltag stärken: Arbeitsprozessintegrierte Kompetenzentwicklung in der Pflege* (S. 91–146). Mabuse-Verlag GmbH.

Leschinger, C. & König, J. (2018). Spezielle Lösungsansätze für konservative und chirurgische Normalstationen. In C. Bamberg, N. Kasper, M. Korff & R. Herbold (Hrsg.), *Moderne Stationsorganisation im Krankenhaus* (S. 145–161). Springer. https://doi.org/10.1007/978-3-662-57536-9_14

Louis, C. (2022). Organizational Structure. In D.L. Huber & M.L. Joseph (Eds.), *Leadership and nursing care management* (7th ed.) (S. 222–242). Elsevier.

Lux, G. & Matusiewicz, D. (Hrsg.). (2022). *FOM-Edition. Pflegemanagement und Innovation in der Pflege: Wie sich Mensch und Maschine sinnvoll ergänzen*. Springer Gabler. https://doi.org/10.1007/978-3-658-35631-6

Maeda, A., Socha-Dietrich, K. (2021). Skills for the future health workforce: Preparing health professionals for people-centred care. *OECD Health Working Papers, 124*, 202.

Manthey, M. (1989). *Partners-in-practice: A logical extension.* Creative Health Care Management.

Manthey, M. (2002). *Staffing: Changing the way we think.* Creative Health Care Management.

Mattila, E., Pitkänen, A., Alanen, S., Leino, K., Luojus, K. & Rantänen, A. & Aalto, P. (2014). The Effects of the Primary Nursing Care Model: A Systematic Review. *Journal of Nursing & Care, 03*(06), Article 1000205.

McCormack, B. (2022). Practice Development: A Brief History in Time. In M. Schilder & T. Boggatz (Hrsg.), *Gerontologische Pflege. Praxisentwicklung und Akademisierung in der Pflege: Perspektiven für Forschung und Praxis* (S. 54–57). Verlag W. Kohlhammer.

McCormack, B., Manley, K. & Garbett, R. (2004). *Practice development in nursing.* Blackwell. https://doi.org/10.1002/9780470698884

McCormack, B., Manley, K. & Titchen, A. (Eds.). (2013). *Practice development in nursing and healthcare* (2nd ed.). Wiley-Blackwell.

McCormack, B. & McCance, T. (Eds.). (2010). *Person-centred nursing: Theory and practice*. Wiley-Blackwell. https://doi.org/10.1002/9781444390506

McCormack, B. & McCance, T. (Eds.). (2017). *Person-centred practice in nursing and health care: Theory and practice* (2nd ed.). Wiley-Blackwell.

Meng, M., Peters, M. & Dorin, L. (2022). *Erste Sondererhebung des BIBB-Pflegepanels: ein aktueller Überblick zu berufsqualifizierenden Pflegestudiengängen. Version 1.0*. Verfügbar unter https://res.bibb.de/vet-repository_780291

Merke, P. (Hrsg.). (2022). *New work in healthcare: Die neue und andere Arbeitskultur im Gesundheitswesen*. Medizinisch Wissenschaftliche Verlagsgesellschaft. Verfügbar unter https://ebookcentral.proquest.com/lib/kxp/detail.action?docID=7085695

Mischo-Kelling, M. (2012). *Zur Theorie des Pflegehandelns: eine explorative Studie zur Bedeutung des Selbst, Selbstkonzepts und Körperbildnis für die Transformation des Pflegemodells von Roper, Logan & Tierney in eine pragmatisch-interaktionistische Theorie des Pflegehandelns.* Universität Bremen. Verfügbar unter https://d-nb.info/1027282709

Mischo-Kelling, M. & Schütz-Pazzini, P. (Hrsg.). (2007). *Primäre Pflege in Theorie und Praxis: Herausforderungen und Chancen*. Verlag Hans Huber.

Morgan, S. & Yoder, L.H. (2012). A concept analysis of person-centered care. *Journal of holistic nursing: official journal of the American Holistic Nurses' Association, 30*(1), 6–15. https://doi.org/10.1177/0898010111412189

Moura, E.C.C., Lima, M.B., Peres, A.M., Lopez, V., Batista, M.E.M. & Braga, F.d.C.S.A.G. (2020). Relationship between the implementation of primary nursing model and the reduction of missed nursing care. *Journal of nursing management, 28*(8), 2103–2112. https://doi.org/10.1111/jonm.12846

Nadeau, K., Pinner, K., Murphy, K. & Belderson, K.M. (2017). Perceptions of a Primary Nursing Care Model in a Pediatric Hematology/Oncology Unit. *Journal of pediatric oncology nursing: official journal of the Association of Pediatric Oncology Nurses, 34*(1), 28–34. https://doi.org/10.1177/1043454216631472

Naef, R., Ernst, J. & Petry, H. (2019). Adaption, benefit and quality of care associated with primary nursing in an acute inpatient setting: A cross-sectional descriptive study. *Journal of advanced nursing, 75*(10), 2133–2143. https://doi.org/10.1111/jan.13995

National Council of State Boards of Nursing. (2005). *The five rights of delegation.* Available from https://ncsbn.org/nursing-regulation/practice/delegation.page

Nolte, E., Merkur, S., Anell, A. & North, J. (2020). *Achieving Person-Centred Health Systems.* Cambridge University Press. https://doi.org/10.1017/9781108855464

Palm, R. (2022). Geleitwort. In M. Schilder & T. Boggatz (Hrsg.), *Gerontologische Pflege. Praxisentwicklung und Akademisierung in der Pflege: Perspektiven für Forschung und Praxis* (S. 7–8). Verlag W. Kohlhammer.

Parchment, J. (2022). Professional Practice Models. In D.L. Huber & M.L. Joseph (Hrsg.), *Leadership and nursing care management, seventh edition* (S. 268–288). Elsevier.

Persky, G., Felgen, J. & Nelson, J. (2012). Measuring caring in Primary Nursing. In J. Nelson & J. Watson (Eds.), *Measuring caring: International research on caritas as healing.* Springer.

Porschen-Hueck, S., Jungtäubl, M. & Weihrich, M. (Hrsg.). (2020). *Agilität? Herausforderungen neuer Konzepte der Selbstorganisation.* Rainer Hampp Verlag.

Prentice, D., Moore, J. & Desai, Y. (2021). Nursing care delivery models and outcomes: A literature review. *Nursing Forum, 56*(4), 971–979. https://doi.org/10.1111/nuf.12640

Prentice, D., Moore, J., Fernandes, B. & Larabie, E. (2022). Nursing Care Delivery Models and Intraprofessional Collaborative Care: Canadian Nurse Leaders' Perspectives. *SAGE open nursing, 8*, Article 23779608221133648. https://doi.org/10.1177/23779608221133648

Rantanen, A., Pitkänen, A., Paimensalo-Karell, I., Elovainio, M. & Aalto, P. (2016). Two models of nursing practice: a comparative study of motivational characteristics, work satisfaction and stress. *Journal of nursing management, 24*(2), 261–270. https://doi.org/10.1111/jonm.12313

Rathert, C. & May, D.R. (2007). Health care work environments, employee satisfaction, and patient safety: Care provider perspectives. *Health Care Management Review, 32*(1), 2–11. https://doi.org/10.1097/00004010-200701000-00002

Reichert, G. (2012). Expertenschmiede Primäre Pflege. *PADUA, 7*(5), 269–273. https://doi.org/10.1024/1861-6186/a000089

Robert Bosch Stiftung GmbH. (Hrsg.). (2013). *Gesundheitsberufe neu denken, Gesundheitsberufe neu regeln: Grundsätze und Perspektiven – eine Denkschrift der Robert Bosch Stiftung.* Robert Bosch Stiftung.

Schaffner, L.D., Tillett, N.L. & Volz, T.M. (2016). Empowerment works! Clinical nurses and the professional practice model. *Nursing management, 47*(7), 11–14. https://doi.org/10.1097/01.NUMA.0000484481.52349.39

Schwarz, L., Höhmann, U. & Lauxen, O. (Hrsg.). (2018). *Gestaltungskompetenzen im Pflegealltag stärken: Arbeitsprozessintegrierte Kompetenzentwicklung in der Pflege.* Mabuse-Verlag GmbH.

Sellick, K.J., Russell, S. & Beckmann, J.L. (2003). Primary Nursing: An evaluation of its effects on patient perception of care and staff satisfaction. *International Journal of Nursing Studies, 40*(5), 545–551. https://doi.org/10.1016/S0020-7489(03)00064-6

Slatyer, S., Coventry, L. L., Di, Twigg & Davis, S. (2016). Professional practice models for nursing: a review of the literature and synthesis of key components. *Journal of nursing management, 24*(2), 139–150. https://doi.org/10.1111/jonm.12309

Stab, N. & Hacker, W. (Hrsg.). (2016). *BAUA-Praxis. Gute Stationsorganisation: Ein Leitfaden für Pflegeeinrichtungen.* Bundesanstalt für Arbeitsschutz und Arbeitsmedizin.

Timpe, F. & Berg, A. (2022). Kriteriumsvalidität des Instruments zur Erfassung von Pflegesystemen (IzEP©): Eine Pilotstudie mittels der Known Groups-Methode. *Pflegewissenschaft, 5*, 261–270.

Ver.di. (2021). *Ausbildungsreport Pflegeberufe 2021.* Verfügbar unter https://gesundheit-soziales-bildung.verdi.de/++file++6347da65633e1ac561cb8116/download/V-FB3_010_Ausbildungsreport_2022_RZ_ab_screen.pdf

Weiner, T. (2022). Skill- und Grade-Mix im Kontext des Fachkräftemangels – Praktische Umsetzung und Handlungsempfehlungen für eine erfolgreiche Umsetzung im klinischen Alltag. In G. Lux & D. Matusiewicz (Hrsg.), *FOM-Edition. Pflegemanagement und Innovation in der Pflege: Wie sich Mensch und Maschine sinnvoll ergänzen* (S. 37–45). Springer. https://doi.org/10.1007/978-3-658-35631-6_4

Wessel, S. (2012). Impact of unit practice councils on culture and outcomes. *Creative Nursing, 18*(4), 187–192. https://doi.org/10.1891/1078-4535.18.4.187

Wessel, S., Felgen, J., Person, C. & Kinnaird, L. (2008). *Relationship-Based Care implementation guide.* Creative Health Care Management.

Wessel, S. & Manthey, M. (Eds.). (2015). *Primary nursing – person-centered care delivery system design* (3rd ed.). Creative Health Care Management.

Winslow, S. A., Cutrell, S. D., Downs, P. M., McGee, G. W. & Winslow, K. F. (2019). Innovative Evaluation of the Graphic Depiction of a System Professional Practice Model. *Journal for nurses in professional development, 35*(2), E1-E5. https://doi.org/10.1097/NND.0000000000000527

World Health Organization (WHO). (2020). *State of the world's nursing 2020: investing in education, jobs and leadership.* Available from https://www.who.int/publications/i/item/9789240003279

Zolnierek, C. D. (2014). An integrative review of knowing the patient. *Journal of Nursing Scholarship, 46*, 3–10. https://doi.org/10.1111/jnu.12049

14 Weiterführende Literatur

Arnold, R., Lipsmeier, A. & Rohs, M. (Hrsg.). (2020). *Handbuch Berufsbildung*. Springer Fachmedien Wiesbaden. https://doi.org/10.1007/978-3-658-19312-6

Bamberg, C., Kasper, N., Korff, M. & Herbold, R. (Hrsg.). (2018). *Moderne Stationsorganisation im Krankenhaus*. Springer Berlin Heidelberg. https://doi.org/10.1007/978-3-662-57536-9

Bundesministerium der Justiz. (2017, Juli). *Gesetz über die Pflegeberufe – Pflegeberufegesetz – PflBG*. Verfügbar unter https://www.gesetze-im-internet.de/pflbg/BJNR258110017.html#BJNR258110017BJNG000100000

Bundesministerium der Justiz (2018, Oktober). *Ausbildungs- und Prüfungsverordnung für die Pflegeberufe – Pflegeberufe-Ausbildungs- und Prüfungsverordnung – PflAPrV*. Verfügbar unter https://www.gesetze-im-internet.de/pflaprv/BJNR157200018.html#BJNR157200018BJNG000100000

Gardner, K. (1991). A summary of findings of a five-year comparison study of primary and team nursing. *Nursing Research, 40*(2), 113–117. https://doi.org/10.1097/00006199-199103000-00012

Hochschulforum Digitalisierung. (Hrsg.). (2021). *Digitalisierung in Studium und Lehre gemeinsam gestalten*. Springer Fachmedien.

Huber, D.L. & Joseph, M.L. (Hrsg.). (2022). *Leadership and nursing care management, seventh edition*. Elsevier.

Koloroutis, M. (Hrsg.). (2011). *Beziehungsbasierte Pflege. Ein Modell zur Veränderung der Pflegepraxis*. Verlag Hans Huber.

Manthey, M., Ciske, K., Robertson, P. & Harris, I. (1970). Primary Nursing: A return to the concept of "my nurse" and "my patient." *Nursing Forum, 9*(1), 65–84. https://doi.org/10.1111/j.1744-6198.1970.tb00442.x

Marchwacka, M.A. (Hrsg.). (2023). *Handbuch Pflegebildung: Theorie – Empirie – Praxis*. Hogrefe.

Meng, M., Peters, M. & Dorin, L. (2022). *Erste Sondererhebung des BIBB-Pflegepanels: ein aktueller Überblick zu berufsqualifizierenden Pflegestudiengängen. Version 1.0*. Verfügbar unter https://res.bibb.de/vet-repository_780291

Schilder, M. & Boggatz, T. (Hrsg.). (2022). *Gerontologische Pflege. Praxisentwicklung und Akademisierung in der Pflege: Perspektiven für Forschung und Praxis*. Verlag W. Kohlhammer. Verfügbar unter http://www.kohlhammer.de/wms/instances/KOB/appDE/nav_product.php?product=978-3-17-039294-6

Autorinnenverzeichnis

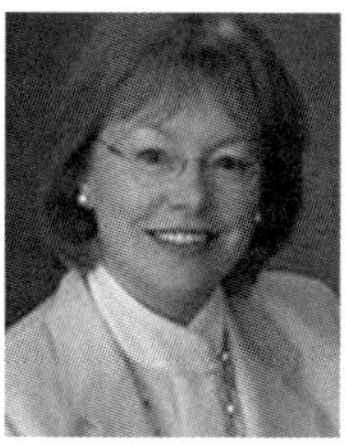

Susan Wessel. MBA, MS, RN, NEA-BC, Pflegewissenschaftlerin und -managerin, Dozentin für Creative Health Care Management.

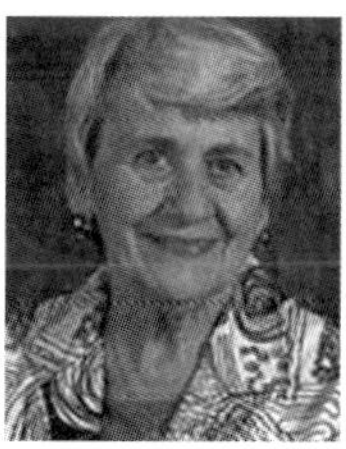

Marie Manthey. PhD, (hon), MNA, FAAN, FRCN. Pflegewissenschaftlerin und -managerin, Begründerin und Entwicklerin des Primary Nursing Konzepts. Beraterin für die Implementierung von Primary Nursing bei Creative Health Care Management.

Herausgeberin der deutschen Ausgabe

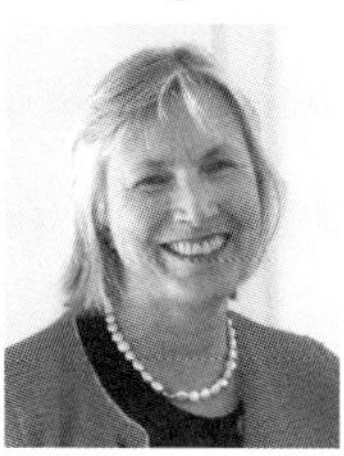

Prof. Dr. P.H. Maria Mischo-Kelling. Sie ist ausgebildete Krankenschwester, Dipl. Sozialwirtin und Soziologin und hat an der Universität Bremen im Bereich Public Health promoviert. Von 1991 bis 1993 hat sie als wissenschaftliche Mitarbeiterin am Aufbau des Lehramtsstudiengangs «Pflegewissenschaft» der Universität Bremen mitgewirkt. Von 1994 bis 2008 war sie als Pflegedienstdirektorin in zwei großen Gesundheitsunternehmen tätig, zunächst von 1994 bis 2003 im AK Barmbek, Hamburg und anschließend im Gesundheitsbezirk Bozen, Italien. In Bozen war sie neben der Pflege auch für das medizinisch-technische sowie für das rehabilitativ und präventiv tätige Personal zuständig. Einer ihrer Schwerpunkte war die Professionalisierung der Gesundheitsberufe. In diesem Zusammenhang führte sie in beiden Häusern die Primäre Pflege ein und entwickelte diese in Richtung professioneller Praxismodelle weiter. Seit 2009 war sie als freie Beraterin im Gesundheitswesen tätig und hat sich mit dem Aufbau einer Forschungsabteilung an der Landesfachhochschule für Gesundheitsberufe Claudiana in Bozen befasst. Seit März 2014 hat sie die Stiftungsprofessur für Theorie und Praxis der klinischen Pflege an der Hochschule Ravensburg-Weingarten inne. Sie ist Mitherausgeberin mehrerer Bücher und Autorin zahlreicher Fachartikel zu verschiedenen Themen im Bereich der Pflege- und Gesundheitswissenschaften.

Anhang A

Vergleich der vier Pflegesysteme

Tabelle A-1: Quelle: Koloroutis, M. (2011). A model for transforming practice. In S. Wessel & M. Manthey (Eds.), *Primary Nursing – Person-centered care delivery system design*. Creative Health Care Management. Wiedergabe mit Genehmigung.)

Element	Funktionspflege	Gruppenpflege	Ganzheitliche Pflege	Primäre Pflege
Patient/Pflegekraft-Beziehung und Entscheidungsfindung	Entscheidungsfindung erfolgt nur für die jeweilige Schicht; Entscheidungen werden gewöhnlich von der Stations- oder Schichtleitung getroffen	Entscheidungsfindung erfolgt nur für die jeweilige Schicht; Entscheidungen werden größtenteils von der Stations- oder der Teamleitung getroffen	Entscheidungsfindung erfolgt nur für die jeweilige Schicht; Entweder durch die Pflegekraft, die den Patienten pflegt oder durch die Schichtleitung	Die Pflegekraft trifft auf der Grundlage der therapeutischen Beziehung, die sie mit den jeweiligen Patienten für die Dauer seines Aufenthalts des Patienten auf der Station eingeht, Entscheidungen.
Arbeitszuteilung und / oder Patientenzuweisung	Die Zuweisung der Pflege erfolgt tätigkeitsorientiert. Pflegenden werden Tätigkeiten statt Patienten zugewiesen.	Die Zuweisung der Pflege basiert auf der Komplexität und entsprechender Expertise; der Fokus liegt auf zu erledigenden Tätigkeiten; Zuweisung ändert sich je nach Zustand des Patienten und der Komplexität der Arbeit.	Die Zuweisung der Pflege ist größtenteils patientenorientiert, wobei die Pflegekraft die Pflege durchführt. Die Zuweisungen können von Schicht zu Schicht auf der Basis der räumlichen Lage und des Patientenzustands variieren.	Die Zuweisung der Pflege erfolgt patientenorientiert, um die Kontinuität der Pflege sicherzustellen. Eine Pflegekraft wird einem Patienten zugewiesen und bleibt für ihn, solange er auf der Station ist, die Primäre Pflegekraft (es sei denn, dass die Umstände die Zuweisung einer neuen Primären Pflegekraft erfordern).

Tabelle A-1: *Fortsetzung*

Element	Funktionspflege	Gruppenpflege	Ganzheitliche Pflege	Primäre Pflege
Kommunikation zwischen den Mitgliedern des Gesundheitsteams	Die Kommunikation ist hierarchisch; erledigte Tätigkeiten werden dokumentiert und der Schichtleitung kommuniziert; die Schichtleitung zieht die Informationen aller Patienten an sich und kommuniziert mit den Mitgliedern anderer Gesundheitsberufe	Die Kommunikation ist hierarchisch; die Pflegekraft berichtet der Teamleitung; die Teamleitung berichtet den Ärzten und/oder anderen Mitgliedern des Gesundheitsteams	Die Kommunikation erfolgt direkt. In einigen Systemen der ganzheitlichen Pflege kann es sein, dass die Pflegekraft mit den Ärzten und anderen Mitgliedern des Gesundheitssystems über die Schichtleitung kommunizieren muss.	Die Kommunikation erfolgt direkt: Patienteninformationen werden von der Primären Pflegekraft eingeholt, die direkt und proaktiv mit den Teammitgliedern, den Ärzten und anderen Kollegen kommuniziert. Die Primäre Pflegekraft ist für die Integration der Informationen und für die Koordination der Pflege / Versorgung verantwortlich.
Management der Station oder Des Pflegepraxisbereichs	Die Führungskräfte haben die Funktion eines Aufsehers, der auf die Erledigung der Tätigkeiten achtet.	Die Stationsleitung kontrolliert die Teamleitung, die für die Kontrolle der Pflegekräfte zuständig ist.	Die Führungskräfte stellen eine Ressource dar und unterstützen die Pflegekräfte darin, eine stärkere Rolle bei Entscheidungen zu übernehmen, die die Pflege betreffen.	Die Führungskräfte fördern die Patient/Pflegekraft-Beziehung sowie die professionelle Rolle der Pflegekraft. Sie beeinflussen die Pflege, indem sie ein gesundes Arbeitsumfeld schaffen, und ermächtigen die Mitarbeiter, Hindernisse für die Pflege zu beseitigen.

Anhang B

Andere zum Führen und zur Selbstbestimmung anleiten: Wie Pflegeführungskräfte die geteilte Führung unterstützen (ohne alles zu bestimmen)

Gen Guanci, MED, RN, BC, CCRN-K

Ein klares Verständnis der Rolle der Stationsleitung (oder jeder anderen Führungsrolle in der Pflege) in einem Stationsberatungsgremium (SBG) mit geteilter Führung ist ebenso entscheidend für den Erfolg des jeweiligen Managers wie für den des Beratungsgremiums. Häufig sind die Personen in den pflegerischen Leitungsfunktionen gerade diejenigen, die den Betrieb am Laufen halten. Sie sind in der Lage zu planen, Treffen bzw. Sitzungen zu organisieren und darauf zu achten, dass sie funktionieren. Diese Art von Förderung bzw. Unterstützung (Fazilitation), auch Basismoderation, ist geeignet, die Probleme einer Gruppe mit Hilfe problemlösender Techniken zu bewältigen. Das führt zu kurzfristigen Erfolgen, in denen die jeweilige Gruppe vom Fazilitator (Unterstützenden) oder von der Leitungsperson abhängt. Obwohl eine solche Kurzfristlösung in bestimmten Situationen ihren Wert hat, ist dies genau der falsche Weg, wenn es darum geht, eine Kultur der geteilten Verantwortung zu entwickeln.

Die Rolle der Stationsleitung bei der Entwicklung einer Kultur der geteilten Führung besteht darin, eine Entwicklung zu unterstützen oder zu ermöglichen. Diese Rolle beinhaltet eine längerfristige Strategie, der zufolge das Gremium lernt, seine eigenen Prozesse zu gestalten. Die Stationsleitung muss dem SBG dabei helfen, jetzt und zukünftig effektiver zu arbeiten, ohne selbst den Prozess zu dominieren. Die Stationsleitung hilft den Mitgliedern des Gremiums nicht nur dabei, mit bestimmten Aufgaben fertig zu werden, sie ermutigt sie auch, die Dinge von allen Seiten zu sehen, die Dinge als solche (objektiv) zu sehen, ihr kritisches Denken einzusetzen und ihre eigenen Schlüsse zu ziehen. Um eine Kultur der geteilten Führung zu entwickeln, verwendet die Stationsleitung ihre Zeit darauf, die Mitglieder des Teams mit Blick auf den Prozess, die Aufgaben, Werkzeuge und Techniken zu coachen, und zwar eher vor und nach, als während der Meetings. In den meisten Situationen nimmt die Stationsleitung nicht an den Besprechungen teil, zeigt sich aber von Zeit zu Zeit, um ihre Unterstützung zu demonstrieren und Fragen anzusprechen, die vielleicht aufgekommen sind. Das Ziel der Unterstützung, des Coachings und Mentorings besteht für die Stationsleitung darin, das SB-Gremium zu befähigen, seine Fähigkeiten zu entwickeln und die Belange der Station zu benennen.

Das Spannende bei der Arbeit der Stationsleitung besteht darin, das Stationsberatungsgremium zu inspirieren, es zu entwickeln und voranzubringen und zugleich die Mitglieder des Gremiums in ihrer eigenen Entwicklung zu begleiten und zu fördern. Als Führende und Fördernde hilft die Stationsleitung den Leuten, sich darauf zu fokussieren, ihr Lernen, ihre Kreativität, ihre Produktivität und ihr Selbstbewusstsein auszubilden und zu stärken.

Die im Prozess der geteilten Verantwortung angestrebten Ziele
Der erste Schritt jeder Gruppe besteht darin, die eigenen Ziele zu formulieren. Für das Stationsberatungsgremium (SBG) besteht das angestrebte Ergebnis in der Übernahme der Verantwortung, der Autorität/Zuständigkeit und der Rechenschaftspflicht (Responsibility, Authority, Accountability: R+A+A) für die pflegerische Praxis und die mit dieser Praxis verbundenen Ergebnisse auf der jeweiligen Station. Diese Ergebnisse beziehen sich sowohl auf die Zufriedenheit der Patienten, auf pflegesensitive Ergebnis-Indikatoren wie auf die Zufriedenheit der Pflegekräfte selbst. Auch wenn die Stationsleitung gewisse Hoffnungen und Wünsche mit dem Gremium verbindet, sind diese nicht annähernd so wichtig wie die Hoffnungen und die Wünsche, die die Mitglieder des Stationsberatungsgremiums für sich selbst haben. Meine Kolleginnen und ich haben immer wieder gesehen, dass die Stationsleitungen im Nachhinein festgestellt haben, dass die Belegschaftsmitglieder die Vorschläge des SB-Gremiums oft viel schneller und bereitwilliger angenommen und umgesetzt haben als alle auf die Station bezogenen Pläne der Stationsleitungen.

Erwartungen an die Stationsleitung zur Unterstützung der SBG
- Bereitstellen von Zeit für die SBG-Mitglieder für die Treffen.
- Kenntnis der Planungen aller SBG-Sitzungen.
- Durchsicht der Sitzungsprotokolle aller SBG-Treffen.
- Unterstützen des/der Vorsitzenden und der Stellvertretung bei der Planung der Tagesordnung.
- Bevollmächtigung der SBG-Mitglieder.
- Klare Festlegung, wofür das SBG zuständig ist und wofür nicht, sowie der Kriterien, die für die Entscheidungen gelten, und des zeitlichen Rahmens.
- Stärken einer Kultur der Verantwortung/Rechenschaftspflicht für sich selbst, für den oder die Vorsitzende, den oder die Stellvertreterin und die Mitglieder.
- Treffen mit dem/der Vorsitzenden/dem oder der stellvertretenden Vorsitzenden vor dem Treffen, um die Tagesordnung zu besprechen sowie etwaige Grenzen, die das Gremium kennen muss, bevor es die Arbeit aufnimmt und Entscheidungen trifft.
- Übertragen von Autorität/Zuständigkeiten.

- Coachen des/der Vorsitzenden/Stellvertreters, um alle anstehenden Themen oder Probleme durchzugehen.
- Bereitstellen von Mitteln für Projekte der Station.
- Der Belegschaft Dinge ermöglichen, die noch nicht funktionieren.
- Treffen mit dem/der Vorsitzenden/Stellvertreterin nach den Sitzungen, um Manöverkritik abzuhalten, Feedback zu geben und Fähigkeiten zu entwickeln.
- Abwehr aller Versuche des/der Vorsitzenden/Stellvertreters, der Stationsleitung das Management des Treffens zuzuschieben. Es ist weder dein Gremium noch dein Treffen,
- Steh nicht im Weg, tritt beiseite.
- Erlaube Veränderungen.
- Feiere jeden Erfolg.

Wenn du die Mitarbeiter darin unterstützt, ihr eigenes SB-Gremium aufzubauen, wirst du sehen, wie die Einzelnen wachsen, persönlich und professionell. Was kann es für eine Führungskraft Besseres geben, als ihre Leute aufleben zu sehen.

Anhang C

Arbeitsblätter für das Stationsberatungsgremium zur Planung der Primären Pflege

Anleitung

Die Mitglieder des SB-Gremiums sollten in Diskussionen eintreten, wenn sie daran gehen, all die Arbeitsblatt-Fragen zu beantworten, die für ihre Station von Bedeutung sind. Unmaßgebliche Fragen sollten beiseitegelassen werden. Aus der Beantwortung der Fragen ergibt sich der Plan zur Implementierung der Primären Pflege. Die Mitglieder des Gremiums müssen sich bei jedem Schritt auf diesem Weg der Mitwirkung aller Mitarbeiter versichern, indem sie die Möglichkeiten ihrer persönlichen Netzwerke nutzen.

Der Handlungsplan zur Einführung der Primären Pflege wird hauptsächlich vom Stationsberatungsgremium entwickelt, und zwar ohne direkte Einflussnahme der Stationsleitung. Die Mitglieder des SB-Gremiums sollten die Fragen nach den drei wichtigsten Elementen des pflegerischen Versorgungssystems unabhängig beantworten: nach der Verantwortung für die Beziehungen und die Entscheidungsfindung, nach der Arbeitseinteilung und der Patientenzuweisung sowie nach der Kommunikation im Pflegeteam. Die Stationsleitung sollte ganz direkt mit einbezogen werden, wenn es um das vierte Element des Versorgungssystems geht, um Führung und Management.

Element 1: Übernahme der Verantwortung für die Beziehungen und die Entscheidungsfindung

Eine examinierte Pflegekraft übernimmt die Verantwortung, die Autorität und die Rechenschaftspflicht für die pflegerische Versorgung bestimmter Patienten.

Prinzipien

1. Eine examinierte Pflegekraft (die Primäre Pflegekraft) geht mit dem Patienten und der Familie eine therapeutische Beziehung ein und erarbeitet einen individualisierten Pflegeplan für die Pflege und Versorgung während dieser Episode.
2. Der Patient und die Familie kennen den Namen ihrer Primären Pflegekraft und wissen, dass sie oder er für die Planung und Koordination seiner/ihrer Pflege verantwortlich ist
3. Examinierte Pflegekräfte entscheiden verantwortlich über die Pflege der Patienten, über die Art der Ausführung sowie über die Übertragung pflegerischer Aktivitäten auf andere Personen sowie darüber, wie sie ihre Entscheidungen im besten Sinn anderen kommunizieren und so für reibungslose Übergaben sorgen.

4. Pflegekräfte, die während der Abwesenheit der Primären Pflegekraft für die Patienten sorgen, sind dafür verantwortlich, dem von der Primären Pflegekraft entwickelten Pflegeplan zu folgen oder ihn je nach Zustand und Bedarf des Patienten abzuändern.
5. Das Handeln der Pflegekräfte folgt vollumfänglich den in den entsprechenden Gesetzen zur Pflege festgelegten Regelungen und wird ihrer professionellen Verantwortung gerecht.

Fragen

Was macht die Primäre Pflegekraft-Beziehung im Grunde aus?

- Mit welchen Fragen versucht die Primäre Pflegekraft, den Patienten als Menschen kennenzulernen?
- Was hilft der Primären Pflegekraft, jederzeit für den Patienten präsent und erreichbar zu sein?
- Sind Fortbildungen zu therapeutischen Beziehungen erforderlich? Wenn ja, wer ist dafür verantwortlich? Woran ist zu sehen, ob die Pflegekräfte diese Beziehungen verstehen?
- Wie kann das, was über den Patienten als Menschen (über seine oder ihre Präferenzen) bekannt ist, anderen Pflegepersonen vermittelt werden?

Was bedeutet es, über die gesamte Dauer der Versorgung für die Pflege eines Patienten verantwortlich zu sein?

- Wie geben Primäre Pflegekräfte bekannt, dass sie die Verantwortung für ihre Primären Patienten auf der Station übernommen haben?
- Wann können andere Pflegekräfte Entscheidungen bezüglich des Pflegeplans (POC – plan of care) des Patienten treffen?
- Wie werden diese Entscheidungen der Primären Pflegekraft übermittelt?

Wer soll auf einer Station als Primäre Pflegekraft fungieren?

- Sollen alle Pflegekräfte Primäre Pflegekräfte sein können? Wenn nein, welche Kriterien würden eine examinierte Pflegekraft von der Übernahme dieser Funktion ausschließen?
- Wie erfolgt darüber hinaus die Zuweisung von zusätzlichem Personal, Springern oder Pool-Mitarbeitern? Unter welchen Umständen?

Wie sollen zugeordnete Pflegekräfte für die Patienten erkennbar sein?

- Wie können zugeordnete Pflegekräfte die Beziehung zwischen dem Patienten und der Primären Pflegekraft unterstützen?

- Was ist die Aufgabe der zugeordnete Pflegekräfte?
- Wann, wenn überhaupt, soll die zugeordnete Pflegekraft auch während der Anwesenheit der Primären Pflegekraft die direkte Versorgung des Patienten übernehmen?
- Wie soll die Rolle einer zugeordneten Pflegekraft der Station, den Patienten und den anderen Mitgliedern des Gesundheitsteams erklärt werden, um ein angemessenes Bild vom Niveau ihrer Expertise und Bedeutung zu vermitteln?

Wie wird dem Patienten eine Primäre Pflegekraft zugeordnet?

- Wer ist am besten geeignet, diese Entscheidung zu treffen?
- Was gehört alles zu den Kriterien, um eine Primäre Pflegekraft zuzuweisen? (z.B. der Arbeitsplan, die Dauer des Krankenhausaufenthalts des Patienten, die Präferenzen der Pflegekräfte, ihre Belastbarkeit, ihre Fähigkeiten, die Häufigkeit der Krankenhausaufenthalte des Patienten, benötigte Prozeduren.)
- Wie bald nach einer Einweisung oder Aufnahme in einer Pflegeeinrichtung sollte die Zuordnung erfolgen?
- Sollte es eine Höchstzahl an Primären Patienten geben, die einer Primären Pflegekraft zu irgendeinem Zeitpunkt zugeordnet werden? Welche Überlegungen sollten dafür herangezogen werden?

Wie soll die Primäre Pflegekraft dem Patienten/der Familie ihre Aufgabe erklären?

- Wie soll die Primäre Pflegekraft sich selbst und ihre Funktion vorstellen und erklären, was sie von anderen Pflegekräften unterscheidet? Gibt es einen Leitbegriff oder bestimmte Stichworte, die zur Erklärung der Aufgaben einer Primären Pflegekraft gehören?
- Wie sollen die Ärzte und die Angehörigen anderer Berufe vom Namen und von der Funktion der Primären Pflegekraft unterrichtet werden?
- Wie kann ermittelt werden, wie erfolgreich die Primäre Pflegekraft ihre Funktion bekanntgemacht hat?

Welche Schritte unternimmt die Primäre Pflegekraft, um den Patienten richtig einzuschätzen und einen individuellen Pflegeplan zu erstellen?

- Wie werden der Patient und die Familie an den Entscheidungen, an der Festlegung der Ziele und am Pflegeplan beteiligt?
- Wie erhält die Primäre Pflegekraft die Unterstützung anderer bei der Entwicklung des Pflegeplans?

- Wo wird der Pflegeplan dokumentiert, damit er für die Angehörigen aller an der Versorgung beteiligten Berufe einsehbar ist?
- Wer bringt den Pflegeplan jeweils auf den neuesten Stand? Wie sollen der Patient/die Familie in den Prozess der Evaluation bzw. der Neufassung einbezogen werden?

Wie soll die Primäre Pflegekraft den Pflegeplan kommunizieren?
- Wie soll der Pflegeplan den anderen Mitgliedern des Teams vermittelt werden?
- Wie soll der Pflegeplan im Übergabebericht vorkommen? Wenn ein Patient auf eine andere Station, in eine andere Abteilung verlegt wird? Beim Übergang von stationärer zu ambulanter Behandlung?
- Sollen irgendwelche Teile des Pflegeplans auf dem Whiteboard des Patienten oder an anderen Stellen sichtbar festgehalten werden?

Unter welchen Umständen können Änderungen am Pflegeplan vorgenommen werden, wenn dieser erst einmal von der Primären Pflegekraft festgelegt wurde?
- Unter welchen Umständen dürfen andere die Entscheidungen der Primären Pflegekraft ändern, wenn diese nicht erreichbar ist?
- Welche Auswirkung, wenn überhaupt, wird das auf die Autorität der Primären Pflegekraft haben?
- Wie soll verfahren werden, wenn die Primäre Pflegekraft keine Anweisungen hinterlassen hat?

Wer ist aktuell für die Entlassungsplanung oder die Verlegung verantwortlich, und welche Verantwortung kommt hierbei der Primären Pflegekraft zu?
- Ist die Information/Anleitung bzw. Beratung des Patienten ein Teil der täglichen Pflege oder des Ambulanzbesuchs?
- Wie werden Informationen vom Patienten/der Familie eingeholt, die eine geeignete sichere Entlassungsplanung oder Verlegung auf eine andere Station bzw. in eine andere Abteilung gewährleisten? Wer ist für diese Informationen zuständig? Wie sollen die Informationen dokumentiert und zugänglich gemacht werden?

Unter welchen Umständen sollte die Funktion einer Primären Pflegekraft abgegeben und auf andere übertragen werden?
- Was bedeutet es, einem Patienten eine neue Primäre Pflegekraft zuzuordnen? Wer kann oder will die Entscheidung dafür übernehmen, einem Patienten eine neue Primäre Pflegekraft zuzuordnen?

- Unter welchen besonderen Umständen ist es angezeigt, die Pflege einer anderen Person zu überantworten, obwohl die Primäre Pflegekraft im Dienst ist? Wie kann ein solcher Vorgang weitgehend verhindert werden?
- Was könnte eine Primäre Pflegekraft im Dienst, die nicht für ihren Primären Patienten sorgt, berechtigen, weiterhin mit dem Patienten oder der Familie zu interagieren, seine Entlassung oder Verlegung zu planen oder seinen Pflegeplan zu ändern?

Element 2: Arbeitszuweisung und Patientenzuweisung

Eine examinierte Pflegekraft hat die volle Autorität und Zuständigkeit für die Art und den Umfang der Pflege des Patienten und dafür, wer die Pflege erbringt.

Prinzipien

1. Die Patientenzuweisung richtet sich nach der Kontinuität der Beziehung, der Komplexität der benötigten Pflege und den Fähigkeiten und Kenntnissen der Pflegenden.
2. Die examinierte Pflegekraft hat die Autorität zu entscheiden, in welchem Umfang und welche Art Pflege der Patient erhält, welche Arbeiten diese Pflege erfordert und inwieweit diese Arbeit die Expertise und die Zeit der examinierten Pflegekraft beansprucht oder wie viel davon von anderen Pflegekräften wahrgenommen werden kann

Fragen

Wie muss die Patientenzuweisung aussehen, um die Primäre Pflege und die Kontinuität der Beziehungen zu unterstützen?

- Welchen Einfluss sollten die folgenden Überlegungen auf die Zuweisungen im Rahmen einer Schicht oder einer Sprechstunde haben: Frühere Beziehungen zum Patienten oder zur Familie; die Fähigkeiten/das Wissen der Pflegekraft/der Pflegehilfskraft; der Zustand des Patienten/seine Sicherheit; die Arbeitsbelastung; die räumlichen Gegebenheiten? (Nennen Sie weitere mögliche Faktoren.)
- Welche Veränderungen könnten helfen, die Kontinuität der Zuweisungen zur Norm zu machen?
- Wie ermöglicht man die Bildung und Entwicklung neuer Mitarbeiter zu Primären Pflegekräften (Anleitung, Mentoring usw.)?
- Wie können wir die Dienstpläne für die Mitarbeiter so gestalten, dass der patientenzentrierte Fokus einerseits und die Sorge um uns selbst andererseits (Self-care) in einem gesunden Verhältnis zueinanderstehen?

Wie können die Patientenzuweisungen allen denen vermittelt werden, die über sie Bescheid wissen müssen?

- Welche neuen Systeme werden benötigt, um Patientenzuweisungen und Zuweisungen von Primären Pflegekräften zu dokumentieren und zu kommunizieren?
- Gibt es zurzeit stationsinterne Abmachungen darüber, welche Arbeiten in welchen Schichten oder an welchen Wochentagen zu tun sind? Nutzen diese Abmachungen den Patienten oder den Pflegekräften?
- Wird die Pflegekraft (ob primär oder zugeordnet) unterstützt, wenn sie Entscheidungen im besten Interesse des Patienten mit gesundem Menschenverstand trifft, statt auf alten Normen beruhende Entscheidungen?
- Kommt es vor, dass eine Schicht oder Arbeitsgruppe eine andere Schicht oder Arbeitsgruppe wegen deren Entscheidung, was zu tun sei und was nicht getan wurde, kritisiert? Wenn ja, wie soll damit umgegangen werden, um eher zur Zusammenarbeit als zur Konkurrenz zwischen den Schichten oder Arbeitsgruppen zu ermutigen?

Welche Arbeiten dürfen nach den geltenden Gesetzen, nach den gesetzlichen Vorschriften und nach den Zielsetzungen des Krankenhauses nur von einer examinierten Pflegekraft ausgeführt werden?

- Was sagen die Berufsgesetze über die Rolle einer examinierten Pflegekraft? Über die Rolle einer Gesundheits- und Krankenpflegehelferin?
- Sind alle Mitarbeiter in der Pflege mit den gesetzlichen Bestimmungen vertraut? Wie wollen Sie sich selbst und andere bezüglich des gesetzlichen Rahmens der Pflege schulen?
- Gibt es unterschiedliche Anforderungen für examinierte Pflegekräfte, neu examinierte Pflegekräfte und Auszubildende/Studierende in der Pflege hinsichtlich der Rolle
  - einer Primären Pflegekraft?
  - einer zugeordneten Pflegekraft?
- Von welchen nicht pflegerelevanten Arbeiten könnte die Pflegekraft befreit werden?
- Welche proaktiven Strukturen und Prozesse könnten dazu beitragen, sicherzustellen, dass die richtige Person die Verantwortung für die Arbeit übernimmt?
- Welche Arbeitsbeschränkungen gibt es den Stellenbeschreibungen zufolge für Stationsangestellte oder im Sekretariat Beschäftigte? Sind diese notwendig?

Haben die examinierten Pflegekräfte die volle Autorität/Zuständigkeit, um innerhalb der gesetzlichen und regulativen Vorschriften über Delegation zu entscheiden?

- Gibt es interne Regelungen, die den von den examinierten Pflegekräften mit Bezug auf die Delegation gemachten Entscheidungen entgegenstehen?
- Wie können examinierte Pflegekräfte bewusste Entscheidungen darüber treffen, ob es im besten Interesse des Patienten ist, eine Pflegeleistung selbst zu übernehmen, die in der Regel delegiert wird?
- Wie können examinierte Pflegekräfte das Wissen und die Lebenserfahrungen von Hilfskräften beurteilen, um vor einer Delegation zu wissen, ob diese in der Lage sind, die Aufgabe zu übernehmen?
- Werden Hilfskräfte so eingesetzt, dass sie alle Pflegetätigkeiten, für die sie ausgebildet sind, übernehmen? Können ihre Fähigkeiten umfassender eingesetzt werden?
- Sind die examinierten Pflegekräfte bereit, neues Wissen an das Hilfspersonal weiterzugeben? Was könnte helfen, solche Vorgänge noch weiter zu beschleunigen?

Wie kann erreicht werden, dass Primäre Pflegekräfte, zugeordnete Pflegekräfte, Gesundheits- und Krankenpflegehelferinnen und das Hilfspersonal dauerhaft partnerschaftlich oder paarweise miteinander und mit dem Patienten zusammenarbeiten?

- Wie viele pflegebezogene Partnerschaften oder pflegende Paare können auf dieser Station gebildet werden?
- Wie sollen die Mitarbeiter auf der Station vom Konzept der Partnerschaften informiert und dazu eingeladen werden?
- Wie können Partnerschaften und die Paarpflege dabei helfen, die Arbeitsleistung des Hilfspersonals zu maximieren?

Müssen die Gesundheits- und Krankenpflegehelferinnen eine ihren Patienten zugeordnete examinierte Pflegekraft haben, die ihre Pflege überprüft und managt?

- Wird eine examinierte Pflegekraft einem Patienten zugeordnet, der von einer Gesundheits- und Krankenpflegerin pflegerisch versorgt wird, welches Vorgehen muss dann praktisch angewandt werden, um sicherzustellen, dass die examinierte Pflegekraft für die Pflege des Patienten zuständig ist?
- Wie können die Paarpflege und Partnerschaften helfen, die Leistungen der Gesundheits- und Krankenpfleger zu maximieren?

Welche Praktiken der Dienstplangestaltung der Station müssen beibehalten oder angepasst werden, um die Kontinuität der Pflege zu sichern?

- Wie soll die Primäre Pflegekraft ihrem Patienten Tage im Voraus sagen, wer für ihn oder sie verantwortlich ist?
- Gibt es auf der Station / im Pflegedienst unterschiedlich lange Schichten? Können sie verändert werden, um für alle dieselbe Schichtdauer zu gewährleisten oder wenigstens aufeinander abgestimmte 12 oder 8 Stunden-Schichten, um die Fragmentierungen zu begrenzen?
- Könnte die Anzahl von Einzelschichten reduziert werden?
- Wie können die Dienstpläne von Teilzeitkräften so koordiniert werden, dass sie jeweils nur in demselben Team arbeiten?
- Wie wird die Freizeit gehandhabt? Wie kann die Freizeit so geplant werden, dass sie im besten Interesse des Patienten liegt?

Welche Verfahren werden angewandt, um die Patientenversorgung während der Mahlzeiten und Pausen zu gewährleisten?

- Welche Verfahren gibt es gegenwärtig auf der Station? Funktionieren sie?
- Wie steht es um die Stationskultur bei Mahlzeiten und anderen Pausen? Werden die Mitarbeiter unterstützt, indem ihnen die Zeit zum Essen und zur Erholung gegeben wird? Werden Mitarbeiter kritisiert, wenn sie sich die Zeit nehmen?
- Was müsste geändert werden?
- Wenn es Paare oder Pflegepartnerschaften gibt, sollen sie gleichzeitig Pause machen?
- Falls es keine Paare oder Pflegepartnerschaften gibt, sollte es wenigstens ein kameradschaftliches Essens- oder Pausensystem geben?

Element 3: Kommunikation mit dem Gesundheitsteam

Die examinierte Pflegekraft koordiniert die Kommunikation zwischen dem Patienten/der Familie und den Mitgliedern des interprofessionellen Teams.

Prinzipien

1. Die Primäre Pflegekraft sammelt proaktiv Informationen und versorgt ihrerseits andere, an der Versorgung des Patienten und der Familie, Beteiligte mit Informationen.
2. Die Primäre Pflegekraft koordiniert die Kommunikation zwischen dem Patienten/der Familie und den anderen Mitgliedern des interprofessionellen Teams.
3. Sobald die Patient/Pflegekraft-Beziehung aufgenommen wurde, werden die Kenntnisse darüber, was für diesen Patienten am wichtigsten ist, den anderen

Mitgliedern des Teams mitgeteilt, um sicherzustellen, dass die Bedürfnisse und Präferenzen des Patienten beachtet werden.

Fragen

Welche Methoden wendet die Primäre Pflegekraft an, um anderen Mitgliedern des Pflegeteams, Ärzten und Angehörigen anderer Disziplinen den Pflege- und Versorgungsplan zu kommunizieren und diesen zu koordinieren?

- Wie kommuniziert die Primäre Pflegekraft den anderen Mitgliedern des Teams die Präferenzen des Patienten und die pflegebezogenen Entscheidungen?
- Wie erhält die Primäre Pflegekraft auf effektive Weise Informationen zum Patienten und Vorschläge von den anderen Teammitgliedern?
- Wie können der Patient und die Familie in den Kommunikationsaustausch einbezogen werden und zeitnahe, verlässliche Informationen über den Pflegeplan und bevorstehende Aktivitäten erhalten?
- Welche Vorkehrungen sind getroffen oder geplant, um sicherzustellen, dass der Patient und die Familie auch in der Zeit der Abwesenheit der Primären Pflegekraft Informationen mitteilen können? Wie wird das dem Patienten/der Familie vermittelt?

Welche Methoden sind geeignet, um eine Kommunikation zwischen den Patientenbesuchen sicherzustellen?

- Welche bestehenden oder zu entwickelnden Leitlinien gewährleisten, dass für nachfolgende Visiten alle wichtigen Informationen dokumentiert werden und zur Verfügung stehen?
- Wie kommunizieren die Angehörigen unterschiedlicher Professionen während einer Visite und bei nachfolgenden Patientenkontakten?

Welche kommunikativen Werkzeuge werden gebraucht, um die Kontinuität der Pflege über die Stationen/Settings hinweg zu gewährleisten? Wie kann die elektronische Krankenakte bei der Kommunikation helfen?

- Wie kann die Kommunikation durchgängig aufrechterhalten werden, um Redundanzen und Fragmentierungen zu verhindern?
- Mit welchen Methoden können essentielle Informationen wie Emails, persönliche Nachrichten oder schriftliche Notizen weitergegeben werden?
- Welche Änderungen könnten notwendig werden, damit die Primäre Pflegekraft und andere entscheidende Pflegepersonen sich regelmäßig über den Pflegeplan austauschen können?

- Wie können die Patienten in die Prozesse von Neuausrichtung/Veränderung/ Diskussion einbezogen werden?
- Soll die Tafel/das Whiteboard ein Mittel der Kommunikation zwischen dem Patienten, den Angehörigen und dem Gesundheitsteam sein? Soll es andere lokale Mittel der Kommunikation geben?

Wie sinnvoll sind Schicht- oder Teamübergaben bei der Vermittlung notwendiger Informationen und bei der Einbeziehung der Patienten?

- Gibt es Richtlinien für das Schreiben von Übergaben? Sind sie wirksam?
- Wie lang sind die Übergabeberichte? Wie lang sollten sie sein?
- Kennen die Stationsmitarbeiter den Nutzen von Spaziergängen mit Patienten und von Übergaben am Bett- oder an Patiententragen aus der Patientenperspektive?
- Werden der Patient und gegebenenfalls die Familie in die Übergaben einbezogen? Wie kann das möglichst effektiv geschehen?
- Wie müssen die Prozesse aussehen, um Gesprächsrunden, Berichte und Übergaben zu ermöglichen, in die die Patienten eingebunden sind?

Welche spezifischen Aktivitäten sind geeignet, die Zusammenarbeit mit Ärzten und Mitarbeitern anderer Berufsgruppen zu stärken?

- Wie funktionieren die Kommunikationen mit den medizinischen Mitarbeitern?
- Welche gegenwärtigen Praktiken sind wirkungsvoll?
- Was muss geändert werden?
- Wie können Pflegekräfte und Ärzte wirkungsvoller zusammenarbeiten?
- Was muss verändert werden, damit die primäre oder zugeordnete Pflegekraft, der Patient und der Arzt sich regelmäßig sehen, um den Pflege- und Behandlungsplan zu diskutieren? Welche Mitarbeiter anderer Berufe sollten an den Gesprächen teilnehmen?
- Wie können die Primären Pflegekräfte in die ärztlichen und interprofessionellen Besprechungen einbezogen werden?

Element 4: Führung und Management

Die Stationsleitung/die Führungskräfte schaffen eine Umgebung, die gesunde Teambeziehungen, eine professionelle Pflegepraxis und eine kompetente und engagierte Pflege ermöglicht.

Prinzipien

1. Die Führungskräfte formulieren ihre Erwartungen in Bezug auf eine Umgebung, die gesunde Beziehungen ermöglicht.

2. Die Führung unterstützt eine professionelle pflegerische Praxis, in der examinierte Pflegekräfte autonome Entscheidungen treffen und ermächtigt sind, Probleme kreativ zu lösen.
3. Die Führungskräfte führen, indem sie die Mitarbeiter inspirieren, ihnen zuhören, sie coachen und beraten, um deren professionelle Kompetenzen und Entwicklungen zu stärken.

Fragen

Merke: Die Stationsleitung sollte eingeladen werden, an den Sitzungen des Stationsberatungsgremiums teilzunehmen, in denen die nachfolgenden Fragen behandelt werden.

Wie können die Leitung und die Mitarbeiter eine gemeinsame Vorstellung von der Primären Pflege entwickeln?

- Wie können wir eine Idee entwickeln, die beschreibt, was der Patient in der Primären Pflege erfahren wird?
- Was erwartet das Gremium von den Pflegekräften, die diese Aufgabe übernehmen? Was erleben Pflegekräfte, wenn sie die Verantwortung für die Planung einer auf eine bestimmte Person bezogenen Pflege übernehmen?
- Wie können diese Ideen zum Gelingen des Implementierungsplans beitragen?
- Wie können diese Vorstellungen helfen, die gesamte Mitarbeiterschaft vom Potential der Primären Pflege zu überzeugen?
- Wie lassen sich diese Vorstellungen in praktisches Handeln übersetzen?

Wie können positive fürsorgliche Beziehungen und die Zusammenarbeit in der Pflege gestärkt werden?

- Welche Standards gelten bei Ihnen für den Umgang der Pflegekräfte untereinander?
- Wie kann sichergestellt werden, dass jeder auf der Station/im Pflegedienst diese Standards befolgt?
- Welche Fortbildungsmaßnahmen werden benötigt, um die Zusammenarbeit aller Mitglieder des Teams und eine effektive Konfliktbewältigung zu entwickeln?
- Wie können die Beziehungen zu den Kollegen anderer Stationen/Abteilungen verbessert werden?
- Was wird von der Stationsleitung/den Führungskräften erwartet (Ermöglichung fachlicher Weiterentwicklung, eindeutig artikulierte Erwartungen und entsprechende Folgemaßnahmen, Anerkennung von Erfolgen usw.), um den Mitarbeitenden beim Umgang untereinander zu helfen?

- Wie muss die Kommunikation mit der Stationsleitung aussehen, damit das Nötige gesagt werden kann?

Wie kann die Stationsleitung die professionelle Praxis am besten unterstützen?

- Wie kann die Stationsleitung am besten bei der Implementierung der Primären Pflege als Pflegesystem helfen?
- Wie kann die Stationsleitung bei der Erneuerung der professionellen Pflege am ehesten helfen?
- Wie können die für die Fortbildung im Krankenhaus zuständigen klinischen Pflegespezialisten/Führungskräfte am ehesten hilfreich sein und unterstützend wirken?
- Was muss die Stationsleitung leisten, wenn es darum geht, die volle Verantwortung der Primären Pflegekraft für die Entscheidungsfindung bezüglich der für ihren Patienten benötigten pflegerischen Versorgung immer wieder zu verteidigen?

Wie finden die Stimmen und Sorgen der Mitarbeiter Gehör und werden ernst genommen?

- Wie kann die Stationsleitung positiv auf den Erfolg ihres SBG einwirken?
- Wie hilft die Stationsleitung den Mitgliedern des SBG bei der Kommunikation mit sämtlichen Mitarbeitern?
- Welche speziellen Maßnahmen sind für die Schaffung einer gesunden Arbeitsumgebung erforderlich, in der die Pflegenden zielgerichtet, energisch und inspiriert an der Erbringung einer einfühlsamen Pflege arbeiten?
- Welche Unterstützung braucht die Stationsleitung von Seiten der Krankenhausleitung in Bezug auf die geteilte Führung, die Einleitung von Veränderungen oder das Wachsen und die persönliche Entwicklung der Mitarbeitenden?

Welche zusätzlichen Bildungsangebote werden mit Blick auf die therapeutischen Beziehungen und die Primäre Pflege benötigt?

- Wen können die Mitarbeiter um Unterstützung für entsprechende Fortbildungsmaßnahmen bitten?

Die Mitglieder des Stationsberatungsgremiums sollten eine Liste ihrer Entscheidungen erstellen und dieselbe nach und nach zu ihrem spezifischen Plan für die Primäre Pflege machen. Wenn Sie damit fertig sind, kehren Sie im SBG-Kapitel zu den Abschnitten Erziehung/Bildung, Ergebnisse und Implementierung zurück.

Anhang D

Whiteboard – Wandtafel für die Primäre Pflege

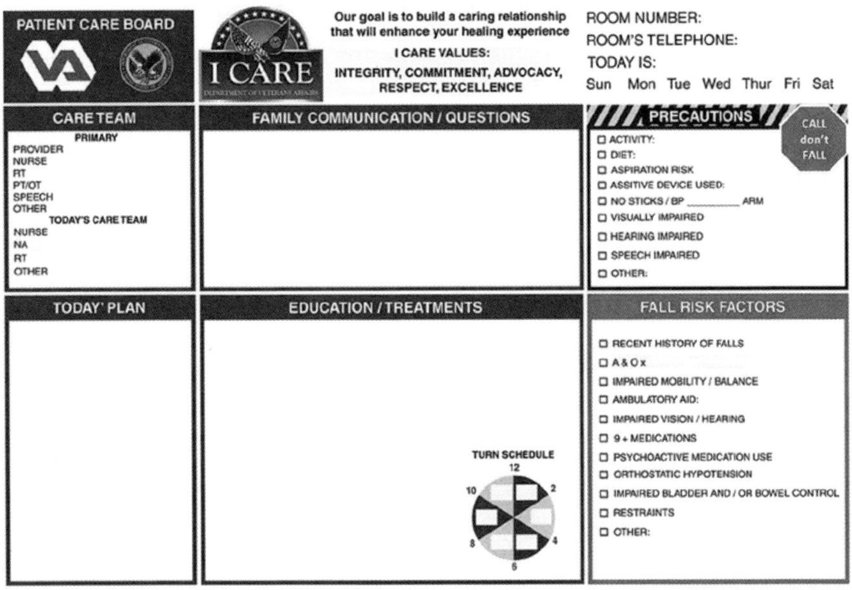
PATIENT CARE BOARD

I CARE

Our goal is to build a caring relationship that will enhance your healing experience

I CARE VALUES:

INTEGRITY, COMMITMENT, ADVOCACY, RESPECT, EXCELLENCE

ROOM NUMBER:

ROOM'S TELEPHONE:

TODAY IS:

Sun Mon Tue Wed Thur Fri Sat

CARE TEAM

PRIMARY

PROVIDER

NURSE

RT

PT/OT

SPEECH

OTHER

TODAY'S CARE TEAM

NURSE

NA

RT

OTHER

FAMILY COMMUNICATION / QUESTIONS

PRECAUTIONS

CALL don't FALL

☐ ACTIVITY:

☐ DIET:

☐ ASPIRATION RISK

☐ ASSITIVE DEVICE USED:

☐ NO STICKS / BP ________ ARM

☐ VISUALLY IMPAIRED

☐ HEARING IMPAIRED

☐ SPEECH IMPAIRED

☐ OTHER:

TODAY' PLAN

EDUCATION / TREATMENTS

TURN SCHEDULE

12 2 4 6 8 10

FALL RISK FACTORS

☐ RECENT HISTORY OF FALLS

☐ A & O x

☐ IMPAIRED MOBILITY / BALANCE

☐ AMBULATORY AID:

☐ IMPAIRED VISION / HEARING

☐ 9 + MEDICATIONS

☐ PSYCHOACTIVE MEDICATION USE

☐ ORTHOSTATIC HYPOTENSION

☐ IMPAIRED BLADDER AND / OR BOWEL CONTROL

☐ RESTRAINTS

☐ OTHER:

Anhang E

Verpflichtung gegenüber meinen Arbeitskollegen zur Aufrechterhaltung gesunder Teams

(Commitment to My Co-Worker© Healthy Team Assessment Survey)

Lesen Sie jedes einzelne der unten wiedergegebenen Statements und bewerten Sie diese auf einer Skala von 1 bis 7, und zwar danach, inwieweit es für Sie persönlich (Spalte 1) oder für Ihr Team als Ganzes zutrifft (Spalte 2):

1 = nahezu nie; 2 = selten; 3 = manchmal; 4 = häufig; 5 = ziemlich oft; 6 = normalerweise; 7 = beinahe immer

Tabelle E-1: (Quelle: Koloroutis, M. (2002). *Re-Igniting the spirit of caring journal*. Creative Health Care Management. Wiedergabe mit Genehmigung.)

Selbst	Team	
______	______	Ich glaube, dass es weniger darauf ankommt, dass ich meine Kollegen „mag", und dass es wichtiger ist, dass wir uns denselben Zwecken und Zielen verpflichtet fühlen. (Mein Team glaubt, dass es weniger wichtig ist, dass wir einander „mögen", und wichtiger ist, dass wir uns denselben Zielen verpflichtet fühlen.)
______	______	Ich erkläre mich dafür verantwortlich, gesunde zwischenmenschliche Beziehungen mit meinen Kollegen zu entwickeln und aufrechtzuerhalten.
______	______	Ich wende mich unmittelbar und sofort an diejenige Person, mit der ich ein Problem oder einen Konflikt habe.
______	______	Ich vertraue darauf, dass meine Kollegen die Arbeit machen, die ihnen abverlangt wird und für die sie ausgebildet sind.
______	______	Ich spreche die Situation direkt und konstruktiv an, sobald ich sehe, dass es ein Problem mit der Qualität der Arbeit gibt.
______	______	Ich respektiere meine Kollegen ohne Rücksicht auf deren Titel, Ausbildung oder Position.
______	______	Ich erwarte von meinen Kollegen Respekt.
______	______	Ich spreche jedes Verhalten an, das ich anderen oder mir selbst gegenüber als respektlos oder verletzend empfinde.
______	______	Ich vermeide die „3 B" (*Bickering, Biting, Blaming*) – Zanken, Austeilen, Beschuldigen.

Tabelle E-1: *Fortsetzung*

Selbst	Team	
______	______	Ich befolge in meinem Verhalten gegenüber den Kollegen die „3 C" (*Caring, Committing, Collaborating*) – Fürsorge, Selbstverpflichtung, Zusammenarbeit.
______	______	Ich bestätige und anerkenne die Qualität der Arbeit meiner Kollegen.
______	______	Ich beklage mich nicht über Kollegen; wenn ich einen Grund dazu habe, wende ich mich direkt an die betreffende Person.
______	______	Ich meide Klatsch.
______	______	Wenn ich höre, dass sich jemand über einen anderen beklagt, fordere ich ihn auf, sich direkt an die betreffende Person zu wenden.
______	______	Ich akzeptiere, dass die anderen ebenso wie ich selbst nicht vollkommen sind ... es ist ein ‚work in progress!'
______	______	Gesamtpunktzahl
______	______	Durchschnittswert der Punkte (Gesamt/15)

Vervollständigen Sie die nachfolgenden Aussagen:

1. Ich glaube, unser Team ist hervorragend darin,

   ____

   ____

   ____

2. Ich möchte erreichen, dass unser Team auf der von uns bereits erworbenen Fähigkeit aufbaut,

   ____

   ____

Ich denke, dass wir das erreichen können, indem wir

3. Ich meine, dass wir uns anstrengen müssen in dem Bereich/in den Bereichen

Ich glaube, wir können das erreichen indem wir

Anhang F

Beispiel einer Fallpräsentation
Für Kollegen vorgelegt von Melinda Collins, RN, Primäre Pflegekraft im Cincinnati VA Medical Center. Dieser Beitrag ist öffentlich zugänglich und unterliegt nicht dem Copyright des Creative Health Care Management. Übernommen mit der Erlaubnis für einen vertrauensvollen Umgang.

Die Soziale Situation des Patienten
- Patient: 46 Jahre, männlich, (Kriegs-)Veteran, geschieden nach 19jähriger Ehe.
- Zwei Kinder, der Sohn, 18, lebt beim Patienten, die Tochter, 11, in gemeinsamem Sorgerecht.
- Hat kürzlich nach Autounfall seinen Zeitarbeitsjob verloren, Verlust seines Transportmittels
- Schlechte Beziehungen zu Geschwistern, gute Beziehungen zu Eltern.
- Familie nicht über Drogenkonsum informiert; Patient wünscht Vertraulichkeit.
- Keine Unterstützung von zu Hause.

Krankengeschichte
- Vorgeschichte: Bluthochdruck, Angstzustände, Depression, bipolare Störung, Schlaflosigkeit, chronische Schmerzen, schwerer Raucher, gegenwärtig Opioid-Abhängigkeit, inklusive intravenösen Drogengebrauchs.
- Verkehrsunfall vor Einweisung, Behandlung wegen Traumata und Frakturen im Trauma-Zentrum, überführt in VA (Veteran Health Administration) zur weiteren Behandlung, weiterhin Thorax-Drainage.

Von der Primären Pflegekraft identifizierte Probleme
- Chronische Rückenschmerzen
- Fehlende soziale Unterstützung
- Eingeschränkte Aktivitäten durch Thorax-Drainage
- Finanzielle Sorgen wegen Jobverlust
- Probleme wegen der Versorgung der Kinder
- Drogenabhängigkeit, intravenös.

Pflegerische Maßnahmen und Auswirkung
Soziale Unterstützung
- Kombinierte Sozialarbeit und Mental Health Program für Drogenmissbrauch (letzteres auch weiter nach Entlassung).

- Ermutigung zur Kommunikation mit der Familie.
- Ergebnis: Familie leistet Hilfe wie gewünscht.

Aktivität

- Verbesserte Beweglichkeit durch angepasste Ausstattung und räumliche Veränderungen.
- Ergebnis: Ermöglicht dem Patienten, häufiger das Bett zu verlassen; Patient erlangt Unabhängigkeit in Bezug auf die meisten Aktivitäten des Lebens.

Finanzielle Sorgen

- Ermutigung des Patienten, Hilfe bei vertrauten Familienangehörigen zu suchen.
- Fortgesetzte Unterstützung durch soziale Dienste.
- Ergebnis: Der Vater des Patienten übernimmt anfallende Rechnungen solange der Patient stationär ist: die Pflegekraft nimmt Kontakt mit dem Hauseigentümer auf, um den Krankenhausaufenthalt zu beglaubigen.

Versorgung der Kinder

- Ermutigung des Patienten zum einvernehmlichen Umgang mit der Ex-Ehefrau bezüglich der jüngeren Tochter.
- Ergebnis: Die Mutter sorgt für die Tochter; der Vater des Patienten kümmert sich um den älteren Sohn.

Schmerzmanagement & Behandlung wegen Drogenmissbrauch

- Die Primäre Pflegekraft besteht auf der Befolgung des Behandlungsplans der Drogenexperten und ermutigt dazu.
- Enge Zusammenarbeit mit dem Arzt wegen wirksamen Schmerzmanagements.
- Ergebnis: Verbesserte Schmerzwerte; nachfolgend Behandlung des Drogenmissbrauchs.

Abschließende Schlussfolgerungen und Überlegungen

- Der Schlüssel zum Erfolg war zu erfahren, was für den Patienten am wichtigsten war, und die Pflege entsprechend zu planen. Vertrauen erwuchs aus dem ehrlichen Umgang der Primären Pflegekraft mit komplexen sozialen Fragen.
- Die regelmäßige Neueinschätzung der Probleme half, neue Sachverhalte zu erkennen und ermöglichte eine fortlaufende Einschätzung der Zufriedenheit des Patienten mit den pflegerischen Maßnahmen.

- Die umfassende interprofessionelle Kommunikation ermöglichte einen Austausch über die Pläne der verschiedenen Fachärzte und half bei der Koordinierung.
- Die Kommunikation des Pflegeplans, des Behandlungsplans und der Übergabeberichte über die Anschlagtafel hat funktioniert.

Unser Dank gilt den Coaches für die Implementierung der Primären Pflege: Rebecca Beckman, MS, RN, Quality Improvement Coordinator, und Carol Perry, Relationship- Based Care Coordinator, MSN, RN.

Anhang G

Arbeitsblätter zur Rolle der Stationsleitung in der Primären Pflege

Prinzip 1

Die Stationsleitung unterstützt sichtbar und aktiv die geteilte Führung und die erfolgreiche Implementierung der Primären Pflege durch das SB-Gremium.

Fragen

- Wie ermögliche ich die Sitzungen des SBG, und entspreche dabei sowohl den Erfordernissen der Patienten wie denen des SBG?
- Wie kann ich, wenn eine andere Person den Dienstplan der Station ausarbeitet, diese Person so unterstützen, dass die Mitglieder des SBG an den Sitzungen teilnehmen und die Patienten zugleich versorgt werden können?
- Welche Ressourcen kann ich anbieten, um das Meeting außerhalb der Abteilung zu ermöglichen?
- Wie erreiche ich eine gute Anwesenheit in den Sitzungen des SBG und einen Ersatz für einzelne Mitglieder, wenn nötig?
- Welche Botschaft vermittle ich den Mitarbeitern, die nicht zum Gremium gehören? Wie unterstütze ich die Mitglieder des SBG, wenn von den Kollegen Widerstand dagegen kommt, dass erstere sich Zeit für die Sitzungen nehmen?
- Soll die Zeit für die Sitzungen bezahlt werden?
- Soll ich Überstunden genehmigen, wenn diese nötig sind?
- Unterstütze ich Sitzungen, die außerhalb stattfinden?

Wie erkenne ich, was ich dem SB-Gremium geben muss, damit es erfolgreich arbeiten kann?

- Ist es für mich sinnvoll, an einem Teil der Meetings oder an allen teilzunehmen?
- Wie stelle ich sicher, dass der SBG bei seiner Planung alle Regeln und Standards/Vorgaben berücksichtigt, die beachtet oder einbezogen werden müssen?
- Brauchen die Mitglieder des SBG bei Mitarbeitersitzungen Zeit für die Vermittlung von Neuigkeiten oder für Fortbildungen?
- Wie unterstütze ich Entscheidungen des SBG?
- Wie helfe ich, die Pläne des SBG gegen Widerstände durchzusetzen?

Wie kann ich Themen oder Hindernisse, die das SBG erkannt hat und die es überfordern, weil sie jenseits seiner Zuständigkeit liegen, aufgreifen und diese lösen?

- Wie stelle ich Mitarbeiterbeteiligung sicher, wenn ich entsprechend handle?

Prinzip 2

Die Stationsleitung formuliert Erwartungen in Bezug auf die vom SBG geplante Primäre Pflege. Sie beaufsichtigt die komplette Implementierung und ergreift Maßnahmen, um einzuschätzen, was benötigt wird, um Erfolge zu feiern und um das Team, soweit nötig, zu coachen.

Fragen

Welche Möglichkeiten habe ich, um in Wort und Tat meine Erwartung auszudrücken, dass die Primäre Pflege vollumfänglich für alle Patienten realisiert wird?

- Auf Sitzungen, schriftlich oder in Gesprächen?
- Welche Fragen könnte ich den Mitarbeitern stellen, um meine Erwartungen zu kommunizieren und ihre gute Arbeit zu würdigen?
- Welche Fragen kann ich den Patienten/Familien stellen, um herauszufinden, ob sie von der Primären Beziehung profitieren?

Wie stärke ich die Durchsetzung der Primären Pflege, und wie erfahre ich, inwieweit die Pflegekräfte in ihrer neuen Rolle erfolgreich sind?

- Wie feiere ich Erfolge?
- Sollen in den Stellenbeschreibungen Erwartungen in Bezug auf die Rollen der Primären und der zugeordneten Pflegekräfte artikuliert werden?
- Auf welche Weise können die Diskussion oder die Bewertung von Leistungen etwas über den persönlichen Erfolg oder die individuellen Möglichkeiten sagen?
  - Einer Primären Pflegekraft?
  - Einer zugeordneten Pflegekraft?
  - Bei der Gestaltung interpersonaler Beziehungen?
  - Bei der Entwicklung therapeutischer Beziehungen?

Wie kann ich denjenigen, die ihre neue Rolle nur widerstrebend annehmen, helfen und sie ermutigen?

- Welcher zeitliche Rahmen, wenn überhaupt, ist erforderlich, um alle individuellen Temperamente zu bewegen, die SBG-Pläne zu akzeptieren und sich für sie einzusetzen?
- Was erwarte ich von einem SBG-Mitglied hinsichtlich seiner kollegialen Verantwortung?
- An welchem Punkt muss ich mich einmischen und als Coach und Ratgeber auf die Mitarbeiter einwirken?

Prinzip 3
Die Stationsleitung fördert die professionelle Praxis und stärkt die Übernahme der Verantwortung der Primären Pflegekräfte für:
1. Die Aufnahme einer therapeutischen Beziehung und eine personenbezogene Pflegc.
2. Die Erarbeitung eines Pflegeplans gemeinsam mit dem Patienten.
3. Die Zusammenarbeit mit Kollegen aus anderen Berufen.

Fragen
Woran messe ich den Erfolg der jeweiligen Pflegekraft beim Eingehen einer vertrauensvollen therapeutischen Beziehung mit den Patienten und der Familie?
- Wie erkenne ich, ob eine Primäre Pflegekraft den besonderen Bedarf und die Präferenzen eines Patienten/einer Familie bei der Planung von deren Pflege ernstgenommen hat?

Wie beobachte und verbessere ich die Kommunikation und Zusammenarbeit zwischen den Fachgebieten, Stationen und Abteilungen?

Prinzip 4
Die Stationsleitung äußert klare Erwartungen hinsichtlich eines gesunden Arbeitsumfelds, das von Teamgeist, gegenseitigem Respekt und einer offenen und vertrauensvollen Kommunikation geprägt ist.

Fragen
Ist es dem SBG gelungen, die Wertvorstellungen und Überzeugungen des Unternehmens im Sinne der zwischenmenschlichen Beziehungen in konkrete Verhaltensregeln zu übersetzen?
- Gibt es feststehende, praktikable Verhaltensregeln?
- Wie werden die Karten „Verpflichtung gegenüber meinen Arbeitskollegen“ (Commitment to my Co-worker‘-Cards) angenommen?

Wie kann ich meine Erwartung vermitteln, dass die Mitarbeiter dafür verantwortlich sind, dass ihre zwischenmenschlichen Beziehungen sich in Übereinstimmung mit unseren Wertvorstellungen und Überzeugungen befinden? Auf welche Art und Weise bekräftige ich diese Erwartung während einer/eines:
- Einstellungsgesprächs?

- Einarbeitung auf Station?
- Stations-/Mitarbeiterbesprechung?
- Rundgangs der Führungskräfte, Patienten- und Mitarbeiterrunden?
- Leistungsbewertung?
- Anderen Gelegenheit?

Welches Verfahren habe ich, um zu erkennen und anzuerkennen, wer die von uns erwarteten Verhaltensregeln befolgt?

- Wie sollten das SBG und andere Mitarbeiter miteinander umgehen, wenn Einzelne den erwarteten Verhaltensmustern nicht entsprechen?

Welche Vorgehensweise steht mir zur Verfügung, wenn Einzelne die allgemein akzeptierten Verhaltensweisen beständig missachten?

Prinzip 5

Die Stationsleitung beurteilt die Effektivität der Primären Pflege nach den Kriterien der Patientensicherheit, der Patientenzufriedenheit und der Pflegequalität. Die Ergebnisse dienen der Bestärkung und der Inspiration.

Fragen

Welche Kriterien sind ausschlaggebend bei der Einschätzung, ob die einzelnen Patienten und/oder ihre Familien die ganze Bedeutung der Primären Pflege-Beziehung erfahren haben? Wie kann ich mich an der Erhebung der Ergebnisse beteiligen?

- In Patientenvisiten?
- In Gesprächen mit Mitarbeitern und Mitarbeiterrunden?
- Bei Durchsicht der Dokumentation?
- Anders?

Wie nutze ich die Ergebnisse, um die Mitarbeiter und andere zu inspirieren? Was mache ich, wenn die Ergebnisse nicht besser werden? Wie unterstütze bzw. coache ich die SBG-Mitglieder im Sinne besserer Ergebnisse?

Prinzip 6

Die Stationsleitung schafft und unterstützt Lernmöglichkeiten zur Vertiefung des Wissens über die Primäre Pflege. Die Teammitglieder werden ermutigt, ihre Fähigkeiten kontinuierlich weiterzuentwickeln und ihre Erfolge ebenso wie ihre Fehler als Möglichkeit zum Lernen zu sehen.

Fragen

Wie unterstütze ich das ganze Team, wie helfe ich ihm, sich im Sinn der Verwirklichung der Primären Pflege weiterzubilden?

- Wie gehe ich auf einen von anderen festgestellten Fortbildungsbedarf ein und wie behebe ich ihn – etwa die Fähigkeit zu kommunizieren, zu delegieren, therapeutische Beziehungen einzugehen etc.?

Wie können wir unser Verständnis der Primären Beziehungen vertiefen und eine reflektierte Praxis gestalten?

- Inwiefern können uns Fallbesprechungen helfen?
- Wie können wir unsere Erfolge mit anderen Stationen/Abteilungen/Ambulanzen in unserer Organisation (unserem Unternehmen) teilen und als Mentoren dienen?

Notizen

Anhang H

Beispiel einer Befragung zur Primären Pflege bei der Entlassung

Die folgenden Fragen werden den Patienten oder wichtigen Familienmitgliedern gestellt.
Teilen Sie uns den Namen Ihrer Primären Pflegekraft mit, wenn Sie es können.

Name: ____

Ja: ___________ (genannt oder beschrieben) Nein: ___________ (Nicht sicher)

- Wie einfühlsam und hilfreich war die Beziehung zu Ihrer Primären Pflegekraft auf eine Skala von 1 bis 5, wobei 1 nicht einfühlsam und nicht hilfreich bedeutet und 5 sehr einfühlsam und hilfreich.

  1 2 3 4 5 (kreisen Sie eine Zahl ein)

- Wurde Ihnen Ihre Primäre Pflegekraft innerhalb von 24 Stunden nach Ihrer Aufnahme vorgestellt? Ja: ______ Nein: ______

- Wurden sie bei Ihrer Aufnahme gefragt, was für Sie und Ihre Familie am wichtigsten ist? Ja: ______ Nein: ______

- Haben Ihre Primäre Pflegekraft, Ihr Arzt, oder ein anders Mitglied des Versorgungsteams jeden Tag mit Ihnen über Ihre Pflege/Versorgung gesprochen? Ja: ______ Nein: ______

- Möchten Sie uns etwas über Ihre Erfahrungen bei uns mitteilen, was Sie besonders geschätzt haben?

____

____

____

Danke für Ihre Zeit und Aufmerksamkeit!

Sachwortverzeichnis